La enfermedad de Chagas en Chile

BIODIVERSIDAD

616.9363983
E56c La enfermedad de Chagas en Chile /
Mauricio Canals Lambarri, Editor.
– 1ª ed. – Santiago de Chile: Universitaria, 2020.
217 p.: il., grafs., tablas; 17,5 x 24,5 cm. (Biodiversidad)
Incluye referencias.

ISBN Impreso: 978-956-11-2690-9
ISBN Digital: 978-956-11-2691-6

1. Enfermedad de Chagas – Chile. 2. Enfermedad de Chagas – Epidemiología. 3. Enfermedad de Chagas – Prevención y control.
I. Canals Lambarri, Mauricio, ed.

Texto compuesto en tipografía *Berling 10/13*

Se terminó de imprimir esta
PRIMERA EDICIÓN
en los talleres de Salesianos Impresores S.A.,
General Gana 1486, Santiago de Chile,
en diciembre de 2020.

DISEÑO Y DIAGRAMACIÓN
Norma Díaz San Martín

ESTE PROYECTO CUENTA CON EL FINANCIAMIENTO DEL
FONDO JUVENAL HERNÁNDEZ JAQUE 2017
DE LA UNIVERSIDAD DE CHILE

IMPRESO EN CHILE / PRINTED IN CHILE

Mauricio Canals Lambarri
(Editor)

La enfermedad de Chagas en Chile

FONDO JUVENAL HERNÁNDEZ JAQUE

La publicación de esta obra fue evaluada
por el Comité Editorial del Fondo Juvenal Hernández
y revisada por pares evaluadores especialistas en la materia,
propuestos por Consejeros Editoriales de las distintas disciplinas.

EDITORIAL UNIVERSITARIA

ÍNDICE

Autores 9

Prólogo 11

CAPÍTULO I
Historia y Epidemiología de la Enfermedad de Chagas en Chile
MAURICIO CANALS L. 13

CAPÍTULO II
El fenómeno social de la enfermedad de Chagas
MARISA TORRES H. 33

CAPÍTULO III
Manifestaciones Clínicas de la Enfermedad de Chagas
DR. WERNER APT B. 43

Capítulo IV
Diagnóstico de laboratorio de la enfermedad de Chagas
INÉS ZULANTAY ALFARO 59

CAPÍTULO V
Tratamiento de la Enfermedad de Chagas
DR. WERNER APT B. 69

Capítulo VI
Trypanosoma cruzi y otros organismos de la familia Trypanosomatidae
ALDO SOLARI I. 89

CAPÍTULO VII
Triatominos (Triatominae)
MAURICIO CANALS L. 105

Capítulo VIII
Las especies chilenas de vinchucas (Hemiptera: Reduviidae: Triatominae), vectores de la enfermedad de Chagas.
Christian R. González y Daniel Frìas-Lasserre 113

Capítulo IX
Situación taxonómica del género *Mepraia*
Ricardo Campos Soto 133

Capítulo X
Ecología, conducta y distribución de *Triatoma infestans*
Antonella Bacigalupo, Catalina Muñoz-San Martín, Pedro E. Cattan 145

Capítulo XI
Biología de las vinchucas silvestres:
Mepraia spinolai, *Mepraia gajardoi* y *Mepraia parapatrica*
Carezza Botto-Mahan, Juana P. Correa y Nicol Quiroga 161

Capítulo XII
El reservorio animal
Gemma Rojo, Esteban Yefi-Quinteros, Antonella Bacigalupo 177

Capítulo XIII
Control vectorial de la enfermedad de Chagas
Alonso Parra 201

Autores

Werner Apt B. Médico Cirujano, Parasitólogo, Gastroenterólogo. Prof. Titular, Laboratorio de Parasitología, Programa de Biología Celular, icbm, Facultad de Medicina, Universidad de Chile, wapt@med.uchile.cl

Carezza Botto M. Doctor en Ecología y Biología Evolutiva. Prof. Asociado. Departamento de Ciencias Ecológicas, Facultad de Ciencias, Universidad de Chile, cbotto@uchile.cl

Antonella Bacigalupo B. Médico Veterinaria. Mg. Ciencias Animales y Veterinarias. Departamento de Ciencias Biológicas Animales, Facultad de Ciencias Veterinarias y Pecuarias, Universidad de Chile, abacigalupo@veterinaria.uchile.cl. Institute of Biodiversity, Animal Health and Comparative Medicine, University of Glasgow, Glasgow, United Kingdom.

Ricardo Campos S. Doctor en Ciencias Veterinarias y Silvoagropecuarias. Instituto de Biología, Pontificia Universidad Católica de Valparaíso, ricardo.campos.s@pucv.cl

Mauricio Canals L. Médico Cirujano, Radiólogo, Ms Bioestadística, Ms Cs Biológicas c/m Zoologia. Doctor en Sistemática y Biodiversidad. Prof. Titular, Programa de Salud Ambiental, Escuela de Salud Pública y Departamento de Medicina (O), Facultad de Medicina, Universidad de Chile. mcanals@uchile.cl

Pedro E. Cattan A. Médico Veterinario. Doctor en Ciencias. Prof. Titular. Departamento de Ciencias Biológicas Animales, Facultad de Ciencias Veterinarias y Pecuarias, Universidad de Chile, pcattan@uchile.cl

Juana P. Correa G. Médico Veterinaria. Doctora en Ciencias Silvoagropecuarias y Veterinarias. Investigadora Asociada. Departamento de Ciencias Ecológicas, Facultad de Ciencias, Universidad de Chile, j.paola.correa@gmail.com

Daniel Frías L. Doctor en Ciencias Biológicas. Instituto de Entomología, Facultad de Ciencias Básicas, Universidad Metropolitana de Ciencias de la Educación, daniel.frias@umce.cl

Christian R. González. Doctor en Ciencias. Instituto de Entomología, Facultad de Ciencias Básicas, Universidad Metropolitana de Ciencias de la Educación, christian.gonzalez@umce.cl Laboratorio de Entomología Médica, Sección Parasitología, Instituto de Salud Pública de Chile. cgonzalez@ispch.cl

Catalina Muñoz SM. Médico Veterinaria. Doctora en Ciencias Silvoagropecuarias y Veterinarias. Departamento de Ciencias Biológicas Animales, Facultad de Ciencias Veterinarias y Pecuarias, Universidad de Chile, catasanmartin@ug.uchile.cl

Alonso Parra G. Médico Veterinario. Unidad de Zoonosis y Vectores, Departamento de Salud Ambiental, Ministerio de Salud, alonsoparra@minsal.cl

Nicol Quiroga H. Bióloga en Medio Ambiente. Mg. Ciencias Biológicas (C). Departamento de Ciencias Ecológicas, Facultad de Ciencias, Universidad de Chile, nicol.quiroga@ug.uchile.cl

GEMA ROJO A. Médico Veterinaria. Doctora en Ciencias Silvoagropecuarias y Veterinarias. Departamento de Ciencias Biológicas Animales. Facultad de Ciencias Veterinarias y Programa de Biología Celular y Molecular ICBM, Facultad de Medicina. Universidad de Chile. Instituto de Ciencias Agronómicas y Veterinarias, Universidad de O'Higgins, Av. Del Libertador Bernardo O'Higgins, Rancagua, Chile. gemma.rojo@uoh.com

ALDO SOLARI I. Bioquímico. Doctor en Ciencias. Prof. Titular, Programa de Biología Celular y Molecular. Facultad de Medicina, Universidad de Chile, asolari@med.uchile.cl

MARISA TORRES H. Médico Cirujana, Parasitóloga. Magíster en Salud Pública (Epidemiología). Prof. Asistente Adjunta. Departamento de Salud Pública, Facultad de Medicina, Pontificia Universidad Católica de Chile. marisa@med.puc.cl

ESTEBAN YEFI Q. Médico Veterinario. Departamento de Ciencias Biológicas Animales. Facultad de Ciencias Veterinarias y Pecuarias, Universidad de Chile, estebanyefi@gmail.com

INÉS ZULANTAY A. Tecnóloga Médica, Mg Parasitología, Doctora en Ciencias. Profesora Asociada, Laboratorio de Parasitología, Programa de Biología Celular, ICBM, Facultad de Medicina, Universidad de Chile, izulanta@med.uchile.cl

Prólogo

La enfermedad de Chagas (o Tripanosomiasis americana) es una enfermedad causada por el protozoo parásito *Trypanosoma cruzi*, transmitido a los seres humanos por vectores biológicos de la subfamilia Triatominae, conocidos en Chile como vinchucas. Existen alrededor de 9 millones de personas infectadas en el mundo, con más de 10 mil muertes anuales. En Chile, según la última Encuesta Nacional de Salud del año 2016-2017, la prevalencia para la población de 15 años o más es de 1,2%, superior incluso que la prevalencia de VIH, con una mayor prevalencia en la zona rural que en la zona urbana.

Es considerada por la OMS como una de las principales enfermedades desatendidas en el mundo, y como una enfermedad reemergente, es decir "una enfermedad transmisible previamente conocida que reaparece como problema de salud pública tras una etapa de significativo descenso de su incidencia y aparente control". La enfermedad de Chagas sigue siendo una patología relacionada con la pobreza, característica de zonas pobres tanto rurales como urbanas, donde existe una población con condiciones de vulnerabilidad como una vivienda deficiente y con bajo nivel sanitario domiciliario y peridomiciliario.

A pesar de que Chile se encuentra en una situación privilegiada, con un bajo número de vectores y ha certificado el corte de la transmisión vectorial por *Triatoma infestans* desde 1999, la enfermedad sigue siendo prevalente, provocando cardiopatías, megacolon y megaesófago, entre otras, cuadros debilitantes que afectan la calidad de vida y la capacidad laboral de quienes la sufren.

La pérdida de la percepción del riesgo y la pérdida de la memoria histórica en Chile son una amenaza al control de esta enfermedad. Mientras la preocupación por esta parece ir decreciendo con menores esfuerzos diagnósticos y menor enseñanza a nivel superior, el problema mantiene su descuidada magnitud histórica. A pesar de más de 100 años de la descripción de esta enfermedad y de la descripción de los primeros casos en Chile en 1937, hasta este momento no existía en Chile ningún libro dedicado exclusivamente a ella. Este libro tiene como objetivo difundir el conocimiento actual en Chile, contribuyendo a llenar este vacío y a aumentar el acervo de conocimiento en el personal de salud y en el público en general. Así, en esta obra ponemos a disposición de estudiantes, profesionales, investigadores y personas interesadas, un texto de referencia para la comprensión diagnóstico, prevención y control de esta enfermedad.

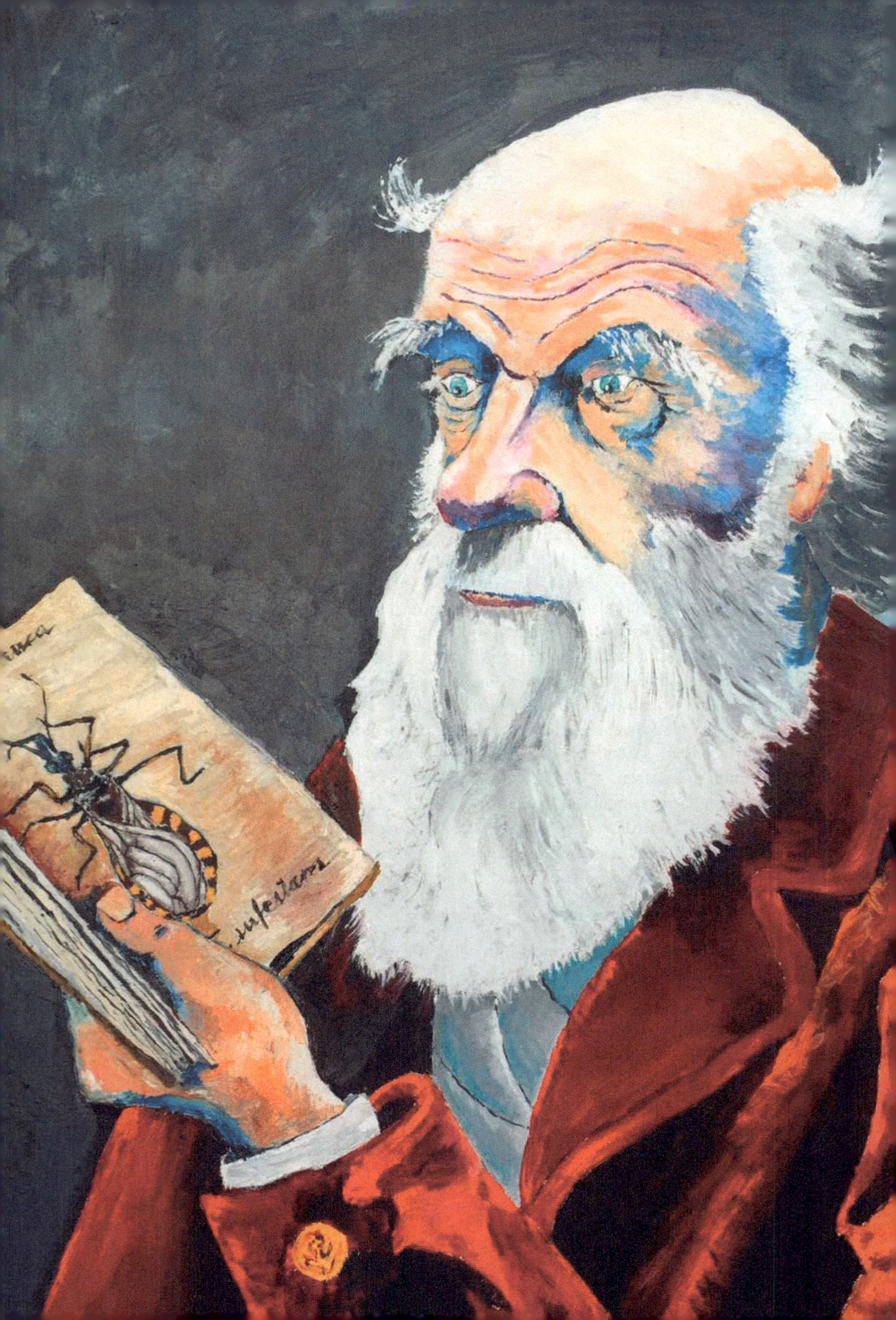

Capítulo I

Historia y Epidemiología de la Enfermedad de Chagas en Chile

Mauricio Canals L.

Introducción

La Trypanosomiasis americana o enfermedad de Chagas es una enfermedad producida por el protozoo flagelado *Trypanosoma cruzi*, el cual es transmitido por gran cantidad de especies de insectos hematófagos del orden Hemiptera, familia Reduviidae, que en Chile se conocen como vinchucas. Este protozoo cumple parte de su ciclo de desarrollo (epimastigotos y tripomastigotos) en el insecto vector, y cuando este último ingiere sangre de un vertebrado las formas infectantes (tripomastigotos) son eliminadas con las heces sobre el hospedero, pudiendo ingresar al torrente sanguíneo a través de la pequeña herida o microlesiones producidas por el rasquido. En el interior del hospedero el protozoo prosigue su desarrollo con formas intracelulares (amastigotos) y formas extracelulares (tripomastigotos) produciendo un daño que, aunque puede manifestarse en forma aguda, en general lo hace después de muchos años como una forma crónica que compromete el tubo digestivo (mega-digestivos) y o cardiopatía. Se describen dos ciclos de transmisión vectorial en la enfermedad de Chagas: 1) el ciclo doméstico mantenido por los vectores domésticos, en Chile *Triatoma infestans*, donde se incluye el hombre y reservorio animal constituido por los animales domésticos y peridomésticos como el gato, perro, vacas, caballos y otros; y 2) el ciclo silvestre mantenido por los vectores silvestres (como *Mepraia spinolai*) y el reservorio animal silvestre constituido por roedores, pequeños marsupiales, conejos, etc. Estos ciclos no se encuentran completamente separados ya que hay especies que transitan entre los ambientes peridomésticos y el ambiente silvestre como el perro, el gato, la cabra y otros animales de corral (1-3) (Figura 1). Además los vectores silvestres pueden incursionar en los ambientes domésticos y alimentarse del hombre (4) y los vectores domésticos pueden formar colonias silvestres (5-7).

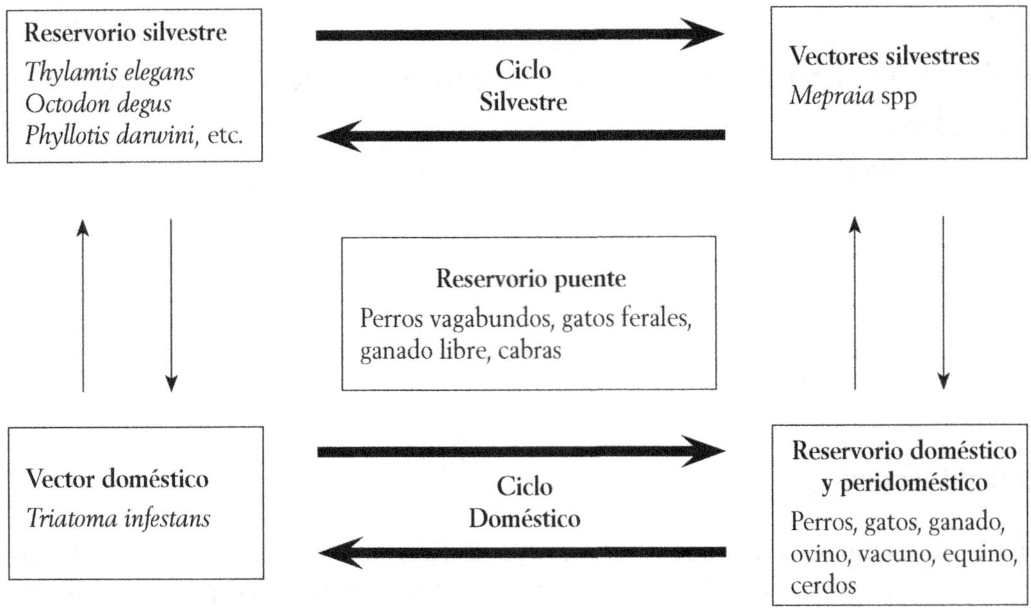

Figura 1. Ciclos doméstico y silvestre de la enfermedad de Chagas.

Su descubrimiento se debe al médico brasilero Dr. Carlos R. J. Chagas, quien en 1907 era director del Instituto Oswaldo Cruz y director del programa de control de la Malaria (Figura 2). En las campañas de extensión de la vía férrea en Minas Gerais en el pequeño pueblo de Lassance durante 1908, el Dr. Chagas encontró en la sangre de un mono, *Callithrix penicillata,* una especie de protozoo al que le dio el nombre de *Trypanosoma minasense.* En el mismo año a un ingeniero involucrado en la construcción, Cantarino Mota, le llamó la atención un insecto hematófago que vivía en las chozas de la zona. Chagas examinó estas chozas encontrando gran cantidad de estos insectos, a los que denominó *Conorrhinus sanguessuga* (hoy *Panstrongilus megistus*). Cuando examinó su intestino encontró gran cantidad de flagelados que denominó "chritidias", hoy considerados una etapa del desarrollo de *T. cruzi*: el epimastigote. Chagas le envió ejemplares al Dr. Oswaldo Cruz en Río de Janeiro, donde se infectó a monos de la especie *C. penicillata,* no quedando claro si estos últimos fueron picados por los insectos o se alimentaron de ellos, lo cual, de ser así, tendría cierta importancia ya que constituiría la primera prueba de transmisión oral de esta enfermedad (8). Dos o tres semanas después el Dr. Chagas examinó la sangre de estos monos, encontrando un protozoo flagelado con características lo suficientemente diferentes a *T. minasense* para considerarlo otra especie, denominándola *Schizotrypanum cruzi* (hoy *Trypanosoma cruzi*) en honor a Oswaldo Cruz. Chagas infectó monos, cobayos y ratones y cultivó a *T. cruzi* en Agar-Sangre. A principios de 1909 encontró un gato naturalmente infectado y el 14 de Abril halló en el pueblo de Santa Rita, cercano a Lassance, una niña de dos años llamada Berenice que vivía en una casa infestada con *P. megistus,* con un cuadro febril y encontró en su sangre a *T. cruzi.* En un artículo publicado en 1909 Chagas escribió: "En una paciente febril profundamente anémica y con edema, con múltiples adenopatías, nosotros encontramos tripanosomas cuya morfología es idéntica a *T. cruzi.* En ausencia de otra etiología para los síntomas mórbidos observados y en concordancia con previos experimentos en animales, nosotros creemos que esta es una tripanosomiasis humana, la enfermedad causada por *T. cruzi*, transmitida por *Conorrhynus sanguessuga*" (9).

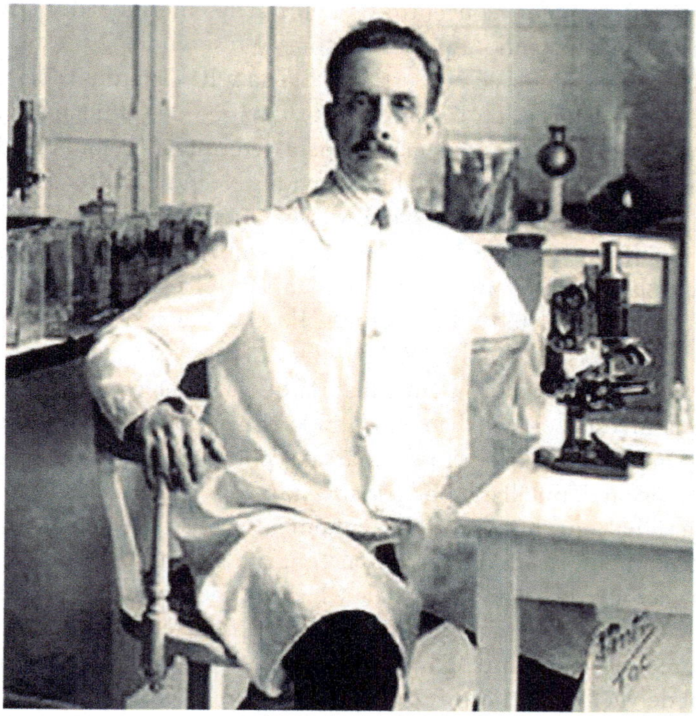

Figura 2. Dr Carlos Chagas en su laboratorio. (Foto de dominio público).

Posteriormente Carlos Chagas escribió acerca de las formas aguda y crónica (1911), del ciclo de vida de *T. cruzi* (1931) (8), entre otros temas. El Dr. Chagas fue postulado dos veces al premio Nobel, en 1913 y 1921, sin obtenerlo.

Posterior a los estudios del Dr. Chagas, a partir de ciertas confusiones entre la tripanosomiasis, el bocio y el cretinismo, fue muy importante el trabajo del Dr. Salvador Mazza, de Argentina, creador de la Misión de Estudios de Patología Regional Argentina (MEPRA), que aclaró la clínica e importancia de la enfermedad y de la participación del perro como reservorio, detectando el primer caso agudo en ese país (10). El Dr. Cecilio Romaña, discípulo de Massa, continuó los estudios clínicos y describió el signo del edema palpebral muy característico de la forma aguda de la enfermedad de Chagas, conocido hoy como el signo de Romaña-Massa.

En Chile los primeros estudios de la enfermedad de Chagas fueron realizados por el Dr Juan Noé en 1921, con apreciaciones de *T. cruzi* en el vector *Triatoma infestans* en los alrededores de Santiago. Posteriormente Massa, dirigido por Noé, demostró la especificidad de *T. cruzi* en las fibras cardíacas en animales de experimentación. Con la creación del Departamento de Parasitología de la Oficina de Salud del Estado en 1937, investigaciones sistemáticas condujeron a la demostración del primer caso en Chile (11).

Posteriormente en Chile el conocimiento de esta enfermedad ha ido progresivamente aumentando gracias al aporte de numerosos investigadores. Schenone, en 1980 (12) reconoce tres etapas en la investigación de esta enfermedad. En la primera etapa desde 1937 hasta 1943, la investigación se concentró en detectar la enfermedad y tratar de precisar las zonas endémicas, detectando especies vectoras y reservorios. En esta etapa destacan los trabajos de los Dres. G. Gasic, V. Bertín, S. Massa y R. Gajardo-Tobar. En la segunda etapa desde 1944 a 1952 hay un trabajo más sistemático determinando la magnitud de problema, y realizando encuestas sistemáticas para determinar mejor la epidemiología. En este periodo destaca la notable labor del Dr. Amador Neghme. La tercera etapa se puede establecer desde 1953 a 1994 donde hay un trabajo fecundo de muchos investigadores que han contribuido a esclarecer la clínica, la transmisión congénita, bancos de sangre, la epidemiología, la distribución de zonas endémicas, el reservorio, la historia natural, ecología, fisiología y conducta de los vectores. En esta etapa destaca el notable trabajo sistemático de los Dres H. Schenone, W. Apt y Dr A. Atías y sus equipos, en aspectos epidemiológicos y clínicos respectivamente. Habría que agregar una cuarta etapa posterior a 1995 en que la investigación se ha concentrado más en precisar aspectos no develados en los periodos anteriores y que ha sido marcada por el reconocimiento del corte de la cadena de transmisión domiciliaria por *Triatoma infestans* ocurrida en 1999. En esta etapa la investigación se ha concentrado fundamentalmente en la mejora diagnóstica y de laboratorio, en el tratamiento y en la transmisión congénita y transfusional y el estudio de la ecología de los vectores de la enfermedad de Chagas y de *T. cruzi*. En esta última etapa hay que destacar una importante mejoría en la detección de la enfermedad, el control de los bancos de sangre y el importante éxito en la desinfestación domiciliaria realizada por el área de control de vectores del Ministerio de Salud. Un efecto negativo de la declaración del corte de la cadena de transmisión vectorial ha sido una baja en el interés y recursos para el estudio y control de esta enfermedad, lo que contribuye a perpetuarla como una enfermedad desatendida.

Pre-historia

Los protozoos flagelados son un grupo muy antiguo de organismos que al menos se remonta al periodo Cámbrico (500 MA). La divergencia del grupo salivaria de los tripanosomas (que incluye a *T. brucei* agente de la enfermedad del sueño) se estima en alrededor de 100 millones de años (Ma) (13), evolucionando el grupo estercoraria que incluye a *T. cruzi* asociado a la fauna dominante sudamericana constituida por marsupiales. Es probable que la transmisión inicial de *T. cruzi* ocurriera mediante transmisión oral entre marsupiales, una de cuyas evidencias es la presencia de tripomastigotes metacíclicos en las glándulas anales de Didélfidos como la zarigüeya (*Didelphis virginiana*) (14,15). El siguiente paso fue la transmisión vectorial por insectos hematófagos de la familia Reduviidae. Esta última familia se origina hace aproximadamente 178 Ma, y da origen a los Triatominae que incluye a los chinches hematófagos hace 32 Ma, en el Oligoceno. El origen de la hematofagia en este grupo se estima que ocurrió en este mismo periodo, permitiendo la adaptación de *T. cruzi* a sus nuevos hospederos (16). La evidencia molecular muestra que la divergencia entre el stock basal de *T. cruzi*, TCI, característico del reservorio original compuesto por marsupiales y edentados y el stock TCII habría ocurrido hace 10 Ma (17, 18), lo que podría ser un indicador del origen de la transmisión vectorial.

La interacción con el hombre probablemente ocurrió con el poblamiento de América. Hay evidencias de la enfermedad de Chagas en la América precolombina (19,20) que muestran manifestaciones clínicas de la enfermedad de Chagas como cardiopatías y megacolon en momias datadas entre 1385-2455 años en Quebrada de Tarapacá, pertenecientes a indígenas wankarani, emigrados desde la zona altiplánica de Bolivia (20). Guhl *et al.* (1997; 1999) (21,22) detectaron ADN de *T. cruzi* en momias datadas en 4.000 años del norte de Chile. Posteriormente estos resultados han sido confirmados en 143 de 283 restos humanos momificados en un intervalo que abarca 9.000 años entre la costa de Perú y la segunda región de Chile (18). También por ejemplo hay evidencias de restos de la vinchucas *T. infestans* en tumbas de la cultura Tafi, Santa María y Aguada (23) y probablemente haya existido dispersión pasiva de los vectores en todas las culturas precolombinas. En este sentido muchos de los nombres que reciben los vectores derivan de voces indígenas, como por ejemplo "vinchuca", que en quechua, idioma del imperio Inca (Tawantinsuyu), significa "el que se deja caer", o "hita" que significa "chinche de cama" o "chirimacha" que significa "el que teme al frío" en el mismo idioma.

En periodo histórico tal vez la referencia más famosa la hizo Charles Darwin en su paso por Sudamérica (24). En su libro "Viaje de un naturalista alrededor del mundo" en el capítulo "Nubes de langostas. La Benchuca, enorme chinche negra de las Pampas", notas del día 25 de marzo 1835 escribió: "En la noche experimenté un ataque (porque no merece otro nombre) de la Benchuca (una especie de Reduvius) el gran chinche negro de las Pampas. Es muy asqueroso sentir estos insectos blandos sin alas, de aproximadamente una pulgada de largo, arrastrándose sobre el cuerpo de uno. Antes de chupar son planas, pero después se volvieron redondas e hinchadas de sangre, y en este estado son fácilmente aplastadas. Una que capturé en Iquique estaba muy vacía. Cuando se la colocaba sobre una mesa, aunque estuviera rodeada de gente, si se le presentaba un dedo el insecto inmediatamente sacaba su estilete y si se le permitía succionar sangre. Ningún dolor fue causado por la herida. Fue curioso ver su cuerpo durante el acto de chupar, ya que cambio en menos de 10 minutos de siendo tan plano como una oblea a una forma globular". Algunos biógrafos han propuesto que Darwin padeció la forma crónica de la enfermedad de Chagas. Esta hipótesis fue propuesta en primer lugar por el parasitólogo S. Adler en 1959, y luego por R. Bernstein en 1984 (25).

Distribución

La enfermedad de Chagas se extiende en América desde el sur de Estados Unidos en el paralelo 35 N hasta el sur de Sudamérica en el paralelo 34 S por el lado chileno y 45 S por el lado argentino.

En esta zona, 21 países reportan transmisión activa, siendo las prevalencias actuales muy difíciles de calcular ya que la mayoría de los trabajos se refieren a prevalencias en zonas rurales endémicas (Tabla 1) (26).

Tabla 1. Estimaciones de la prevalencia (%) de la enfermedad de Chagas en América.

País	Apt & Reyes (1990)	Schenone & Rojas (1989)	Moncayo *et al.* (2000)	OMS (2009)
Estados Unidos	0,4 (1963)			
México	8,5 (1964)	3,6-24,8	7	
Guatemala	14 (1959)	7,3-14,6	7	
Belice	2,7 (1972)			
El Salvador	20,5 (1976)	20,5	7	
Honduras	50 (1974)	7,8	7	6
Nicaragua			7	1,9
Costa Rica	11,7 (1975)	11,7	11,7	
Panamá	2,7-22,3 (1986)	2,7-22,3	17,7	
Colombia	2,0-33,0 (1986-90)	33,0	30	2,1
Venezuela	45,2-70,9 (1972-3)	17,1	3	5
Ecuador	10,7-14,2 (1959-86)	8,7-10,7	10,7	1,2
Perú	5,7-9,5 (1975-85)	11,8	9,8	2
Bolivia	5,3-23,0 (1972-86)	33,5	24	8,8
Paraguay	1,3-33 (1975)	21,4	3,9	5
Uruguay	12-25,2 (1971-2)	2,4-4,0	0,1	3,4
Brasil	3,1-25,0 (1951-84)	4,2	0,1	4,3
Chile	19,0 (1986)	7,0-33,2	0,4	5
Argentina	6,3-74,2 (1967-85)	5,8-30,0	1,2	5,7

Considerando todos los valores de esta tabla se obtiene un histograma de frecuencias con un sesgo positivo con una prevalencia promedio de 13,6 ± 14,6%, con un rango intercuartílico de (3,95-20,5%) y una mediana de 8,15%, siendo probablemente este valor una buena estimación de la prevalencia en zonas rurales endémicas de América. Los valores extremos menores probablemente representan la enfermedad de Chagas en zonas controladas o urbanas, y los máximos la enfermedad de Chagas en zonas hiperendémicas sin protección de los sistemas de salud.

Actualmente se ha reportado el ingreso a Europa a través de inmigrantes y la posterior transmisión congénita. Así por ejemplo, Basile *et al.* (2011)(27) reportaba 4.283 casos diagnosticados en diferentes países, con la mayor cantidad de casos en España (Tabla 2), pero Strasen *et al.* (2013) (28) proponen alrededor de un 95% de subnotificación. Estos últimos autores indican que podrían existir entre 14.000 y 180.000 casos en este continente.

Tabla 2. Número de casos diagnosticados en Europa al 2011.

País	Número
Bélgica	19
Francia	111
Alemania	2
Holanda	114
Portugal	8
España	3.821
Suiza	180
Reino Unido	28
Total	**4.283**

En Chile la enfermedad de Chagas se distribuye entre la Región de Arica y Parinacota (18°30´S) y la Región de O´Higgins (34°36´S) (Figura 3), coincidiendo en gran parte con la distribución del vector doméstico *T. infestans* (29). Las más altas tasas de incidencia se registran entre Antofagasta y Coquimbo, concentrando Antofagasta, Coquimbo y la Región Metropolitana aproximadamente 2/3 de los casos notificados (Tabla 3).

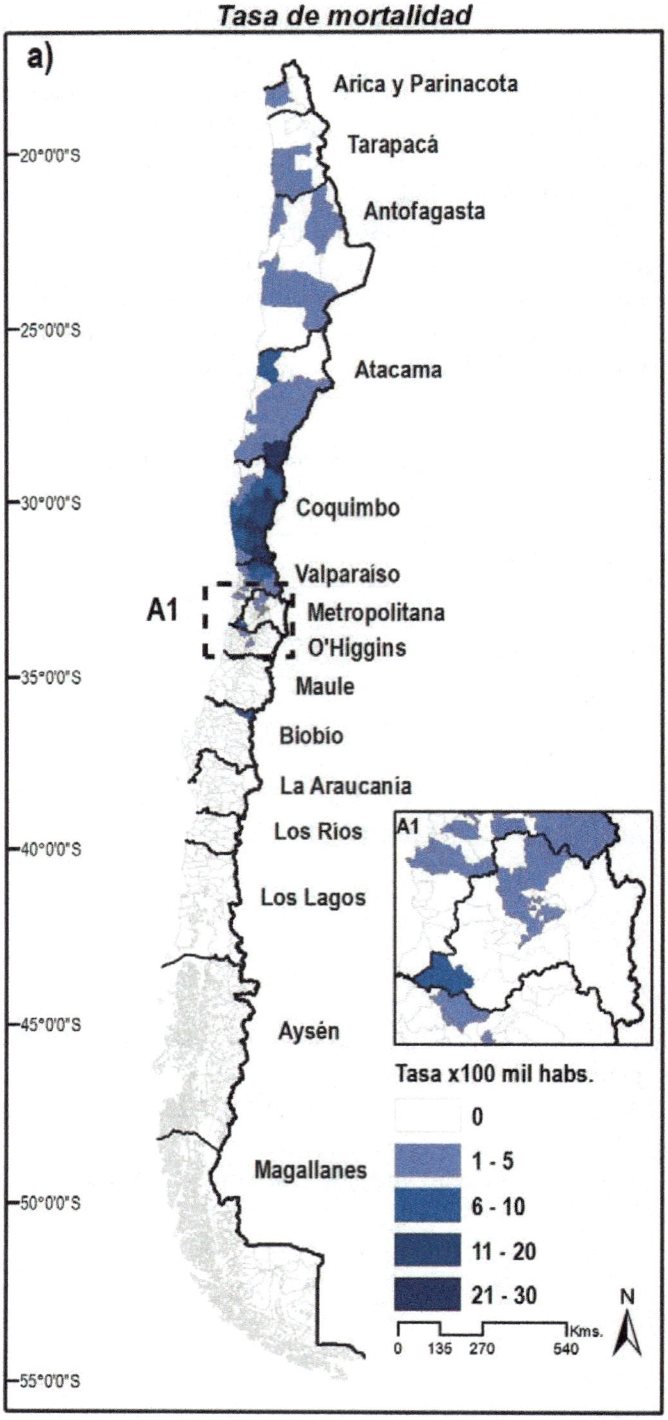

Figura 3. Distribución de la enfermedad de Chagas en Chile.

Tabla 3. Casos y tasas de enfermedad de Chagas por región de ocurrencia, 2015, Ministerio de Salud.

Región	Casos	Tasa de incidencia (casosx10-5)
Arica y Parinacota	57	23,8
Tarapacá	64	19,0
Antofagasta	223	35,8
Atacama	67	21,4
Coquimbo	292	37,9
Valparaíso	210	11,5
RM	313	4,3
O'Higgins	20	2,2
Maule	2	0,2
Biobío	11	0,5
Araucanía	1	0,1
Los Ríos	2	0,5
Los Lagos	0	0,0
Aisén	0	0,0
Magallanes	0	0,0
Total País	**1.262**	**7,0**

Prevalencia e Incidencia

La enfermedad de Chagas es una de las principales enfermedades desatendidas que afecta a las Américas y que actualmente se ha constituido en una enfermedad emergente en algunas partes de América y en Europa (30-32), que incluso ha sido comparada con la etapa temprana de la epidemia HIV/SIDA (32). La incidencia anual varía entre 28.000 a 56.000 personas, entre 10.000 y 14.000 muertes anuales (30-32), afectando entre 6-11 millones de individuos (33) con 65 a 100 millones de personas en riesgo en el mundo (31,32,34). La población en riesgo en Chile es de 873.415 personas (31). La última encuesta nacional de salud (ENS) reporta una prevalencia de infección por *T. cruzi* de 1,2% de la población, con prevalencia en zona rural y urbana (31, 35), y los informes ministeriales reportan una infestación domiciliaria por *T. infestans* prácticamente inexistente (31), lo que contrasta fuertemente con los datos reportados en los años 1980 y 1990. Por ejemplo, entre 1937 y 1980 se reportaba una prevalencia general de 16,7% en zonas endémicas con un máximo de 43,6% en la Región de Coquimbo (12), lo que no había variado significativamente entre 1982-1985 (36), mientras que entre 1982-1989 ya se reportaban diferencias entre zonas rurales con prevalencias de 16,7% y zonas urbanas con prevalencias de 1,9% (37). Lo mismo ocurre con la infestación domiciliaria, en que reportes previos señalaban infestaciones entre 26,8 y 33,2% de las viviendas en zonas endémicas entre Arica y la región de O'Higgins (31,12).

En un estudio que abarcó 60 años de la enfermedad en Chile de pacientes referidos a la Universidad de Chile y estudiados mediante Xenodiagnóstico reveló una prevalencia promedio de 9,35 ± 0,1%; IC0.95:[9,12; 9,57] (38).El valor de prevalencia de 9,35% de este estudio debe considerarse como una cota superior. Se encuentra en el rango entre 8 y 12% reportado por Apt y Reyes en 1986 (39), también basados en xenodiagnósticos, y es semejante al valor estimado para Latinoamérica en los párrafos anteriores. Este valor no presenta ninguna variación en los 65 años de estudio, independiente de los cambios en los sistemas de salud ni del corte de la cadena de transmisión. La estimación precisa de la prevalencia de la enfermedad de Chagas es una tarea difícil ya que depende no solo de las características del muestreo (aleatorio, estratificado, etc), tamaño muestral y sesgo, sino también del método de tamizaje utilizado, que en el caso de la enfermedad de Chagas puede ser desde xenodiagnóstico, ELISA, Inmunofluorescencia y Western Blot (31,35). Esto probablemente explica las diferencias en las estimaciones de prevalencia publicadas en las décadas de los años 1980/90 y datos actuales (Tabla 4).

Tabla 4. Prevalencias de la Enfermedad de Chagas (%) en Chile, en diversas épocas por regiones.

Región	1937-1980	1962-1988 (rural)	1982-1989 (urbano)	ENS 2016-2017
Arica y Parinacota				0,5
Tarapacá	28,5	12,5	1,4	3,1
Antofagasta	19,7	10,0	2,2	1,0
Atacama	26,0	27,2	3,9	4,1
Coquimbo	43,6	24,7	3,5	2,8
Valparaíso		18,5	2,1	2,2
Metropolitana	28,1	11,7	1,1	0,7
O'Higgins	23,8	7,0	0,8	0,4
Maule				0
Total	16,9	16,7	1,9	1,2

Los valores que reportó la ENS 2009/2010 basados en 4.650 voluntarios mediante ELISA IgG muestran un promedio de 0,7% de prevalencia promedio, con 1,5% en población rural y 0,6% en población urbana. Estos valores son sorprendentemente parecidos a los reportados para población urbana 82/89 (40). En este sentido la prevalencia muestra una evolución hacia los valores propios de una población urbanizada. En 2017 la prevalencia se estimó en 1,2%.

La incidencia presenta un ascenso progresivo desde 1985 en adelante (Figura 4), sin un cambio de pendiente atribuible al corte en la cadena de transmisión vectorial. Por otra parte, tampoco se aprecia un efecto notable atribuible a la mejora en la pesquisa. Por ejemplo, el decreto supremo 158 de 2004 declara a la enfermedad de Chagas como una enfermedad de declaración obligatoria, lo que no se refleja en la curva de tendencia; posteriormente en 2008 la circular 4 instruye a los bancos de sangre a pesquisar la presencia de *T. cruzi*, en el ordinario 1839 de 2009 se estipula la política nacional de servicios de la sangre y en 2011 en la circular B51, número 17, se estipula la vigilancia de la enfermedad de Chagas y se establecen formas de registrar e informar a la autoridad sanitaria (31,35). La incidencia antes de 2009 tenía un valor promedio 2,7 ± 1,29 por 100 mil habitantes con un IC0,95[2,15; 3,25]., mientras que después de 2009 el promedio es 7,3 ± 2,02 por 100 mil habitantes con un IC0,95[5,68; 8,92] (38). Posterior a 2009 la incidencia tiene una relativa estabilización. Una explicación para esta dinámica temporal es que el incremento progresivo no fuera explicado por un hito particular sino por una mejora progresiva en la notificación atribuible a una mejor preparación del personal y a un mejor sistema de notificación. Esto se encontraría avalado al menos desde 2011 por el hecho que son los portadores asintomáticos (Z22.8) los que aumentan progresivamente en la notificación. Otra posibilidad que no se puede descartar es que este aumento sea real, y en este caso debería repercutir a la larga en las tasas de mortalidad, hecho que aún no es evidente. De persistir la relativa estabilidad detectada desde 2009 estaría indicando que estaría llegando a una estimación adecuada de equilibrio endémico, como predicen los modelos (41,42).

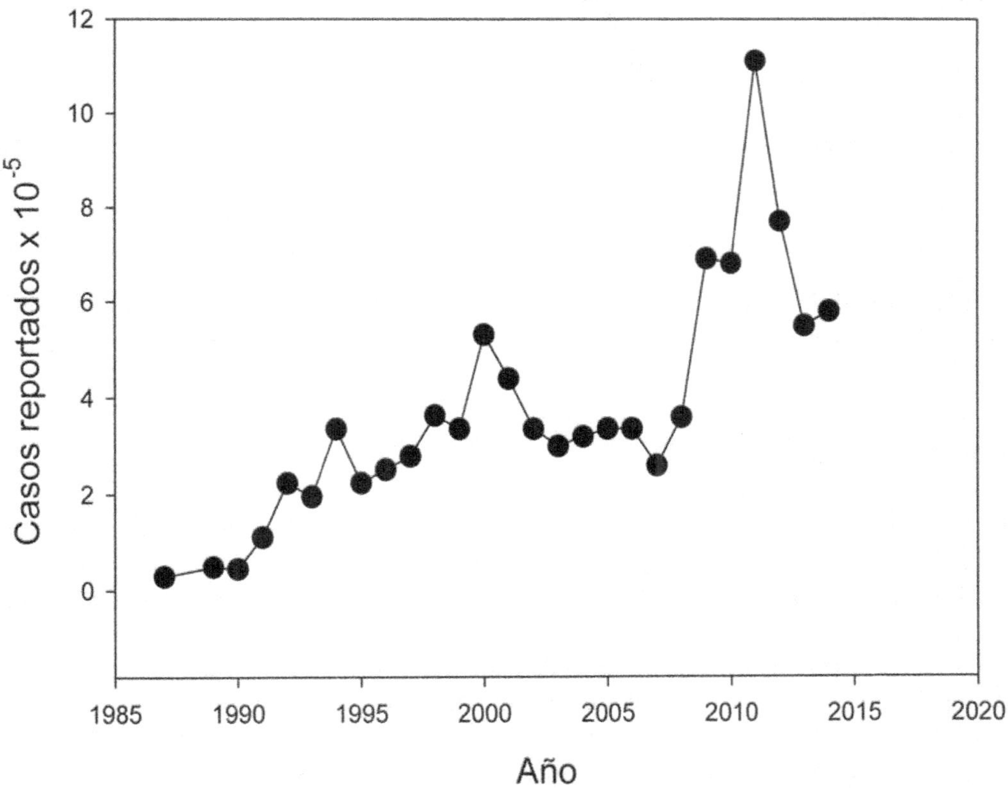

Figura 4. Variación temporal de la incidencia de la enfermedad de Chagas en Chile.

La mortalidad muestra estabilidad a lo largo de los años (Figura 5). La tasa de mortalidad promedio es 0,36 ± 0,55 por 100 mil habitantes; con un IC0,95[0,34; 0,38] (38).

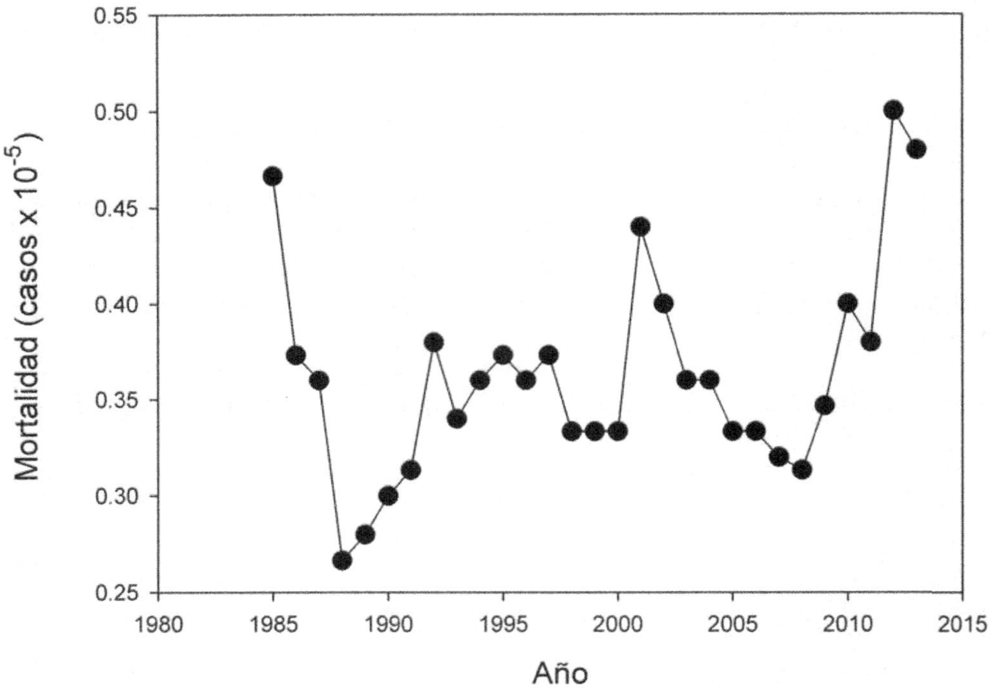

Figura 5. Variación temporal de la tasa de mortalidad por enfermedad de Chagas en Chile.

La enfermedad de Chagas en Chile afecta a toda la población, especialmente a personas en edad laboral, con las mayores tasas entre los 30 y los 65 años de edad (35).

Epidemiología de los vectores

En Chile se han descrito cuatro especies de insectos vectores de la enfermedad de Chagas, cuya biología se trata en los capítulos 6 al 10. La especie responsable del ciclo doméstico es *Triatoma infestans* y las especies involucradas en el ciclo silvestre son *Mepraia spinolai, M. gajardoi* y *M. parapatrica*. Hay muy pocos intentos de estimar la densidad poblacional de estos vectores. Una medida útil es el llamado índice triatomino usado para los vectores domésticos que se define como el número de insectos capturados por una persona en una casa en una hora. Schenone estimó en 1980 índices de 54,5 para la región de Antofagasta, 19,8 para Atacama, 26,7 para Coquimbo, 37,0 para Valparaíso, 50,5 para la RM y 17,2 para la región de O'Higgins. Posteriormente Canals *et al.* (1993) estimaron las densidades de vinchucas por humano en zonas rurales de alta endemia calculando para estas zonas un promedio de 25,3 vinchucas/humano, con un máximo en la región de Coquimbo de 39,1 vinchucas/humano. Para el caso de *M. spinolai* el índice triatomino máximo en zonas peridomiciliarias es 64 vinchucas/hora/persona y la densidad máxima estimada de 4.59 vinchucas/humano (43). La densidad por metro cuadrado ha sido estimada en esta especie entre 15 y 364 vinchucas/m2 en zonas de pircas en Colina(44). Esta especie se puede encontrar en altas densidades (42, 44-46), incluso en colonias mixtas con *T. infestans* y se ha encontrado en el domicilio humano (47-49). Así, por ejemplo, Schenone *et al.* (1995) (48) reportaron la presencia de 288 ejemplares en 50 viviendas rurales en las regiones III, IV, V y RM. Desde esta perspectiva, *M. spinolai* es una especie potencialmente peligrosa, especialmente en las zonas donde se produce el contacto habitual con el hombre, como ocurre en las zonas de canteras y en algunas áreas de los alrededores de Santiago donde actualmente se está urbanizando, tales como Colina, Lampa y Til-Til. Además desde la perspectiva de sus fuentes de alimentación *M. spinolai* se encuentra en fase de domicialización (4), con una participación de un 7,4% de sangre humana en su dieta (50,51).

Otra aproximación para tener una idea de la densidad se puede obtener del número de ejemplares referidos para estudio al ISP (Tabla 5).

Tabla 5. Ejemplares de Triatominos recibidos para estudio en ISP, según procedencia, Chile, 2005-2013.

Procedencia	2005	2006	2007	2008	2009	2010	2011	2012	2013	Total (%)
Arica y Parinacota	10	4	0	2	2	2	13	3	11	**47 (0,9)**
Tarapacá	3	2	12	0	6	0	8	89	22	**142 (2,6)**
Antofagasta	0	0	0	0	0	0	1	615	26	**642 (11,7)**
Atacama	81	79	45	84	124	90	91	180	161	**935 (17,1)**
Coquimbo	0	12	10	17	25	16	38	98	248	**464 (8,5)**
Valparaíso	171	120	195	309	173	132	203	346	404	**2.053 (37,5)**
RM	17	27	47	58	136	224	166	185	315	**1.175 (21,5)**
O'Higgins	0	3	0	0	0	0	0	1	0	**4 (0,1)**
Los Ríos	0	0	0	0	0	1	0	0	0	**1 (0,0)**
Otros	0	0	0	0	11	0	0	0	1	**12 (0,2)**
Total	**282**	**247**	309	**470**	**477**	**465**	520	**1.517**	**1.188**	5.475

En el estudio de Canals *et al.* (2017) (38) se reporta que entre 2005 y 2016 se han recibido en el ISP 8.331 vinchucas, de las cuales un 73,7% corresponden *T. infestans*, 24,0% a *M. spinolai* y 2,3% a *M. gajardoi*, con un número que muestra un incremento en estos años (Figura 6). Esta elevada proporción de *T. infestans* podría ser explicada porque esta especie una vez eliminada de la vivienda humana ha sido capaz de establecer focos silvestres cuya magnitud no ha sido completamente aclarada. Desde la primera descripción de un foco silvestre en Chile en 2003 (5) en Calera de Tango y Til-Til, los nuevos focos en Sahondé, Putaendo (6) hasta los reportes de focos silvestres en Valparaíso 2009, Atacama 2014 y Coquimbo 2015 (35).

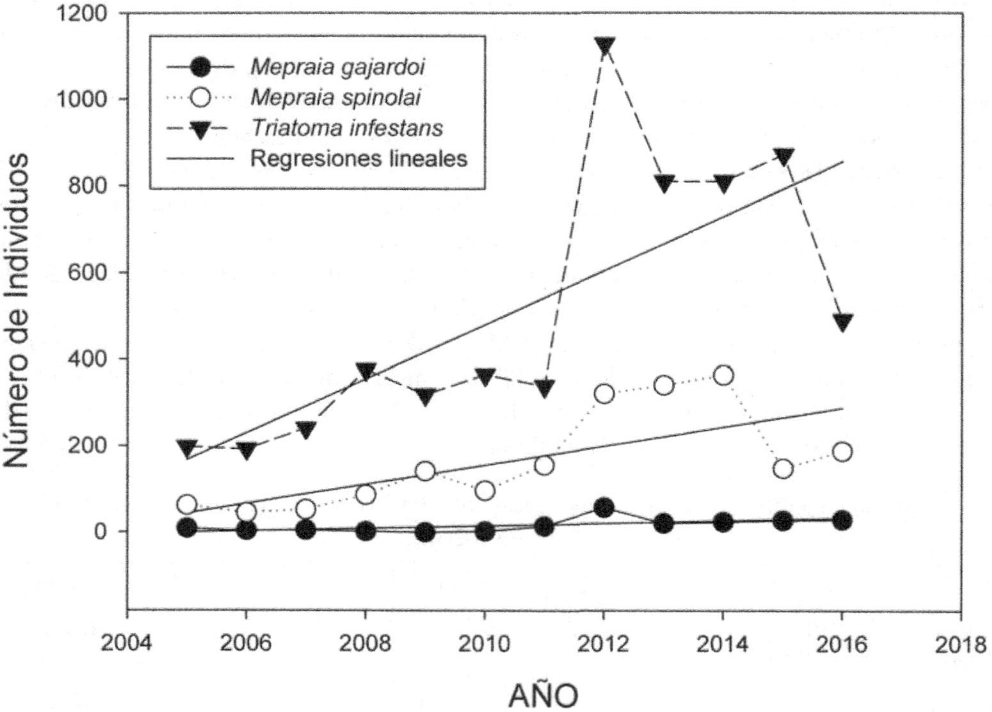

Figura 6. Evolución del número de individuos de *Triatoma infestans, Mepraia spinolai* y *Mepraia gajardoi* referidos al ISP desde 2005.

Las series reportadas por el Ministerio de Salud muestran la proporción de viviendas infestadas (infestación domiciliaria) en 1999 y datos anuales desde 2010, y divide la información en el porcentaje de casas colonizadas, es decir, con evidencias de reproducción de la colonia; las visitas individuales que corresponden a casas que reciben individuos adultos pero sin colonización y el total (la suma de ambos). La infestación domiciliaria ha decrecido claramente en este lapso, pero la proporción de casas con visitantes individuales se ha incrementado. Actualmente la infestación domiciliaria se estima en un 0,05% (38).

Los porcentajes promedio de infección por *T. cruzi* en los vectores (índices tripano-triatominos) son: *M.gajardoi* 16,92 ± 17,77% con un IC0.95[5,32; 28,52]; *M. spinolai* 20,88 ± 11,51% con un IC0.95[15,41; 26,35] y *T. infestans* 41,83 ± 13,23% con un IC0.95[35,13; 48,53](38). Los índices tripano-triatominos (% de infección por *T. cruzi*) de *M. gajardoi* se mantienen claramente estables en el tiempo, aunque basados en un pequeño número de individuos. Lo mismo ocurre con los índices de *M. spinolai,* pero *T. infestans* muestra una leve tendencia positiva.

Los índices tripano-triatominos en *T. infestans* permanentemente elevados son interesantes, pues lo esperable era que una vez eliminado de las habitaciones humanas estos valores descendieran. Así por ejemplo, en el caso de Uruguay los índices se redujeron drásticamente a consecuencia de las acciones de control vectorial (52). Una explicación para la falta de un descenso en estos índices en Chile podría ser que a pesar del cambio en la dieta que implica la eliminación del ambiente humano, *T. infestans* puede encontrar roedores y otras especies con altos índices de infección que hacen que persistan altos índices tripano-triatominos. Esto puede ser efectivamente así, ya que existe una gran diversidad de mamíferos silvestres, domésticos y peridomésticos infectados algunos, llegando a niveles de infección superiores al 10% (53,54).

Reservorio

El reservorio animal es muy extenso, estando constituido por animales del ambiente peridoméstico como perros, gatos, cabras, conejos, ovejas, caballos, burros y vacunos, algunos carnívoros, numerosos roedores y algunos pequeños marsupiales. Estos se tratarán en el Capítulo 11.

Enfermedad de Chagas transfusional y congénita

La seroprevalencia de *T. cruzi* en donantes de sangre se ha estudiado en Chile desde los años 1960, reportándose entre 1962 y 1988 un promedio nacional de 3,7% (26). Posteriormente este valor ha disminuido, siendo estimado entre 0,5 a 1,6% según información del ISP entre 2000 y 2005, estimado con el método ELISA IgG y confirmados con IFI (55). Actualmente la seroprevalencia por *T. cruzi* en donantes de sangre se estima en aproximadamente 0,6%. Los últimos estudios en el Banco de Sangre del Hospital Clínico de la Universidad de Chile, de un total de 24.568, fue seropositivo 0,4% (55).

En un estudio metaanalítico que consideró 13 estudios de casos y 51 observacionales en 10 países estimó la tasa de infección congénita en 4,7% con un IC (3,4-5,7%). Esto significa que en una población de madres infectadas con *T. cruzi*, 4,7% de los recién nacidos son infectados congénitamente (56). En este mismo estudio se propone que en zonas endémicas la tasa es de 5% en países endémicos pero menor en países no-endémicos, 2,7%, y propone para Chile una tasa de 2,5%. En el mismo año, en un estudio realizado en Choapa, zona de alta endemia, se estimó esta tasa en 4,7% (57).

El número reproductivo (R_0)

La transmisión de la enfermedad de Chagas depende fundamentalmente de la transmisión vectorial y de la transmisión congénita. Las transmisiones accidentales y transfusionales son muy escasas y la transmisión oral solo ocurre en zonas particulares donde el contacto entre el hombre y la naturaleza es muy estrecho. El número reproductivo de una enfermedad infecciosa (R_0) corresponde al número de casos nuevos de una enfermedad que se producen a partir de un caso. Asi, si R_0 es mayor que 1 la enfermedad se establece en la población y si R_0 es menor que 1 la enfermedad desaparece. En el caso de la enfermedad de Chagas el principal componente del número reproductivo está dado por la transmisión vectorial, y cuando esta se corta la transmisión congénita por sí sola es incapaz de perpetuar la enfermedad (41, 58). Existen muy escasos intentos de estimar R_0 en esta enfermedad, siendo una excepción el estudio de Massad (2008) (59), quien los estimó en R_0 = 1.25 para una región de Brasil. Otras estimaciones, pero basadas en aproximaciones plausibles de muchos parámetros, obtienen valores de R_0 = 7 en Colombia (60) y R_0 = 2,86(42) y R_0 =1.52 en Chile (41).

Referencias

1. Rojas A, Sotelo JM, Villarroel F, Contreras MC. 1973. La importancia del perro y el gato en la epidemiología de la enfermedad de Chagas. *Bol Chile Parasit.* 1973; 28: 42-43.
2. Alcaino H, Ríos A, Apt W, Arrau S. Enfermedad de Chagas en animales sinantrópicos de un área hiperendémica de Chile. *Parasitol al Día.* 1981; 4: 88.
3. Alcaino H, Arrau S, Apt W, Ríos A. Enfermedad de Chagas en caprinos sinantrópicos de la provincia de Limarí, Chile. *Rev Med Chile.* 1982; 110: 328.
4. Canals M, Ehrenfeld M, Cattan PE. Situación de *Mepraia Spinolai*, vector silvestre de la enfermedad de Chagas en Chile, en relación con otros vectores, desde la perspectiva de sus fuentes de alimentación. *Rev Med Chile* 2000; 128: 1108-1112.
5. Bacigalupo A, Segura JA, Garcia A, Hidalgo J, Galuppo S, Cattan PE. Primer hallazgo de vectores de la enfermedad de Chagas asociados a matorrales silvestres en la Region Metropolitana, Chile. *Rev Med Chil.* 2006; 134: 1230-1236.
6. Bacigalupo A, Torres-Pérez F, Segovia V, Garcia A, Correa JP, Moreno, L. *et al.* Sylvatic foci of the Chagas disease vector *Triatoma infestans* in Chile: description of a new focus and challenges for control programs. *Mem. Inst. Oswaldo Cruz.* 2010; 105(5): 633-641.
7. Bacigalupo A, Correa JP, García A, Cattan PE. Focos silvestres de *Triatoma infestans* en Latinoamérica: análisis y perspectivas para Chile. *Parasitol Latinoam.* 2015; 64(3): 33-42.
8. Coura JR. The Discovery of Chagas disease (1908-1909): great successes and certain misundertandings and challenges. *Rev Soc Bras Med Trop.* 2013; 46(4): 389-390.
9. Chagas C. Nova trypanosomiase humana. Estudo sobre a morfología e o ciclo evolutivo do *Schizotrypanum cruzi* n. gen Sp, ajente etiológico de nova entidade mórbida do homen. *Mem Inst Oswaldo Cruz.* 1909; 1: 159-218.
10. Mazza S. La enfermedad de Chagas en la República Argentina. *Mem Inst Oswaldo Cruz.* 1949; 47: 273-288.
11. Gasic G, Bertín V. Epidemiología de la enfermedad de Chagas en Chile. *Rev Chil Pediatr.* 1940; 11(8): 561-584.
12. Schenone H, Villarroel F, Rojas A, Alfaro E. Factores biológicos y ecológicos en la epidemiología de la enfermedad de Chagas en Chile. *Bol Chil Parasitol.* 1980; 35: 42-54.
13. Stevens JR, Gibson W. Molecular evolution of Trypanosomes. *Parasitol Today.* 1999; 15: 432 – 437.
14. Deane LM. Animal reservoirs of *Trypanosoma cruzi. Rev Bras Mal Doen Trop.* 1964; 16: 27-48.
15. Deane MP, Lenzi HL, Jansen AM. *Trypanosoma cruzi*: vertebrate and invertebrate cycles in the same mammal host, the opossum *Didelphis marsupialis*. *Mem Inst Oswaldo Cruz.* 1984; 79: 513-515.

16. Hwang WS, Weirauch C. Evolutionary history of assassin bugs (Insecta: Hemiptera: Reduviidae): Insights from divergence date and ancestral state reconstruction. Plos One. 2012; 7(9): e45523.

17. Zingales B, Andrade S, Briones RS, Campbell DA, Chiari E, Fernandes O, *et al.*, A new consensus for *Trypanosoma cruzi* intraspecific nomenclature: second revision meeting recommends TcI to TcVI. *Mem Inst Oswaldo Cruz*. 2009; 104 (7): 1051-1054.

18. Aufderheide AC, Salo LW, Madden M, Streitz J, Buikstr J, Guhl F, *et al.*, A 9000 year record of Chagas disease. *Proc. Natl. Acad. Sci.* U.S.A. 2004; 101 (7): 2034-2039.

19. Rothhammer F, Standen V, Nuñez L, Allison MJ, Arriza B. Origen y desarrollo de la Tripanosomiasis en el área Centro-Sur Andina. *Rev Chungara* 1984; 12: 155-160.

20. Rothhammer F, Allison MJ, Núñez L, Staden V, Arriza B. Chagas disease in pre Columbian South America. *Am. J. Phys. Anthropol.* 1985; 68: 495-498.

21. Guhl F, Jaramillo C, Yockteng R, Vallejo GA, Cárdenas Arroyo F. *Trypanosoma cruzi* DNA in human mummies. *The Lancet*. 1997; 349 (9062), 1370.

22. Guhl F, Jaramillo C, Vallejo GA, Yockteng R, Cárdenas Arroyo F, Fornaciari G, *et al.*, Isolation of *Trypanosoma cruzi* DNA in 4000 year old mummified human tissue from Northern Chile. *Am. J. Phys. Anthrop.* 1999; 108: 401-407.

23. Guhl F, Aufderheide AC. Chagas disease in pre-colombian civilizations. In American Trypanosomiasis Chagas disease. One hundred years of research. (Tellería J, Tibayrenc M Eds). *Elsevier*. London 2010. pp 25-44.

24. Neiva A, Lent H. Triatomídeos do Chile. *Mem. Inst. Oswaldo Cruz* 1943; 39 (1): 43-75.

25. Bernstein RE. Darwin's illness: Chagas' disease resurgens. *J. R. Soc. Med.* 1984; 77 (7): 608-609.

26. Apt W, Reyes H, Algunos aspectos de la enfermedad de Chagas en Latinoamérica. *Parasitología al Día*. 1990; 14: 23-40.

27. Basile L, Jamsa JL, Carlier Y, Salamanca DD, Angheben A, Bartoloni A *et al.*, Chagas disease in European countries: the challenge of a sourveillance system. *Euro Surveill.* 2011; 16(37): pii:19968.

28. Strasen J, Williams T, Ertl G, Zoller T, Stich A, Ritter O. Epidemiology of Chagas disease in Europe: many calculations; little knowledge. *Clin Res Cardiol.* 2013; DOI 10.1007/s00392-013-0613-y

29. Tapia-Garay V. Mapa de la distribución potencial de *Triatoma infestans* basado en datos históricos de pacientes con la enfermedad de Chagas. Tesis Magíster en Salud Pública. Universidad de Chile. 2017.

30. Hotez PJ, Bottazzi ME, Franco-Paredes C, Ault S, Periago MR. The neglected tropical diseases of Latin America and the Caribbean: a review of disease burden and distribution and a roadmap for control and elimination. PLoS Negl Trop Dis 2008; 2: e300. doi:10.1371/journal.pntd.0000300.

31. MINSAL, 2014. Norma general técnica. Control y prevención nacional de la enfermedad de Chagas. Febrero. Ministerio de Salud de Chile.

32. Hotez PJ, Dumonteil E, Woc-Colburn L, Serpa JA, Bezek S, Edwards MS, *et al.* Chagas Disease: "The New HIV/AIDS of the Americas". PLoS Negl Trop Dis 2012; 6(5): e1498. doi:10.1371/journal.pntd.0001498

33. Cucunubá ZM, Okuwoga O, Basáñez MG, Nouvellet P. Increased mortality attributed to Chagas disease: a systematic review and meta-analysis. Parasites & Vectors 2016; 9: 42. DOI 10.1186/s13071-016-1315-x

34. Fuentes R, Maturana M, De la Cruz R. Eficacia de Nifurtimox para el tratamiento de pacientes con enfermedad de Chagas crónico. *Rev. Chilena Infectol* 2012; 29 (1), 82-86.

35. MINSAL, 2016. Informe Programa Nacional Integral de Enfermedad de Chagas, Julio. Disponible en http://epi.minsal.cl/chagas-materiales-relacionados/ Consultado en 9/2016.

36. SCHENONE H, CHRISTENSEN HA, DE VÁSQUEZ AM. Fuentes de alimentación de triatomas domésticos y su implicancia epidemiológica en relación a la enfermedad de Chagas en áreas rurales de siete regiones de Chile. *Bol Chil Parasitol.* 1985; 40: 34-38.

37. SCHENONE H, ROJAS A. Algunos datos y observaciones pragmáticas en relación a la epidemiología de la enfermedad de Chagas. *Bol Chil Parasitol.* 1989; 44: 66-86.

38. CANALS M, GONZALEZ C, CANALS L, CANALS A, CÁCERES D, ALVARADO D, *et al.*, ¿Qué dicen los números de la evolución temporal de la enfermedad de Chagas? *Rev. Chile Infectol.* 2017; (sometido).

39. APT W, REYES H. Aspectos epidemiológicos de la enfermedad de Chagas en Chile. I: Distribución geográfica, índices de infección en vectores y en humanos. *Parasitología al día.* 1986; 10: 84-101.

40. SCHENONE H, CONTRERAS MC, SALINAS P, SANDOVAL L, ROJAS A, VILLARROEL F. Epidemiología de la enfermedad de Chagas en Chile. Frecuencia de infección humana por *Trypanosoma cruzi* por grupos de edad y regiones. *Bol Chil Parasitol* 1995; 50: 84-86.

41. CANALS M, CÁCERES D, ALVARADO S, CANALS A, CATTAN PE. Modeling the Chagas disease: from the vectorial to congenital transmission. *Biosystems* 2017; (submitted).

42. CANALS M, CATTAN PE. Dinámica de transmisión de la infección chagásica en Chile: Modelo y simulación. *Rev. Med. Chile.* 1992; 120 (12): 1359-1365.

43. CANALS M, BUSTAMANTE RO, EHRENFELD M, CATTAN PE. Assesing the impact of insect vectors on animal populations. *Acta Biotheoretica.* 1999; 46: 337-345.

44. CATTAN PE, PINOCHET C, BOTTO-MAHAN C, ACUÑA MI, CANALS M. Abundance of *Mepraia spinolai* in a periurban zone of Chile. *Mem Inst Oswaldo Cruz.* 2002; 97(3): 285-287.

45. BOTTO-MAHAN C, CAMPOS R, ACUÑA-RETAMAR M, CORONADO X, CATTAN PE, *et al.* Temporal variation of *Trypanosoma cruzi* infection in native mammals in Chile. *Vector-borne Zoonotic Dis.* 2010; 10: 317-319.

46. BOTTO-MAHAN C, CORREA JP, BACIGALUPO A, CAMPOS-SOTO R, CATTAN PE, SOLARI A. Ecología de los triatominos silvestres endémicos de Chile. *Parasitol. Latinoam.* 2015; 64 (3): 17-24.

47. FRÍAS-LASSERRE D. A New Species and Karyotype Variation in the Bordering Distribution of *Mepraia spinolai* (Porter) and *Mepraia gajardoi* Frías *et al.* (Hemiptera: Reduviidae: Triatominae) in Chile and its Parapatric Model of Speciation. *Neotrop. Entomol.* 2010; 39(4): 572-583.

48. SCHENONE H, VILLARROEL F, ROJAS A. Presencia de *Triatoma spinolai* en viviendas humanas. *Bol. Chil. Parasitol.* 1995; 50(3-4): 76-80.

49. CANALS M, CATTAN PE, Ehrenfeld M. Sobrevivencia de *Triatoma spinolai* en ambiente habitacional. *Parasitología al día.* 1994; 18(3): 82-87.

50. Canals M, Cruzat L, Ehrenfeld M, Molina MC, Ferreira A, Cattan PE. Blood sources of *Mepraia spinolai* (Hemiptera Reduviidae), wild vector of Chagas's disease in Chile. *J. Med. Entomol.* 2001; 38(2): 303-307.

51. MOLINA MC, CATTAN PE, CANALS M, CRUZAT L, AGUILLON JC, FERREIRA A. A simple immunometric assay to asses the feeding habits of *Mepraia spinolai*, a *Tripanosoma cruzi* vector. *Parasitol Res.* 2004; 92: 375-379.

52. SALVATELLA R. Evolución del índice de infección tripanosómica en *Triatoma infestans* (KlugJ834) con las acciones de control antivectorial, en dos áreas endémico chagásicas de Uruguay. *Rev Med Uruguay* 1995; 11: 105-110.

53. Apt W, Reyes H. Aspectos epidemiológicos de la enfermedad de Chagas en Chile. II: Infección en animales, algunas características especiales del problema, el control. *Parasitología al día.* 1986; 10: 129-133.

54. Apt W, Reyes H, Algunos aspectos de la enfermedad de Chagas en Latinoamérica. *Parasitología al día.* 1990; 14: 23-40.

55. Apt W, Heitmann I, Jersic MI, Jofré L, Muñoz P, Noemí I, *et al.*, Parte III. Enfermedad de Chagas en donantes de bancos de sangre. *Rev. Chil Infectol.* 2008; 25(4): 285-288.

56. Howard EJ, Xiong X, Carlier Y, Sosa-Estani S, Buekens P. Frequency of the congenital transmission of *Trypanosoma cruzi*: a systematic review and meta-analysis. BIOG 2014; 121: 22-33.

57. Apt W, Zulantay I, Arnello L, Oddó D, González S, Rodriguez J, *et al.* Congenital infection by *Trypanosoma cruzi* in an endemic área of Chile: a multidisciplinary study. *Trans Roy Soc Trop Med Hyg.* 2013; 107:98-104.

58. Raimundo SM, Massad E, Yang HM. Modelling congenital transmission of Chagas, disease. Biosystems. 2010; 99: 215-222.

59. Massad E. The elimination of Chagas disease from Brazil. *Epidemiol. Infect.* 2008; 136: 1153-1164.

60. Cordovéz JM, Rendon LM, González C, Guhl F. Using the basic reproduction number to assess the effects of climate change in the risk of Chagas disease transmission in Colombia. *Acta Trópica.* 2014; 129: 74-82.

61. Encuesta Nacional de Salud (ENS). MINSAL 2016-2017, dipreca.minsal.cl

Capítulo II

El fenómeno social de la enfermedad de Chagas

Marisa Torres H.

Introducción

La Enfermedad de Chagas o Tripanosomiasis Americana es una enfermedad crónica que constituye un importante problema de salud pública mundial. Se caracteriza por su gran magnitud (alta incidencia, alta prevalencia), letalidad, cronicidad, amplia distribución territorial de las personas infectadas, por tener numerosos y complejos mecanismos de transmisión (vectorial, por alimentos, transfusional, transplacentaria) y por su alto costo social (personal, familiar, social). La ausencia de vacunas para prevenirla conlleva la necesidad de fortalecer las estrategias de educación y prevención especifica directamente en las comunidades afectadas y en riesgo.

Esta zoonosis parasitaria es considerada una enfermedad Desatendida u Olvidada, pues afecta poblaciones pobres, residentes en zonas rurales remotas, y o barrios suburbanos marginales que reciben poca atención y es postergada en las prioridades de la salud pública, entre otras cosas, porque los afectados carecen de influencia política (1). La aparición y perpetuación de la enfermedad de Chagas depende en gran medida de los aspectos socioculturales y económicos que influyen en la salud de las comunidades.

Para comprender en forma integral el fenómeno de la enfermedad de Chagas, a los aspectos tradicionalmente estudiados (biológicos, fisiológicos, clínicos y epidemiológicos) se deben integrar los aspectos sociales, antropológicos y culturales propios de las comunidades residentes. En concordancia con ello, la Salud Pública promueve incorporar el enfoque de los Determinantes Sociales en Salud (DSS) para abordar problemáticas como la enfermedad de Chagas, con el objeto de medir, analizar e intervenir en estas enfermedades en forma integral (2). Algunos expertos en el tema ven con preocupación una disminución en la visibilidad de la enfermedad en las próximas décadas producto de la reducción en la morbilidad, secundaria al mejor acceso a los sistemas de salud y a los avances en la medicina. Por ello, más que nunca hay que fortalecer los sistemas de vigilancia y la atención a los individuos ya infectados (3).

El objetivo de este capítulo es abordar la enfermedad de Chagas como un fenómeno social, en particular en su rol de enfermedad desatendida, y describir cómo algunos determinantes socioambientales de la salud, entre ellos la vivienda, influyen en la perpetuación de la infección.

Desarrollo

Contexto. Considerando la complejidad de esta infección/enfermedad, desde el punto de vista social, se han valorado nuevos factores intervinientes, entre ellos la globalización de la enfermedad, los mecanismos de transmisión emergentes, la urbanización de Latinoamérica y las nuevas interacciones y visiones de la vivienda.

Globalización de la enfermedad

La enfermedad de Chagas se encuentra principalmente en la parte continental de América Latina (y no en las islas del Caribe), pero en las últimas décadas se ha observado con mayor frecuencia en Estados Unidos de América, Canadá, muchos países europeos (España) y algunos del Pacífico Occidental. Esto obedece sobre todo a la movilidad de la población entre América Latina y el resto del mundo. Con la enfermedad de Chagas, endémica y autóctona en países de Centro y Sudamérica, en los cuales se realizan programas de control vectorial de forma sostenida, medidas de control en bancos de sangre y maternidades, se estima que actualmente existen alrededor de 6 a 7 millones de personas infectadas. La expansión de la infección por los flujos migratorios hacia áreas donde anteriormente era desconocida, genera nuevos escenarios que deben ser estudiados oportunamente (4). Se debe estar atento a los desafíos que representan estos cambios y a la necesidad de generar planes y programas de prevención en países en los que no se encuentra presente el vector, que requerirían estrategias de prevención específica como tamizaje de donantes y de embarazadas.

Transmisión de *T. cruzi* emergentes.

La enfermedad de Chagas, tradicionalmente zoonosis de transmisión vectorial, ha tenido un resurgimiento y ha sorprendido al mundo científico como una relevante ETA (Enfermedad transmitida por agua y alimentos)(5,6).

Urbanización de Latinoamérica.

Las poblaciones rurales pobres de las zonas endémicas donde está presente el vector biológico son las más afectadas por esta enfermedad de Chagas principalmente por el desconocimiento de los mecanismos de su transmisión, la falta de control del vector y la falta de acceso a los sistemas de atención oportuna en salud. En las últimas décadas estas poblaciones han comenzado a migrar a las ciudades, como parte del acentuado proceso de urbanización que han experimentado América Latina y El Caribe. Es así como se incorporan a los cinturones de pobreza periurbanos y a las poblaciones sin casa y/o con viviendas precarias, manteniéndose entre los grupos socialmente vulnerables.

Vivienda y Enfermedad de Chagas

La Organización Mundial de la Salud fomenta la estrategia de promover la "Vivienda Saludable", como una forma de mejorar la calidad de vida de las poblaciones, pues existe una estrecha relación entre las condiciones de la vivienda y la salud física, mental y social de sus ocupantes.

Desde el punto de vista antropológico la vivienda tiene diferentes significados para las personas, existiendo diversas formas de entenderla. Desde el punto de vista social la vivienda no es solo un bien de cambio, es también una inversión en desarrollo humano. La vivienda provee abrigo y seguridad, lo que permite generar sentido de pertenencia y desarrollo de lazos sociales a sus ocupantes. Una vivienda saludable es un lugar confortable, seguro y armónico para vivir y convivir, un espacio vital y necesario para el desarrollo de cada persona y toda la familia, un espacio íntimo en el que se comparten momentos importantes, se estrechan relaciones afectivas y se fortalece el núcleo familiar.

El Mejoramiento de Vivienda se ha considerado como una Estrategia de Control de la Enfermedad de Chagas (7), pues la infestación vectorial del conocido "ranchito chagásico" constituye un riesgo para sus ocupantes. Hábitat para la Humanidad integra en el diseño y construcción de las viviendas, las características específicas que permitan generar el mayor impacto posible en la salud de los habitantes (8). Para ello considera investigaciones realizadas por organizaciones de salud como las del programa de las Naciones Unidas para el Desarrollo. Un ejemplo de ello es la investigación sobre viviendas y enfermedad de Chagas en Santiago del Estero (1999). Este estudio se basó en el uso de recursos locales y la participación comunitaria, y demostró el valor del proyecto de construcción de viviendas saludables y educación para la salud, en la medida en que la comunidad los valora. Se vio que las mujeres eran el mejor grupo destinatario, pues realizan más tareas preventivas y no se ausentan con tanta frecuencia de la comunidad.

Enfoque de los Determinantes Sociales de la Salud (9).

Los componentes básicos del marco conceptual de los determinantes sociales de la salud incluyen: a) la situación socioeconómica y política, b) los determinantes estructurales y c) los determinantes intermedios. Las circunstancias en que las personas nacen, crecen, viven, trabajan y envejecen, incluido el sistema de salud, son el resultado de la distribución del dinero, el poder y los recursos a nivel mundial, nacional y local, que depende a su vez de las políticas adoptadas en cada territorio. Las inequidades en la salud pueden aparecer cuando estos sistemas dan lugar a "una distribución sistemáticamente desigual del poder, el prestigio y los recursos entre los distintos grupos que conforman la sociedad" (10).

A partir de este marco se sugiere que las intervenciones en salud puedan orientarse a adoptar medidas en relación con:

1. Las circunstancias de la vida diaria, incluida la exposición diferencial a los factores que influyen en el desarrollo de enfermedades en la etapa temprana de la vida, entornos físicos y sociales, trabajo asociado a la estratificación social y respuestas del sistema

de atención sanitaria a la promoción de la salud y a la prevención y el tratamiento de las enfermedades.

2. Factores estructurales, que abordan la naturaleza y el grado de estratificación social en la sociedad, así como las normas y los valores de la sociedad, las políticas económicas y sociales en los niveles mundial y nacional, y los procesos de gobernanza nacionales y locales(11).

La intervención en el ámbito de los principales factores determinantes de la salud tiene un gran potencial para reducir los efectos negativos de las enfermedades y promover la salud de la población (12,13,14).

El desequilibrio o la ausencia de considerar estos componentes de salud en la enfermedad de Chagas son detonantes para el incremento en la incidencia de los casos en cualquier población y el número de prevalentes sin tratamientos. Hoy día las comunidades afectadas por enfermedad de Chagas están cambiando, tienen mayor acceso a tecnología (comunicación, información), pero no siempre acceden a mejores niveles de educación, por lo que se observa un crecimiento disarmónico que genera muchas expectativas no siempre satisfechas.

Estudios Socioantropológicos de la Enfermedad de Chagas

La mayoría de los estudios e intervenciones en el área de la enfermedad de Chagas no integran a los aspectos clínicos, ambientales, los aspectos sociales y culturales, por lo cual se requiere desarrollar enfoque integrados que incorporen las experiencias de los afectados, lo que es imprescindible para el desarrollo de programas exitosos a largo plazo. En esta área se requieren más investigaciones para evaluar este enfoque(15 y 16). Entre las disciplinas de las Ciencias Sociales la Antropología tiene mucho que aportar al conocimiento de la enfermedad de Chagas. Esta disciplina estudia cómo las personas de diferentes culturas y grupos sociales explican las causas de la salud y la enfermedad, los tipos de tratamientos en los cuales creen y a quién acuden cuando se enferman. Además, estudia las creencias y prácticas relacionadas con los cambios biológicos y psicológicos del ser humano en lo referente a la salud y la enfermedad (17). En el contexto de la enfermedad de Chagas, se debe valorar la percepción de los diversos actores sociales que participan en la expresión de la problemática, e incluir por ejemplo a las personas infectadas, sus familias, equipos de salud, tomadores de decisiones y la industria farmacéutica.

Con el fin de ilustrar los aportes al conocimiento de la enfermedad de Chagas desde las disciplinas de las Ciencias Sociales se presentan algunos estudios y experiencias.

Casos de estudio

1. Estudio en residentes de la Región de La Plata en Argentina (2009) (18).

Este estudio cualitativo en varones infectados con *T. cruzi* de contexto urbano, tuvo como objetivo conocer el universo de concepciones asociadas con el tema, y analizar repercusiones de las concepciones y de su condición de "chagásicos" en su vida. En los resultados se identifican concepciones y prácticas que estos individuos producen y reproducen frente a la problemática: la percepción que tienen de su situación y en qué medida esta afecta el desarrollo de su vida cotidiana. Sus discursos están atravesados por dimensiones vinculadas con ciertos miedos y, también, con la naturalización del problema, acompañada generalmente de una actitud de resignación frente a lo inevitable.

2. *Estudio en comunidades indígenas de la zona central de Honduras (1991-1993)* (18).

Se presenta un estudio descriptivo en el cual se aplicó una encuesta de 23 preguntas a 849 personas de 17 comunidades rurales de dos zonas endémicas, una con control para la enfermedad de Chagas y otra sin control. Se preguntó sobre conocimientos de la enfermedad, sus mecanismos de transmisión, las prácticas para evitar la presencia de triatóminos en las viviendas, las creencias acerca de los triatóminos y su control, y las fuentes a partir de las cuales la población obtiene información sobre la enfermedad. Casi 100% de los entrevistados pudieron reconocer el vector y conocían sus hábitos, pero solo 30,1% sabían que el *Triatoma spp* es vector transmisor de la enfermedad y apenas 6% pudieron mencionar su relación con una afección cardíaca crónica. El 47,9% de los entrevistados indicó que la responsabilidad de eliminar los triatóminos de la vivienda es personal, aunque 78% consideró como medida de control la aplicación institucional de insecticidas. El contacto personal entre el funcionario institucional y los miembros de la comunidad fue la principal fuente de información, entre los que mencionaron haber oído de la enfermedad de Chagas (41,0%). Los resultados sugieren que al planificar medidas de control se debe incluir este componente de educación sanitaria. Debe ponerse énfasis en el papel que desempeñan los triatóminos en la transmisión, así como en la importancia de mejorar la vivienda como medida eficaz y sostenible mediante la participación de la comunidad. Este componente deberá ser desarrollado por canales de comunicación interpersonales para obtener un mayor impacto.

3. *Estudio de Representaciones Sociales de la enfermedad de Chagas: dimensiones y estructura en Venezuela (2013)*(20).

Considerando que la enfermedad de Chagas es una parasitosis reemergente en Venezuela, se diseñó una investigación para explorar las representaciones sociales sobre esta enfermedad en el Instituto Pedagógico de Caracas. Se utilizó la técnica de evocación libre y se caracterizaron los componentes: información, actitudes y campo de la representación; se hizo hincapié en la estructura desde la Teoría del Núcleo Central. Participaron en la investigación estudiantes, personal obrero, administrativo y docente. El estudio evidenció que la representación más importante y general gira en torno a un núcleo constituido por la noción del chipo (insecto vector) como imagen icónica de la enfermedad. La representación adolece de aspectos fundamentales de la dinámica epidemiológica de la enfermedad.

4. *Conocimiento de la Enfermedad de Chagas en España (2011)* (21).

Los profesionales sanitarios de la provincia de Almería atienden a pacientes con enfermedad de Chagas, por lo que se realizó un estudio descriptivo transversal cuantitativo para valorar los conocimientos que tienen estos profesionales sobre diferentes aspectos de la enfermedad. Se aplicó un cuestionario, anónimo y voluntario, a 278 agentes sanitarios (personal médico y personal de enfermería) del área materno-infantil de los tres hospitales de la provincia. El 41,7% de los profesionales aceptó participar en el estudio, 69% fueron mujeres y 31% hombres, con edad media entre 36 y 38 años. El personal médico presentó una media de respuestas correctas del 73,9% y el personal de enfermería del 50,7%.

5. *El conocimiento de los pacientes chagásicos sobre su enfermedad: construcción colectiva de un instrumento de investigación y prueba de su aplicabilidad* (22).

Se relata la experiencia de construcción compartida de un instrumento de investigación (guion de entrevista) para investigar los saberes de pacientes con enfermedad de Chagas atendidos en la Fundación Oswaldo Cruz. Los profesionales de diferentes sectores de investigación de la institución participaron en la experiencia de desarrollo del guion de entrevista semiestructurada, pasando por seis versiones. El guion elaborado tiene como objetivo recoger datos para un abordaje cualitativo de las concepciones y percepciones de pacientes desde una perspectiva de relaciones humanas en el contexto de salud y vida, identificando las vivencias del proceso de enfermar, sus conocimientos sobre la enfermedad (y la infección), sus emociones, reacciones y afectos. Se puntearon aspectos teóricos oriundos de la reflexión sobre las prácticas sociológica y antropológica en acciones en salud colectiva. El guion de entrevista se confirmó como adecuado para el estudio de saberes de pacientes con enfermedad de Chagas, captando diversos aspectos subjetivos y cognitivos que pueden ser útiles para la formulación de estrategias, acciones y materiales informativos que contribuyan a la mejora y humanización de la atención al paciente con enfermedad de Chagas. En los aspectos psicológicos los datos evidenciaron algunos problemas tales como: tristeza, angustia, depresión y ansiedad, percibidos en relatos de síntomas como "vivo triste" (tristeza fue citada seis veces en la entrevista); "Estoy desesperada, estoy sacudida" (angustia); "No tengo ganas de hablar, ver a nadie, yo lloro mucho, todos los días, llora hasta quedarse sin aire (depresión), voy a morir, voy a empeorar hasta que se pueda hacer la cirugía (ansiedad negativa). Estos datos indican que el instrumento es adecuado para captar aspectos psicológicos de los pacientes para posibilitar un estudio en profundidad del componente psíquico de la enfermedad de Chagas, que no pueden ser abordados por exámenes clínicos o complementarios como los componentes cardiológicos e inmunológicos de la enfermedad.

6. *Conocimiento y experiencias de enfermedad de Chagas en mujeres bolivianas en España, Estudio cualitativo (2016)* (23).

Motivados porque España tiene el mayor número de personas con enfermedad de Chagas de Europa, se realizó un estudio cualitativo cuyo objetivo fue explorar los conocimientos y experiencias de mujeres con enfermedad de Chagas, con el fin de generar una comprensión útil para el diseño e implementación de iniciativas de salud pública. En el estudio se realizaron entrevistas semiestructuradas, grupos triangulares y notas de campo. Participaron catorce mujeres bolivianas infectadas domiciliadas en Madrid. Entre los resultados destaca que las participantes sabían que la enfermedad se transmitía a través del vector, que podía ser asintomática y que también podía estar asociada con muerte súbita por insuficiencia cardíaca. Ellas opinaron que el tratamiento como tal no podría curar la enfermedad sino solo ralentizarla. Había una sensación de indiferencia junto con una falta de comprensión del riesgo de contraer la enfermedad. Los participantes que presentaron síntomas o aquellos con parientes que padecían la enfermedad estaban preocupados por las muertes, problemas cardíacos y posible transmisión vertical. Había también miedo de ser rechazado por otros. La enfermedad se describió como algo que afectó a un gran número de personas, pero solo apareció en unos pocos casos y también después de muchos años. Hubo un supuesto generalizado de que era mejor no saber, porque hacerlo permite que la enfermedad se apodere.

7. *Conocimientos y percepciones de la enfermedad de Chagas en una comunidad de Honduras estudio (2014)*(24).

Honduras presenta una alta prevalencia de infección por *T. cruzi*. El objetivo del estudio fue evaluar los conocimientos y actitudes de la enfermedad de Chagas en 17 comunidades rurales hondureñas geográficamente próximas. Las comunidades están bajo el mismo ministerio de salud local y son atendidas por esfuerzos de socorro médico anuales. La Hicaca (LH), aunque empobrecida, es más rica que las aldeas vecinas (SV). Se aplicó una encuesta de 15 preguntas a pacientes adultos que asistían a una clínica de brigada en LH y SV. Se efectuaron 177 encuestas. El 90% de los encuestados eran conscientes de la enfermedad de Chagas. Una minoría (2%) entendió la transmisión de la enfermedad. En SV, 77% de las personas nunca habían sido sometidas a un test diagnóstico de enfermedad de Chagas, en comparación con el 67% en LH, p = 0,90. Del mismo modo, no se observó diferencia significativa en el acceso percibido al tratamiento entre SV y LH (54%) vs 44%, p = 0,23). Los participantes de SV percibieron un mayor riesgo de contraer la enfermedad de Chagas que las personas de LH (38%) vs 23% p = 0,05. Casi todos los participantes estuvieron interesados en hacerse la prueba de la enfermedad de Chagas (90%) y en la implementación de medidas preventivas (98%). Los autores señalan que estudios previos reportaron diferencias en el acceso a la asistencia sanitaria en estas comunidades. En contraste, estos hallazgos sugieren que el conocimiento de la enfermedad de Chagas y los factores de riesgo ambiental son similares entre las comunidades, aunque los encuestados de SV percibieron un mayor riesgo de transmisión de la enfermedad. Estos hallazgos tienen implicaciones para futuras campañas de educación y prevención en la zona.

8. *Control del Chagas en comunidades guaraníes: conocimiento y hábitos higiénicos dentro del Proyecto de Mejoramiento de Viviendas en Bolivia (2003)*(25).

En el contexto del Programa Vivienda Saludable y Chagas, en Bolivia, la Fundación Pro Hábitat realizó en el municipio de Villa Serrano un convenio interinstitucional para realizar el proyecto "Vivienda Saludable" y controlar la enfermedad del mal de Chagas en Chuquisaca. Se concentraron, principalmente, en 25 comunidades del municipio donde se registran niveles altos de la enfermedad transmitida por las heces de la vinchuca. El proyecto contempló cuatro componentes: educación y capacitación, mejoramiento de vivienda, vigilancia epidemiológica, además de tratamiento a menores de 12 años infectados con Chagas. Con esta labor se beneficiaran 3.600 niños y niñas, en total más de 1.200 familias en la región. Se realizó un estudio descriptivo cuyo objetivo fue identificar los elementos intangibles que caracterizan el exitoso esfuerzo de lucha contra la Enfermedad de Chagas en las Américas, determinar cómo contribuyeron al éxito general de la Asociación y aprender las lecciones de la experiencia que se podría aplicar a otros programas. Para ello se utilizó la Herramienta de Evaluación de la Asociación (PAT) desarrollada por el Instituto Nuffield para la Salud ("el Instituto") en la Universidad de Leeds (Londres). Los PAT se basan en gran medida en la literatura científica y la amplia experiencia de los sociólogos y expertos en salud que trabajan para el Instituto. La Organización Panamericana de la Salud (OPS) modificó ligeramente la herramienta para adaptarla a sus necesidades y proporcionar una estructura general. La experiencia enseñó el valor del proyecto de construcción de viviendas saludables y educación para la salud en la medida en que la comunidad los valora. "El Chagas es una realidad que nos ha tocado vivir", "La vinchuca forma parte de nuestra vida", son frases textuales de dos personas guaraníes del Chaco Boliviano. De hecho, aunque solo el 14,3% de la población conoce el nombre de la enfermedad de Chagas –más varones que mujeres ($p = 0{,}038$)– y solo un tercio lo asocia a problemas de salud –como lesiones cardíacas–, que el vector transmisor de la enfermedad de Chagas forma parte de sus vidas lo constata el alto porcentaje de personas que lo conocen (98%) y que, además, lo asocia con una enfermedad (8 de cada 10 personas). Los resultados demuestran que una colaboración exitosa requiere un objetivo claro, una buena calidad del conjunto de datos, un amplio conocimiento cualitativo y cuantitativo del problema, de sus dimensiones y de su impacto.

Síntesis

El control de la enfermedad de Chagas constituye un gran desafío para la Salud Pública. Si bien estaba muy asociada a zonas rurales y suburbanas, hoy día se ha urbanizado persistiendo ligada a la pobreza.

Los estudios cualitativos y cuantitativos antes señalados muestran un área del conocimiento que requiere ser fortalecida e integrada a los tradicionales estudios clínico epidemiológicos que generalmente son cuantitativos.

Fomentar la mirada integral de la enfermedad de Chagas que incorpore el enfoque interdisciplinario permitirá avanzar en el conocimiento de la enfermedad y de las comunidades que la sufren pues se requiere potenciar la prevención y promoción en salud para minimizar los problemas y dilemas éticos asociados (26). Para potenciar las estrategias de intervención el diseño y aplicación de programas de control de enfermedad de Chagas deben articularse o integrarse con iniciativas regionales y locales dirigidas a erradicar la pobreza y disminución de las desigualdades sociales. En un problema social tan multidimensional se requiere aunar esfuerzos y convocar muchos actores.

Referencias

1. Houweling T, Karim-Kos H, Kulik M, Stolk W, Haagsma J, Lenk E, Richardus J, Vlas S, Socioeconomic Inequalities in Neglected Tropical Diseases: A Systematic Review PLOS Neglected Tropical Diseases I DOI:10.1371/journal.pntd.0004546 May 12, 2016.
2. Organización Mundial de la Salud, Organización Panamericana de la Salud, Determinantes e Inequidades en Salud, Salud en las Américas, 2012.
3. Pinto Dias J., Tendencias sociales de la enfermedad de Chagas para las próximas décadas. *Salud colectiva* vol.8 supl.1 Lanús nov. 2012.
4. Belaunzarán M. Enfermedad de Chagas: globalización y nuevas esperanzas para su cura. *Rev Argent Microbiol.* 2015; 47(2):85-87.
5. Toso A, Vial F, Galanti N, Transmisión de la enfermedad de Chagas por vía oral. *Rev Med Chile* 2011; 139: 258-266.
6. Dias JC. Notas sobre o *Trypanosoma cruzi* e suas características bio-ecológicas, como agente de enfermedades transmitidas por alimentos. *Rev Soc Bras Méd Trop* 2006; 39: 370-5.
7. Angulo V, Michaels F., Aguilar N, Mejoramiento de vivienda como estrategia de control de la enfermedad de Chagas. *Revista Medicina*-Vol. 22 No. 2(53). Agosto 2000 113-117.
8. Hábitat para la Humanidad. https://www.habitat.org/lac-es/node/5.
9. Enfoque de los Determinantes Sociales de la Salud. Organización Mundial de la Salud. Comisión sobre Determinantes Sociales de la Salud (CDSS) – OMS. 2007.
10. World Health Organization. Equity, social determinants and public health programmes. Geneva: WHO; 2010.
11. World Health Organization. Closing the gap in a generation: health equity through action on the social determinants of health [Internet]; 2008. Acceso el 3 de mayo de 2011.
12. La enfermedad de Chagas como un rezago social en salud. *Revista Cubana de Salud Pública; 37 (1) 159-174.*
13. Sanmartino M. La enfermedad de Chagas desde un enfoque CTS. Centro de Enfermedad de Chagas. La Plata (Arg): Fundación INCALP. Laboratorio de Didáctica y Epistemología de las Ciencias, Univ. de Ginebra, Suiza [sitio en Internet]. Disponible en: http://www.oei.es/salactsi/sanmartino.htm.
14. Informe de un Comité de Expertos de la OMS. Control de la Enfermedad de Chagas. [Serie de Informes Técnicos 811]. Ginebra: OMS; 1991.
15. Ventura-Garcia L, Roura M, Pell C, Posada E, Gascón J, Aldasoro E, Muñoz J, Pool R Socio-cultural aspects of Chagas disease: a systematic review of qualitative research. PLOS Neglected Tropical Diseases I www.plosntds.org 4 September 2013 I Volume 7 I Issue 9 I e2410.
16. Langton E, Braune F, Antropología, salud y enfermedad: una introducción al concepto de cultura aplicado a las ciencias de la salud. *Red Latino Am Enfermagen* mai junio 2010, 18 (3) 9.

17. Sanmartino M., "Tener Chagas" en contexto urbano: concepciones de varones residentes en la región de la Plata (Argentina). *Rev Biomed* 2009; 20:216-227
18. Ávila G., Martinez M., Ponce C., Ponce E., Soto R., *Rev Panam Salud Publica/Pan Am J Public Health* 3(3), 1998.
19. Tineo E, Ponte C., Representaciones Sociales de la enfermedad de chagas: dimensiones y estructura. *Revista de Investigación* N° 78 Vol. 37. Enero-Abril 2013 145
20. Muñoz M., Salas J. Gutiérrez M, Metz D, Salvador J, Giménez F, Conocimiento de la Enfermedad de Chagas por parte de los profesionales sanitarios de tres hospitales en la provincia de Almería. *Rev Esp Salud Pública* 2013; 87:267-275.
21. Ballester L., Navarro E., Hasslocher A, Alves B, Cremonini T The knowledge of chagasic patients about their disease: collective construction of a research instrument and test of its applicability. *Ciênc. saúde coletiva* vol.13 suppl.2 Rio de Janeiro Dec. 2008.
22. Blasco T, García L, Navaza B, Navarro M, Benito A. Knowledge and experiences of Chagas disease in Bolivian women living in Spain: a qualitative study. *Glob Health Action.* 2016 Mar 11; 9:30201. doi: 10.3402/gha.v9.30201. eCollection 2016.
23. Donovan SD, Stevens M, Sanogo K, Masroor N, Bearman G. Knowledge and perceptions of Chagas disease in a rural Honduran community. *Rural Remote Health.* 2014; 14(3):2845. Epub 2014 Sep 10.
24. Verdu J, Ruiz MT Control del Chagas en comunidades guaraníes: conocimiento y hábitos higiénicos dentro del Proyecto de Mejoramiento de Viviendas en Bolivia. *Gaceta Sanitaria* Volume 17, Issue 2, 2003, Pages 166-168.
25. ops/hcp/hct/202/02. Cuarta Reunión de la Comisión Intergubernamental de la Iniciativa de Centroamérica y Belice para la Interrupción de la Transmisión Vectorial de la Enfermedad de Chagas por *Rhodnius prolixus*, Disminución de la infestación intradomiciliaria por *Triatoma dimidiata* y la eliminación de la Transmisión Transfusional del *Tripanosoma cruzi*. Montevideo (Pan): pos/oms; 2001.

Capítulo III

Manifestaciones Clínicas de la Enfermedad de Chagas

Dr. Werner Apt B.

La enfermedad de Chagas (ECh) presenta características regionales. En algunas zonas de Argentina son frecuentes los cuadros agudos con signo de Romaña, en tanto que en Chile esto es excepcional. En el periodo crónico dentro de las megaformaciones digestivas, el megacolon es el más frecuente en nuestro país; en Brasil se encuentra con mayor frecuencia el compromiso esofágico (megaesófago). En Venezuela en un comienzo se pensó que solo existía la cardiopatía y no las megaformaciones digestivas, sin embargo hoy se reconocen ambas entidades (1).

En las personas inmunocompetentes, después de un periodo de incubación de 7-10 días, se desarrolla la enfermedad que tiene un periodo agudo, periodo crónico latente o indeterminado y crónico determinado (Fig. 1).

- Enfermedad de Chagas
  - Adquirida
    - Periodo agudo
      - Chagoma
      - Compromiso visceral
    - Periodo crónico
      - Indeterminado
      - Determinado
        - Cardiopatía
        - Megadigestivos
      - Otras formas
        - Mega T. urinario
        - S. Nervioso
  - Congénita
  - Inmunosuprimidos

Figura 1. Clasificación clínica de la enfermedad de Chagas.

Enfermedad de Chagas en pacientes Inmunocompetentes

Periodo agudo

La mayoría de los pacientes que cursan esta fase no presentan sintomatología. Solo 5% desarrolla la forma aguda sintomática, que tiene mayor frecuencia e importancia en niños. Este periodo dura entre 1 y 4 meses. Las manifestaciones clínicas corresponden al *chagoma* de inoculación y al compromiso de vísceras. La primoinfección o *chagoma de inoculación*, por lo general se presenta en la cara, pero puede afectar a otros sitios de la piel que permanecen descubiertos al dormir. Cuando la infección se origina en la piel periorbitaria, se produce el complejo oftalmoganglionar *signo de Romaña*, que se caracteriza por edema bipalpebral unilateral de color violáceo como "ojo en tinta" u "ojo morado"; hay además hiperemia conjuntival, dacriocistisis y adenopatía satélite, por lo general preauricular. En ocasiones se pueden comprometer los ganglios supraclaviculares e infraclaviculares, esternocleidomastoideos y otros ganglios tributarios del sitio de entrada de los parásitos. Por lo general los ganglios tienen 1-2 cm de diámetro, no se adhieren a planos superficiales ni profundos, no supuran y son discretamente dolorosos. El complejo oftalmoganglionar desaparece al mes. Cuando el *chagoma* de inoculación se presenta en otra parte de la piel, su aspecto puede ser semejante a otras patologías cutáneas: formas forunculoides, erisipelatoides, lupoides y seudotumorales; todas presentan adenopatías satélites. Se pueden desarrollar exantemas y *chagomas* metastásicos.

El compromiso visceral se observa por lo general en niños menores, que presentan hepatoesplenomegalia, fiebre, poliadenopatías, anasarca, diarrea, signos bronquiales y cardiomegalia. Alrededor de 30% de los niños menores de dos años presentan esta sintomatología (2). A menor edad, más intensa es la sintomatología, hay mayor letalidad y habitualmente se desarrolla una meningoencefalitis. El compromiso cardíaco es el de una miocarditis aguda que fluctúa desde formas con discreto aumento cardíaco y leves alteraciones del ECG hasta casos severos con gran cardiomegalia, alteraciones importantes del ECG e insuficiencia cardíaca congestiva. El ECG demuestra taquicardia sinusal, aumento del espacio PR, alteraciones de la repolarización, voltaje disminuido de QRS, signos de isquemia y, en menor número de casos, bloqueos A-V de primer grado y trastornos de la conducción intraventricular. La radiografía revela una cardiomegalia global; este cuadro por lo general evoluciona bien y mejora en un lapso de 1 a 2 meses.

La meningoencefalitis se caracteriza por trastornos motores, sensoriales, convulsiones, vómitos y escasas alteraciones del líquido cefalorraquídeo.

En síntesis, el periodo agudo se presenta en 5% de los infectados chagásicos, de los cuales 90% son niños. Las manifestaciones clínicas más relevantes son las lesiones de puerta de entrada, *signo de Romaña* o *chagomas* cutáneos, fiebre, poliadenopatías, hepatosplenomegalia, compromiso cardíaco y meningoencefálico. Estas manifestaciones fluctúan de un caso a otro, y algunos pacientes pueden presentar solo algunas de las alteraciones. La letalidad fluctúa entre 1-13%, y se debe al compromiso cardíaco o a la meningoencefalitis(3-6).

Es importante señalar que las formas agudas adquiridas por vía oral, es decir, ingestión de alimentos contaminados con deyecciones de vinchucas infectadas, las producidas por transfusiones de sangre de individuos portadores de ECh y las originadas por accidentes de laboratorio como inoculación de forma tripomastigotas no originan chagomas.

Forma crónica indeterminada o latente

Una vez transcurrido el periodo agudo la infección pasa a un periodo con lenta reproducción de amastigotes celulares y muy escasa parasitemia. La mayoría de los pacientes chagásicos de zonas endémicas, 60-70%, se encuentran en este periodo, que puede o durar indefinidamente (alrededor del 50-60% de los casos permanecen en este periodo toda su vida); en Chile y Brasil, anualmente, alrededor de 1-2% al año desarrollan una cardiopatía, es decir, pasan a tener una forma crónica determinada. Hasta la fecha no se conoce el porcentaje de individuos que al año presentan otras formas crónicas determinadas. En este periodo latente las personas son asintomáticas y los exámenes de laboratorio rutinarios son normales. Esta etapa no es inactiva ya que se ha demostrado en biopsias que existen microinflamaciones y reproducción lenta de formas amastigotas(5).

Forma crónica cardíaca o cardiopatía chagásica crónica (CCC)

Es la forma clínica más importante de la ECh por su elevada morbilidad. Es más frecuente y severa en el sexo masculino, provocando un elevado ausentismo laboral y disminución de la calidad de vida. Por lo general la CCC es progresiva, originando arritmias, insuficiencia cardíaca congestiva (ICC) y tromboembolismo, procesos que pueden estar asociados y potenciarse recíprocamente. A medida que progresa el cuadro anatómico de la CCC las alteraciones funcionales son el reflejo de las alteraciones de la formación y conducción del estímulo y del déficit de bomba del músculo cardíaco. Los grados avanzados de CCC presentan gran dilatación cardíaca y sintomatología (Cuadro 1) (7). El ECG es de gran ayuda diagnóstica, el bloqueo completo de la rama derecha (BCRD) solo o asociado con hemibloqueo anterior izquierdo (HBAI); las extrasístoles multifocales y las alteraciones de la onda T junto a bradiarritmias, son los elementos que sugieren la CCC en pacientes que provienen de zonas endémicas.

Cuadro 1. Criterios clínicos de evaluación y clasificación de la cardiopatía Chagásica.

	Clínica	Rx Tórax (Silueta cardiaca)	ECG	Pronóstico	Apreciación médico-legal
I	Ausencia de signos y síntomas (NYHAI)	Normal	Basal normal (12 derivaciones). Alteraciones mínimas con Holter.	Muy bueno	Apto para todas las profesiones (igual que la forma indeterminada).
II	Asintomático o con signos y síntomas mínimos (NYHAII)	Normal	Alteraciones mínimas: extrasístoles aislados y espaciados. Tiempo QRS prolongado, alteraciones mínimas de T, bajo voltaje, HBAI, marcapaso migratorio. Bloqueo A-V 1er grado. Alteraciones de la conducción atrial o ventricular del estímulo.	Muy bueno	Incapacidad para trabajos muy pesados. Excepto si la evaluación funcional es buena.
III	Ausencia de síntomas y signos con los grandes esfuerzos (NYHAII)	Normal o en el límite, o discretamente aumentado	BCRD, alteraciones de T, bloqueo sino atrial, ritmo funcional. Bloqueo A-V 2do grado. (Morbitol), sobrecarga de cámara, área inactiva septal.	Regular	Incapacidad para actividades que demandan esfuerzo físico de mediana intensidad. Evaluar rehabilitación profesional.
IV	Ausencia de síntomas y signos a los esfuerzos de mediana intensidad (NYHAII o III)	Discreto o moderado aumento. Pulmones libres	BCRD+HBAI, BCRI, extrasistolia aislada frecuente y monomórficas, bigeminismo. Bloqueo A-V 3er, área inactiva.	Reservado	Incapacidad para ejecutar cualquier profesión. Puede realizar una actividad física informal leve.
V	Insuficiencia cardiaca (NYHAIII o IV)	Gran aumento. Posible congestión pulmonar y/o derrame pleural	Extrasístoles frecuentes, polimórficas, R/T, TPV, bloqueo A-V total, área inactiva extensa. Bloqueos bi o trifasciculares, fibrilación o flutter atrial.	Muy reservado	Incapacidad profesional permanente con restricción a toda actividad física.

Los cuadros más graves presentan extrasístoles frecuentes y polimórficas, taquicardia paroxística ventricular, fibrilación atrial en áreas inactivas extensas y bloqueos de rama asociados a extrasístoles y a bloqueo A-V avanzados. La radiografía revela una silueta cardíaca agrandada (Fig. 2). El tamaño de esta tiene valor pronóstico; es así como las grandes imágenes cardíacas se asocian con cuadros graves de ICC que se acompañan de congestión pulmonar, derrames pleurales y microaneurismas de ventrículo izquierdo (Fig. 3).

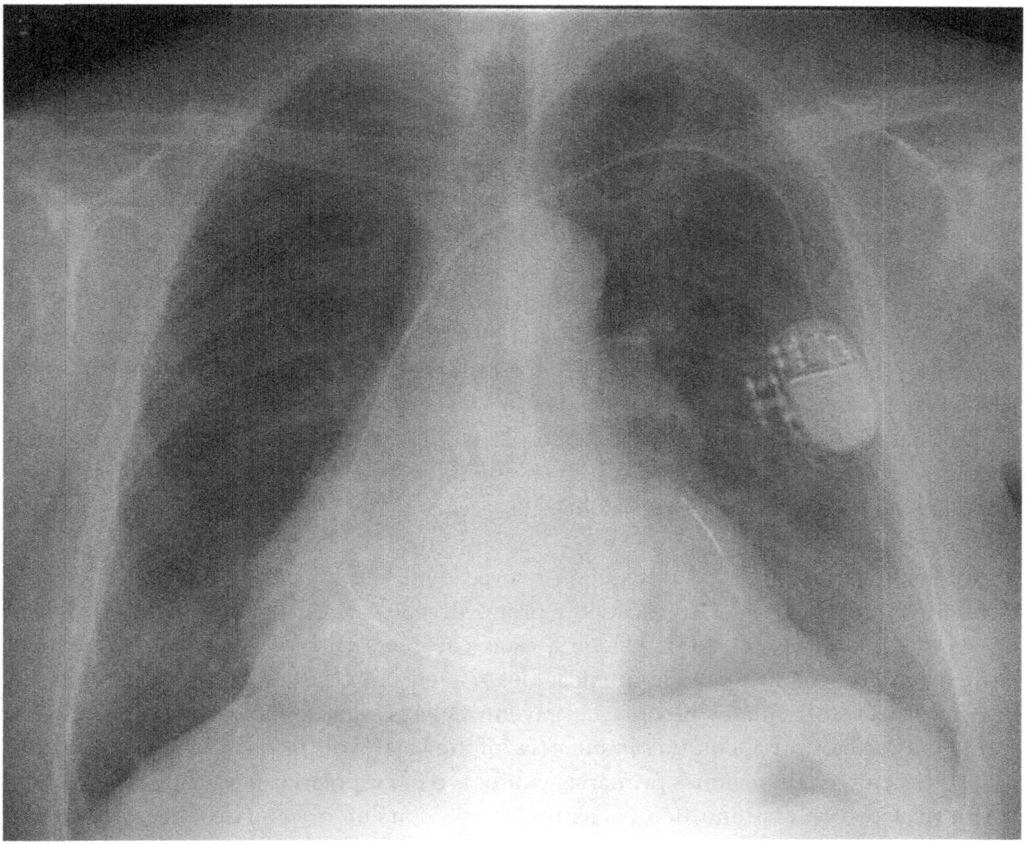

Figura 2. Cardiopatía Chagásica. Se aprecia cardiomegalia global. Gentileza Dr. M. Canals.

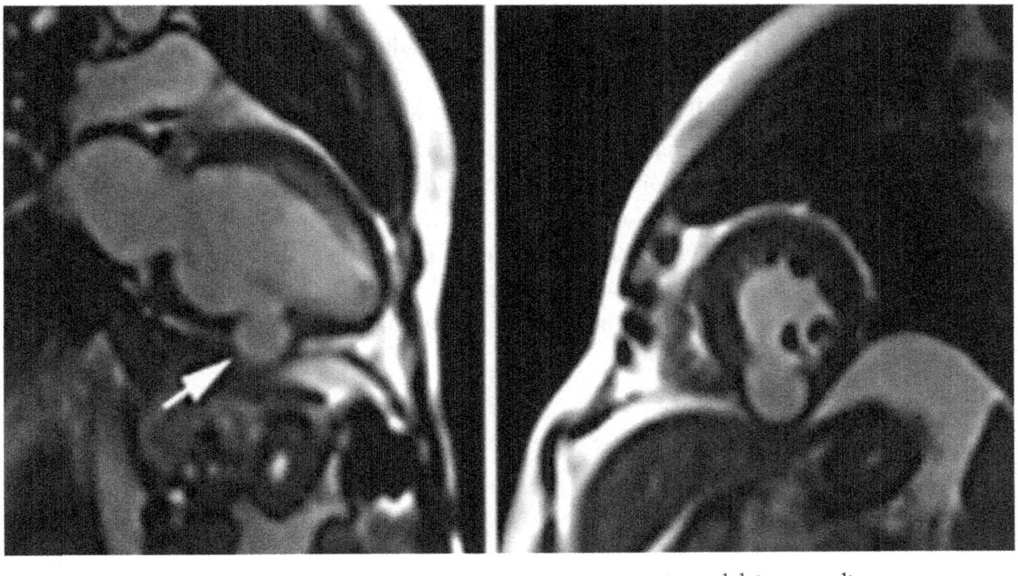

Figura 3. Resonancia magnética que muestra un aneurisma del ápex cardiaco en un paciente con cardiopatía Chagásica. Gentileza Dra. J. Alegría.

Las principales manifestaciones clínicas son: palpitaciones, síntoma precoz originado por ectopias ventriculares y taquiarritmias paroxísticas, que se pueden presentar como crisis y corresponden a salvas prolongadas de extrasístoles o taquicardia paroxística ventricular, que pueden originar síncopes por disminución del débito. Esto último puede ser desencadenado por esfuerzos físicos, emociones, estrés, maniobras de Valsalva, hiperventilación, etc. Vértigo y mareos son frecuentes en las taquiarritmias, fibrilación atrial, bradiarritmias, bloqueo A-V avanzados y la enfermedad del nódulo sinusal. En los bloqueos A-V completos se presentan crisis de Adams-Stokes con síncopes severos por baja del débito que a veces se confunden con crisis epileptiformes, crisis histéricas y accidentes vasculares cerebrales. La ICC por la CCC corresponde a una cardiopatía dilatada con bajo débito y congestión pasiva de órganos: hepatomegalia sensible, edema, estasis de la vena yugular, reflujo hepatoyugular y presión venosa periférica aumentada son los signos detectables al examen físico.

La dilatación cardíaca se evidencia con la radiografía de tórax y el ecocardiograma. Una fracción de eyección inferior al 50% en este último examen es un indicador de mayor gravedad. La presencia de soplos sistólicos de eyección en la punta (mitrales) indica insuficiencia valvular por dilatación.

El electrocardiograma es un examen relevante en la CCC, ya que permite demostrar elementos que sirven en el diagnóstico y pronóstico de esta cardiopatía, y está al alcance de los médicos generales que atienden a estas pacientes en las áreas rurales endémicas. No existen alteraciones patognomónicas del ECG en la CCC. Elementos sugerentes son: bloqueos atrioventriculares, bloqueos intraventriculares, especialmente BCRD asociado con HBAI, bradicardia sinusal con una frecuencia inferior a 50 contracciones/minuto, extrasistolia ventricular y alteraciones primarias y difusas de la repolarización ventricular.

En relación con el pronóstico, pacientes jóvenes con enfermedad de Chagas y ECG normal tienen una sobrevida nueve veces superior a la de individuos chagásicos con ECG alterado (6). La prolongación del periodo QTc puede ser la primera manifestación electrocardiográfica de una cardiopatía chagásica en zonas endémicas (8). Algunas alteraciones aisladas del ECG son totalmente benignas, representando un proceso focal de compromiso miocárdico que puede no evolucionar, por ejemplo: BCRD que en personas jóvenes generalmente puede durar más de 30 años o toda la vida sin manifestaciones clínicas de ningún tipo. La electrocardiografía dinámica (Holter), ecografía Doppler y ergometría (prueba de esfuerzo) son exámenes complementarios que ayudan sobre la terapia a seguir.

En las formas más avanzadas de CCC con ICC hay tromboembolismo, especialmente de trombos desgarrados de la punta de ventrículo izquierdo y del atrio derecho. Por este motivo se originan embolias pulmonares, cerebrales, renales, esplénicas y mesentéricas. Cuando este proceso se instala en un paciente hemodinámicamente alterado, puede llegar a desencadenar la muerte.

Formas Crónicas Digestivas: esofagopatía y colopatía.

Esofagopatía

La esofagopatía chagásica afecta más al sexo masculino después de la segunda década de vida. En la historia natural se distinguen cuatro estadios (Fig. 4).

1. Forma anectásica. Esófago de calibre normal con pequeño retraso en el tránsito.
2. Esófago discinético. Con discreta dilatación (< 5 cm) y franca retención del medio de contraste.
3. Esófago francamente dilatado (> 5 cm). Gran retención del medio de contraste y actividad motora reducida.
4. Dólico-megaesófago.

En los casos extremos, fuera de la dilatación del esófago, este se elonga. A medida que evoluciona el megaesófago la sintomatología también aumenta. En las etapas avanzadas este órgano prácticamente no transporta su contenido, que se retiene por largo tiempo. Los pacientes se desnutren.

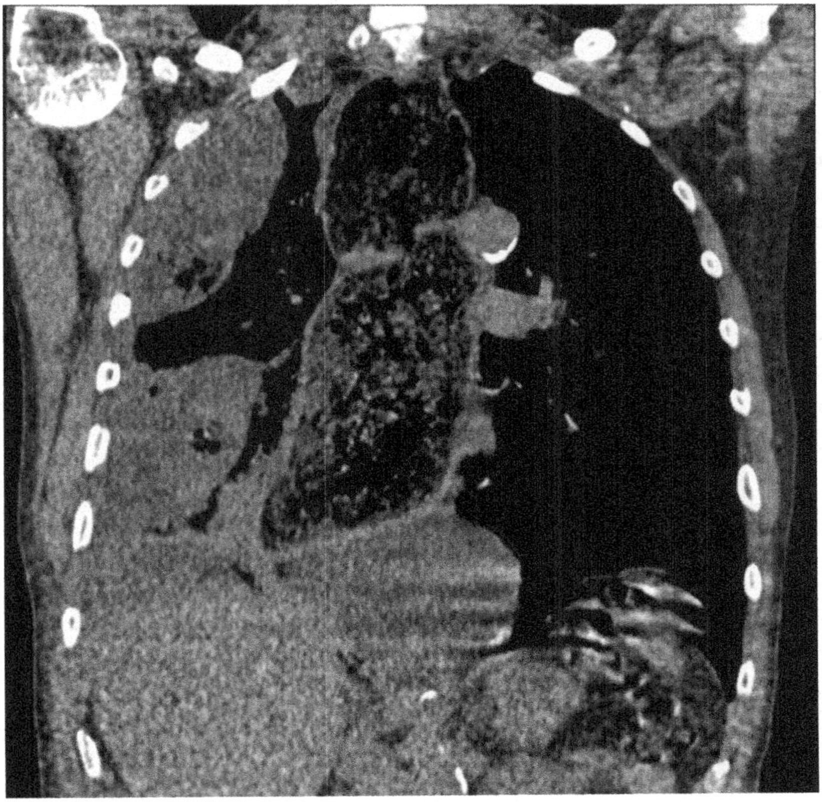

Figura 4. Megaesófago en enfermedad de Chagas. Se aprecia el esófago dilatado con gas y material de retención ensanchando el mediastino. Gentileza Dr. M. Canals.

Los síntomas principales de la esofagopatía chagásica son *disfagia*, especialmente por alimentos más secos y duros (*disfagia* lógica), lo que induce a los pacientes a tomar grandes cantidades de agua para facilitar la deglución y dolor al deglutir (*odinofagia*).

Las complicaciones de la esofagopatía son la neumopatía por regurgitación, esofagitis por irritación y excepcionalmente rotura del órgano. El diagnóstico de esta afección es clínico y radiológico (zona de *acalasia, achalasia* "sin relajación") y puede complementarse con endoscopía oral del tubo digestivo, por exámenes farmacológicos, registro de motilidad: manometría e impedanciometría de alta resolución.

Colopatía

La colopatía chagásica es común en los países endémicos; en Chile es más frecuente que la esofagopatía, a diferencia del Brasil, donde esta última es más prevalente (9, 10). Por lo general se presenta en la tercera o cuarta décadas de la vida. Después de la cardiopatía es la forma con mayor morbimortalidad.

El síntoma principal del megacolon chagásico es la estitiquez pertinaz y progresiva. Otros síntomas son meteorismo y disquezia (dificultad en la expulsión de masa fecal). Las principales complicaciones son: fecaloma, impactación fecal y vólvulos del sigmoides. Al igual que en el esófago, existen trastornos motores por la mayor denervación, la zona *acalásica* origina que el colon por encima de ella se dilate (megacolon) y a veces se alargue (dolicocolon). En los estados avanzados los pacientes pueden estar desde 3 a 7 días hasta 2 a 3 meses sin evacuar.

El diagnóstico presuntivo de megacolon chagásico se orienta por la estitiquez progresiva, meteorismo y disquezia que relata el paciente, por el examen físico que demuestra dilatación del abdomen, meteorismo y en ocasiones fecaloma. Se confirma este por el estudio radiológico de colon: enema baritada simple o con doble contraste. El diagnóstico diferencial debe plantearse con el megacolon congénito (Hirschprung), megacolon de altura y diversas causas de constipación crónica, entre las cuales hay que considerar neoplasias, enteroparasitosis y dietas inadecuadas. Se puede observar megaduodeno en pacientes chagásicos crónicos que presentan como sintomatología un síndrome dispéptico (Fig. 5).

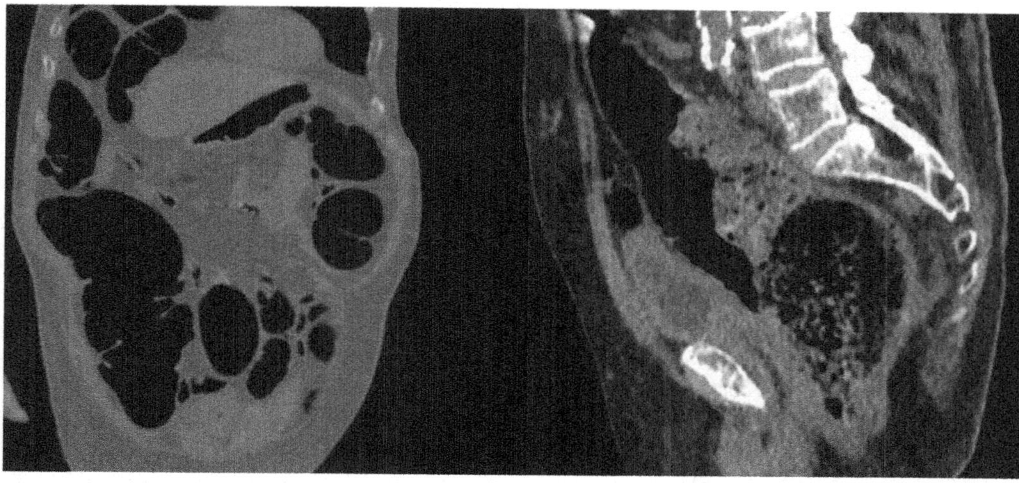

Figura 5. Megacolon chagásico. Se aprecia gran dilatación del Colon sigmoides con gas y material de retención ocupando toda la cavidad abdominal. TC de abdomen. Gentileza Dr. M. Canals.

Otras formas crónicas

Por la denervación autonómica se pueden presentar *megas* del tracto urinario: *megauréter* y *megavejiga*, que por lo general se complican con infección urinaria.

Compromiso del Sistema Nervioso

I. *Inmunocompetentes (Poco frecuente el compromiso del SNC)*

En las personas inmunocompetentes se ha comprobado el compromiso del Sistema Nervioso Central (SNC) y Sistema Nervioso Autónomo (SNA) por enfermedad de Chagas.

En la fase aguda de la ECh puede desarrollarse una meningoencefalitis, que junto a la miocarditis tiene una mortalidad del 5% en los individuos sintomáticos. La mayoría de los casos afectan a niños menores de 5 años (especialmente < de 2 años). La meningoencefalitis se caracteriza por presentar trastornos motores, sensoriales, convulsiones, vómitos y escasas alteraciones del LCR (que por lo general es claro) (11).

En los casos crónicos se presenta como una neuritis periférica con alteraciones en los reflejos tendinosos y compromiso sensorial. Alrededor del 10% de los pacientes con ECh crónica presentan esta patología. Muy escasos trabajos realizados con EEG cuantitativos y potenciales evocados P300 demuestran alteración del SNC en la ECh crónica (12, 13). Hasta un 20% de los EEG estaban alterados (Banda Beta 1 menos y en la frecuencia dominante, 1H2 menor en los pacientes con ECh crónica. El 11,3% presentó potenciales cognitivos alterados, pero predominantemente sensoriales que no impiden a las personas realizar sus actividades normales (14). Los pacientes con cardiopatía chagásica grados III y IV con arritmias y aneurismas apicales presentan trombos murales que originan embolización e infartos cerebrales. La mayoría corresponde a infartos parciales anteriores (9 a 16%). Casos aislados de compromiso del SNC pueden incluir demencias, confusión, encefalopatía crónica y déficit motor.

II. Inmunodeprimidos

a) Primoinfección de *T. cruzi*. El cuadro agudo en inmunosuprimidos es grave. La mortalidad es alta y el mejor pronóstico se asocia a la precocidad del tratamiento.
   A continuación presentamos TACs y biopsias cerebrales de un niño de 8 años con una leucemia linfática aguda (linfoblástica) que recibió una transfusión de sangre antes de 1998 y que desarrolló un granuloma cerebral agudo chagásico (15) (Fig 6). Ese año el Ministerio de Salud de Chile emitió la circular que ordena la pesquisa de la ECh en los Bancos de Sangre de zonas endémicas, que se extendió a todo el país en el año 2008.
b) Reactivaciones de *T. cruzi* en chagásicos crónicos. La reactivación en estos casos puede ocurrir por diferentes motivos. La persona con ECh en fase crónica latente o indeterminada y/o crónica determinada puede presentar una inmunodepresión secundaria a infecciones, neoplasias, uso de inmunosupresores o quimioterapicos. Se reportan reactivaciones en casos de TMO en especial, en pacientes receptores haploidénticos y de cordón umbilical (40% de recidivas), trasplantados de corazón, pulmón, hígado y riñón. La reactivación ocurre en el 21% de los receptores chagásicos y la transmisión a través de un injerto positivo en 18,7% de los receptores negativos. Se ha asociado rechazo del injerto en pacientes trasplantados renales y hepáticos.

Enfermedad de Chagas y SIDA. El SNC se compromete en el 80-90% de los pacientes con ECh que se reactivan por SIDA. Estas personas desarrollan una meningoencefalitis difusa aguda o lesiones intracraneales, siendo la presentación seudotumoral la manifestación más frecuente. Estas lesiones encefálicas son indistinguibles de otras infecciones oportunistas o neoplásicas de compromiso cerebral como la leucoencefalopatía progresiva multifocal, tuberculomas, criptococosis, toxoplasmosis y abscesos piogenos. En los pacientes con ECh generalizada se produce una encefalitis necrotizante multifocal, con abscesos demostrados por biopsias cerebrales y microscopía electrónica. La anatomía patológica de los casos revela una meningitis linfoplasmocitaria con formas amastigotas en meninges, hemorragias y necrosis (16). El diagnóstico parasitológico demuestra formas tripomastigotas en LCR y/o sangre. La PCR para *T. cruzi* es positiva. Las formas amastigotas se observan en las células de la glía, incluyendo astrocitos, microglía y macrófagos que han invadido el SNC.

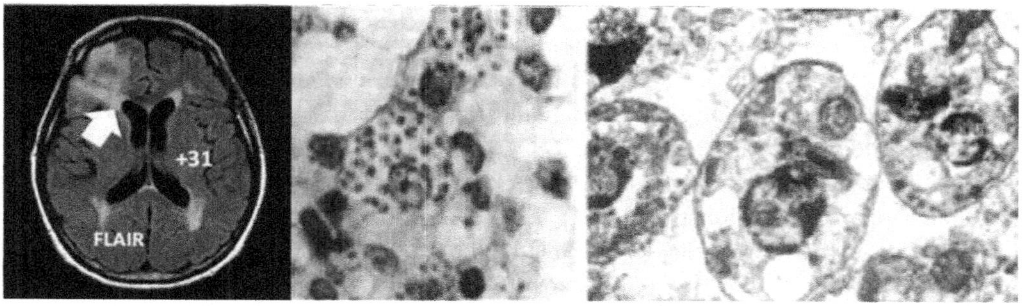

Figura 6. Chagoma córtico-subcortical frontal derecha, gentileza Dr. S. Quintanilla, consistente en área hiperdensa que en su interior presenta imagen de menor densidad. Corte histológico de granuloma chagásico cerebral con numerosas formas amastigotas de *T. cruzi*. Tres formas amastigotas de *T. cruzi*. Nótese sus núcleos (Nu), kinetoplasto (K) y un flagelo intracitoplasmático (F). Microscopía electrónica x 27.150, aumento original.

En el citoplasma de un macrófago. H-E x 1000, aumento original, Chagomas o granulomas. Esta lesión única o múltiple es las más frecuente de observar en los inmunodeprimidos. En estos casos de masa los síntomas dependen del número, localización y tamaño de los granulomas. Por lo general estos últimos presentan necrosis y gran cantidad de parásitos (16). Se afecta más la substancia blanca y ocasionalmente la corteza cerebral. Al revés de las lesiones por *T. gondii*, que comprometen más la corteza, el tálamo y los ganglios de la base. En ambas parasitosis hay una encefalitis necrótica (17).

La imagenología es de gran ayuda. La TAC y RNM demuestran lesiones únicas o múltiples hipodensas o con centros menos intensos con o sin aumento con medios de contrastes, áreas de edema perilesional, o si no, efecto de masa en las estructuras de la línea media.

Podemos concluir señalando que si bien el compromiso del SNC por la ECh en inmunodeprimidos es poco frecuente, tiene una alta mortalidad y morbilidad cuando no se diagnóstica y trata a tiempo (16).

Compromiso del Sistema Nervioso Autónomo

Inmunocompetente

Se comprometen principalmente el aparato digestivo y el corazón.

Aparato Digestivo. Los plexos parasimpáticos de Meissner (submucosos) y Auerbach (intramusculares) (18) están disminuidos incluyendo las ganglios parasimpáticos en ciertas zonas del esófago y el colon, lo que origina una acalasia (falta de relajación) de parte del esófago y colon.

Corazón. La cardiopatía chagásica se produce debido a que las zonas inflamadas del miocardio (periodo agudo) son reemplazadas por tejido fibroso (periodo crónico), lo que con el tiempo, por tener menor elasticidad junto a la gran presión interna, va dilatando el corazón: cardiopatía crónica dilatada con zonas más débiles, especialmente del ápex, lo que origina microaneurismas de la punta.

El sistema éxitoconductor se afecta por la presencia de formas amastigotas (periodo agudo) y posteriormente en tejido inflamado y necrosado es reemplazado por tejido fibroso (periodo crónico).

Los trabajos de Koberle en autopsias de pacientes chagásicos de Brasil demostraron que había una denervación parasimpática en los corazones (19), hallazgos que fueron confirmados por otros investigadores (20-24). Si bien esta denervación se observa en otras patologías cardíacas: fibrosis endomiocárdicas (25), enfermedad reumática (26), cardiomiopatía dilatada (27) y cardiopatía hipertensiva (26) en la ECh está es más evidente e importante. Existe una gran variabilidad en el recuento neuronal; es así como en algunos corazones de chagásicos crónicos no se encuentran neuronas parasimpáticas, y había casos (los menos) en que el recuento estaba dentro de límites normales. El único estudio que existe hasta la fecha donde se señala que el recuento neuronal parasimpático en el corazón de pacientes chagásicos (autopsia) era normal, fue realizado en Venezuela (28), pero en ese estudio solo se contabilizaron los ganglios parasimpáticos y no las neuronas.

Hay investigadores que plantean que el SNA parasimpático y simpático esta alterado en la cardiopatía chagásica (disautonomías y megacorazón) (29,30).

¿Cómo se demuestra la disautonomía en la ECh?

Tilt Test. Al poner una persona de supino a erecta, el individuo con ECh presenta bradicardia y baja de la presión arterial, lo que indica el compromiso simpático del nódulo sinusal y de los barreceptores del cuerpo carotídeo.

Podemos concluir que en la ECh existe dinautonomía y que si bien esta se explica por la denervación parasimpática de partes del tubo digestivo originando megaformaciones, su rol en la cardiopatía chagásica dilatada sería secundario a la acción del parásito y no fácil de demostrar.

Enfermedad de Chagas congénita

Entre 0,5-8% de las embarazadas con enfermedad de Chagas crónica transmite el parásito a través de la placenta. En algunos países que tienen una alta prevalencia de la ECh en mujeres de edad fértil, como Bolivia, la transmisión vertical es mayor. La mayoría de las gestantes presenta una forma crónica indeterminada de la parasitosis. Este tipo de infección se presenta después del primer trimestre del embarazo y depende de diversos factores: la parasitemia e inmunidad de la madre, inmunidad del RN, especialmente celular, y características morfofisiológicas de la placenta.

La ausencia de parásitos en la placenta no descarta una infección congénita. Por otra parte, la presencia de formas amastigotas en la placenta dicidual solo indica infección materna y no fetal (31, 32). Por lo general el RN nace aparentemente sano, pero infectado. Excepcionalmente el RN puede ser prematuro con hepatoesplenomegalia, lesiones cutáneas y alteraciones de la coagulación, patología que se consideraba hace algunos años como característica de esta afección.

La transmisión congénita por *T. cruzi* se puede repetir en embarazos sucesivos. No está claro si la transmisión transplacentaria por *T. cruzi* es causa de aborto.

Enfermedad de Chagas en inmunodeprimidos

Un paciente con ECh crónica en periodo indeterminado puede adquirir SIDA, especialmente en países en vías de desarrollo, donde estas patologías coexisten. La migración de pacientes con ECh de áreas rurales y sub-urbanas a centros urbanos aumenta en forma considerable el riesgo de coinfección. En países como Brasil, con una alta prevalencia de ECh y de SIDA, es frecuente observar que pacientes con ECh crónica en periodo indeterminado al adquirir SIDA, se reactive esta y presenten una ECh crónica reactivada que se produce cuando los linfocitos TCD4 tienen un nivel inferior a 200 células/mm^3. Esta reactivación se presenta como una meningoencefalitis aguda grave, con gran cantidad de parásitos en la sangre y líquido encefalorraquídeo. En algunos casos de coinfección de ECh y SIDA se origina una miocarditis aguda por la reactivación de la ECh. En pacientes con ECh crónica en periodo indeterminado que desarrollen enfermedades que disminuyen el sistema inmune, como leucemias, Hodgkin, cáncer, mesenquimopatías, etc., se puede originar una reactivación pero esta siempre va a ser de menor magnitud que la que origina el SIDA (33,34).

Referencias

1. Andrade Z, Andrade S. Patología Da Doença de Chagas. 2000. En: Brener Z, Andrade Z, Barral-Neto (eds.). *Trypanosoma cruzi* e doença de Chagas, 2a. ed. *Guanabara Koogan*, Rio de Janeiro, Brasil. 201-230 pp.
2. Pinto Dias J. Doença de Chagas. 1999. En: Cimerman B, Cimerman S (eds.). Parasitología Humana e Seus Fundamentos Gerais. *Atheneu* – Sao Paulo – Rio de Janeiro – Belo Horizonte, Brasil. 81-111 pp.
3. Coura R. 2005. Chagas disease: clinical and therapeutic features. *Enf Emerg*, 8:18-24.
4. Cruz-Reyes A, Pickering-López J. 2006. Chagas disease in México: an analysis of geographical distribution during the past 76 years. *A review. Mem Inst Oswaldo Cruz*, Rio de Janeiro, Brasil. 101:345-354.
5. Prata A. 1997. Abordagem general do paciente chagasico. En: Pinto Dias J. Coura (Eds.). Clinica e terapeutica do doença de Chagas. Um manual práctico para o clinico general. *Fio Cruz*, Rio de Janeiro, Brasil. 115-126 pp.
6. Rassi A, Rassi Jr A, Rassi S. 1997. Cardiopatía crónica: arritmias. em: Pinto Dias J, Coura J (Eds.). Doença de Chagas. Um manual para o clinico general. *Fio Cruz*, Rio de Janeiro, Brasil. 201-222 pp.
7. Rassi A Jr, Rassi A, Marin-Neto J. 2009. Chagas heart disease: pathophysiologic mechanisms, prognostic factors and risk stratification. *Mem Inst Oswaldo Cruz* 104:152–158

8. Apt W, Arribada A, Zulantay I, Solari A, Sánchez G, Mundaca K, Coronado X, Rodríguez J. Gil LC, Osuna A. 2005. Itraconazole an allopurinol in the treatment of chronic American tripanosomiasis: the results of clinical and parasitological examinations 11 years post treatment. *Ann Trop Med Parasitol*, 99:733-741.

9. Pinto Dias J. 2006. The treatment of Chagas Disease (South American trypanosomiasis) *Ann Int Med*, 144:772-774.

10. Rezende J, Moreira H. 2000. Forma Digestiva da Doença de Chagas. En Brener Z, Andrade Z, Barral-Neto M (eds.). En: *Trypanosoma cruzi* e doença de Chagas, 2a. Ed. Guanabara Koogan, Rio de Janeiro, Brasil. 297-343 pp

11. Apt W, Heitmann G, Jercic M, Jofre L, Muñoz Casas del Valle P, Noemí I, San Martín A, Sapunar J, Torres M, Zulantay I. 2008. Guidelines for the Chagas disease. Part i-v *Rev. Chil. Infect.* 25: 189-193.

12. Da Silva A, Pereira G, De Souza A, Silva R, Rocha M, Launes-Vieira J. 2010. Article ID N1 *Trypanosoma cruzi*. Induced Central Nervous System Alterations: From the entry of inflammatory cells to potential cognitive and psyquiatric abnormalities *J. Neuroparasitol*: 13pp. doi:104303/jup/N 100901

13. Prost J, Romero V, Morikone A, Polo G, Bosch A. 2000. Evidence of cerebral involvement in the chronic stage of Chagas disease obtained using P.300 potential and quantified electroencephalography. *Arg. Neuropsiquiatr* .58: 262-271.

14. De Castro J. 2002. Chapter 16. Some neurophysiological aspects in Chagas disease. *Suplem. Cl. Neurophysiol* 54:117-120

15. Corona S, Amanales C, Avaria M, Colin E, Donoso S, Advis P, Apt W. 1988. Granuloma chagásico cerebral en un paciente con leucemia linfoblástica. *Rev. Med. Chile.* 116: 676-680.

16. Pittella J.E. 2009. Central nervous system involvement in Chagas disease: a hundred-year-old history. *Trans. R. Soc. Trop. Med.* Hyg. 973-978.

17. Sofronieceo M. 2000. Astroncyti failure as cause cns dysfunction. *Mol Psychiatry.* 5:230-232.

18. Koeberle F. 1963. Enteromegaly and cardiomegaly in Chagas disease – *Gut.* 4:399-405-

19. Koeberle F. 1959. Cardiopathia parasympathicopriva. Munch. *Med. Wochenschr.* 101: 1308-1310

20. Mott KE, Hagstrom J. 1965. The pathologic lesions of the cardiac autonomic nervous system in chronic Chagas´myocarditis. *Circulation.* 31: 273-286

21. Ribeiro R, Modesto N, Carvajal S. 1970. Sobre os neuronios ea coronografia "post mortem" na cardiopatia chagasica crónica. *Arq. Bras. Cardiol.* 23:101-108

22. Tafuri W. 1971. Light and electron microscope studies of the autonomic nervous system in experimental and human American trypanosomiasis. *Virchows Arch A Pathol Anat.* 354:136-149.

23. Lopes E, Tafuri W. 1983. Involvement of the autonomic nervous system in Chagas heart disease. *Rev. Soc. Bras. Med. Trop.* 16: 206-211.

24. Amorim de Souza D, Marin Neto J. 1995. Functional alterations of the authonomic nervous system in Chaga´s heart disease. *Sao Paulo Med.* J. 113: 772-784

25. Böhm GM. 1968. Quantitative study of the intrinsic innervation of the heart in endomyocardial fibrosis and African idiopathic cardiopathies. *Rev. Inst. Med. Trop. Sao Paulo.* 10:84-87.

26. Lopes E. 1970. Comparative study of subepicardiac ganglia in chronic Chagas´, rheumatic and hypertensive heart diseases. *Rev. Inst. Med. Trop. Sao Paulo.* 12:365-374.

27. Amorim S, Olsen G. 1982. Assessment of heart neurons in dilated (congestive) cardiomyopathy. *Br. Heart.* J. 47:11-18

28. Suárez J.A. 1969. Los ganglios neurovegetativos intracardíacos en la patogenia de la miocarditis chagásica. *Gaz. Med. Bahia.* 73-104.

29. Marin-Neto J.A. 1998. Cardiac dysautonomia and pathogenesis of Chagas'heart disease. *Int. J. Cardiol.* 3:129-131.

30. Mitelman J, Gimenez L. y González C. 2013. Valorar la asociación de pruebas diagnósticas incruentas para la detección de alteraciones funcionales miocárdicas autonómicas y endoteliales en la enfermedad de Chagas. *Rev. Guatem. Cardiol.* 23, 16-20.

31. Russomando G, Almiron M, Candia N, Franco L, Sánchez Z, De Guillen I. 2005. Implementation and evaluation of a locally sustainable system of prenatal screening that allows the detection of cases of congenital transmission of Chagas disease in endemic zone of Paraguay. *Rev Soc Bras Med Trop.* 38:49-54.

32. Sánchez O, Mora M, Basombrio M. 2005. High prevalence of congenital *Trypanosoma cruzi* infection and clustering in Salta, Argentina. *Pediatrics.* 115:668-672.

33. Simioli F, Sánchez-Cunto M, Velázquez E, Lloveras S, Orduna T. 2017. Chagas disease in the central nervous system in patient infected with HIV: diagnostic and therapeutic difficulties. *Rev. Chil Infectol* 34:62-66.

34. Cecchini D, Lespada M, Riarte A, Rodríguez C. 2009. Reactivación de la enfermedad de Chagas en el Sistema Nervioso Central de pacientes infectados por el virus de la inmunodeficiencia humana. *Actualizaciones en sida,* Buenos Aires. 17:52-59.

Capítulo IV

Diagnóstico de laboratorio de la enfermedad de Chagas

Inés Zulantay Alfaro

Introducción

El diagnóstico de laboratorio de la enfermedad de Chagas (ECh) permite evidenciar a su agente etiológico, el protozoo hemoflagelado *Trypanosoma cruzi*, mediante técnicas directas o parasitológicas (1) y/o la respuesta inmune del hospedero infectado a través de técnicas indirectas, también llamadas serológicas (2). La elección de ellas dependerá de la fase clínica de la infección, sea aguda o crónica. La fase aguda se caracteriza por altas parasitemias, la que decae aproximadamente a 6-8 semanas de la primoinfección, para ser baja en la etapa crónica (3). Con estas consideraciones generales se describirán las principales técnicas aplicadas al diagnóstico de laboratorio de esta parasitosis.

Métodos parasitológicos

Tienen como objetivo detectar al *T. cruzi* o fragmentos de él. La muestra biológica más utilizada es sangre periférica (2).

Exámenes de sangre sin concentración de formas circulantes de *T. cruzi*

a. *Preparación al fresco:* Examen al microcopio de una o dos gotas de sangre recogida por punción venosa. La observación microscópica se realiza en búsqueda de las formas circulantes móviles de *T. cruzi* (4).
b. *Frotis sanguíneo:* Extendido de sangre venosa (Fig. 1) teñida con un colorante (May-Grünwald Giemsa) para realizar observación microscópica en busca de las formas circulantes de *T. cruzi* (Fig. 2).

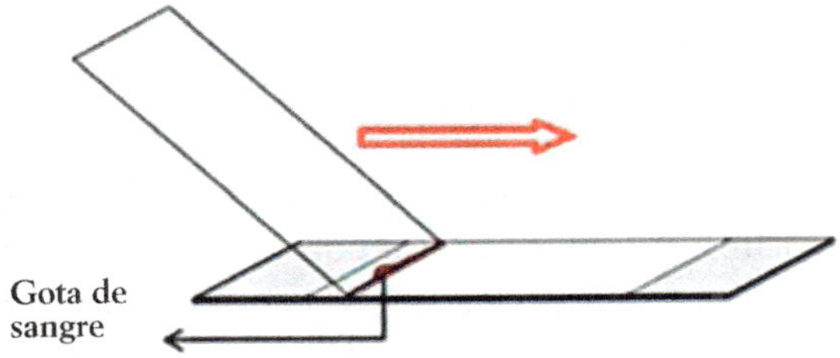

Fig. 1. Extensión de sangre periférica para frotis sanguíneo.

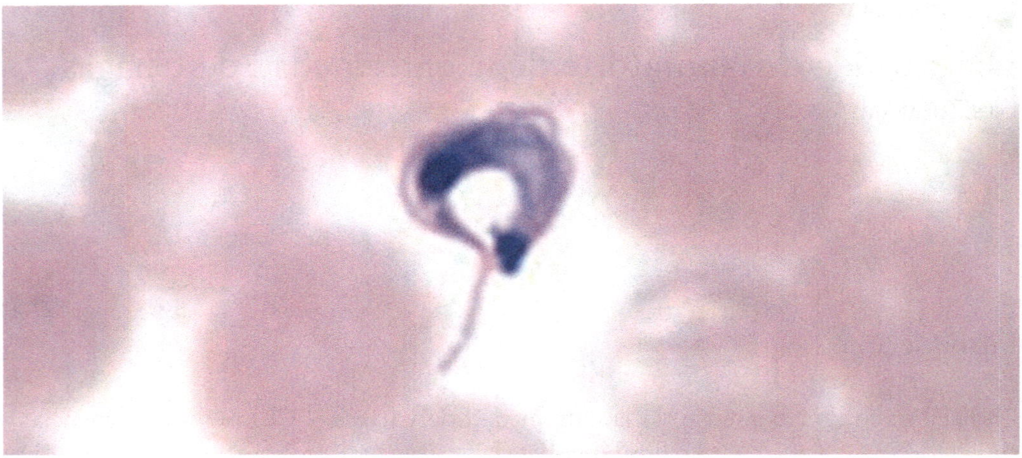

Fig. 2. Forma circulante (tripomastigote) de *Trypanosoma cruzi* en frotis sanguíneo.

Exámenes de sangre con concentración de formas circulantes de *T. cruzi*

a. *Gota gruesa*: En este examen se depositan varias gotas de sangre venosa anticoagulante en un portaobjetos. Posteriormente se realizan movimientos circulares sobre las gotas de sangre para formar un pequeño hilo de fibrina (coágulo). Después de secar (Fig. 3) y eliminar la hemoglobina, se tiñe con colorante Giemsa y se observa cuidadosamente al microscopio en búsqueda de las formas circulantes del parásito (6,7).

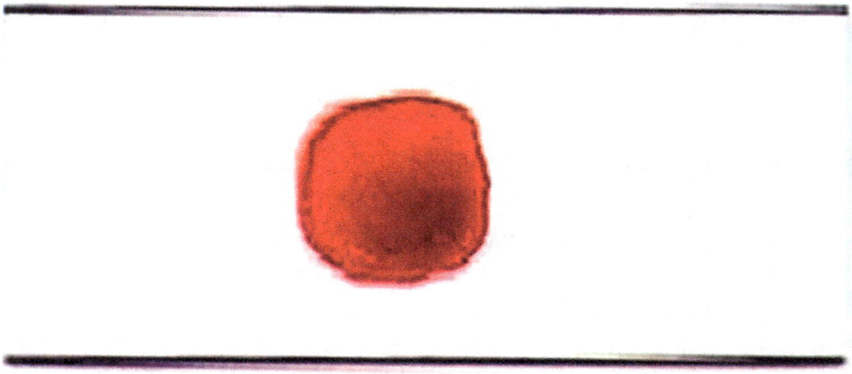

Fig. 3. Preparación de sangre venosa para el examen de Gota Gruesa.

b. *Microstrout*: La sangre es recogida en capilares de microhematocrito con anticoagulante. El extremo inferior se tapa con masilla y se centrifuga a 1.000 rpm durante 3 min. Se procede a fracturar el capilar, con ayuda de lima, en la sección inmediatamente posterior al límite de la capa leucocitaria y se deposita en el portaobjetos, con suaves golpes, la capa de leucocitos y plasma. Colocar cubreobjetos y observar al microscopio en búsqueda de las formas móviles de *T. cruzi*. Se ha propuesto una modalidad de observación microscópica en esta técnica, en que los capilares se mantienen en posición vertical y son fijados a un portaobjetos que le sirve de soporte (Fig. 4). Las formas circulantes del parásito *T. cruzi* son detectadas por su movimiento (4).

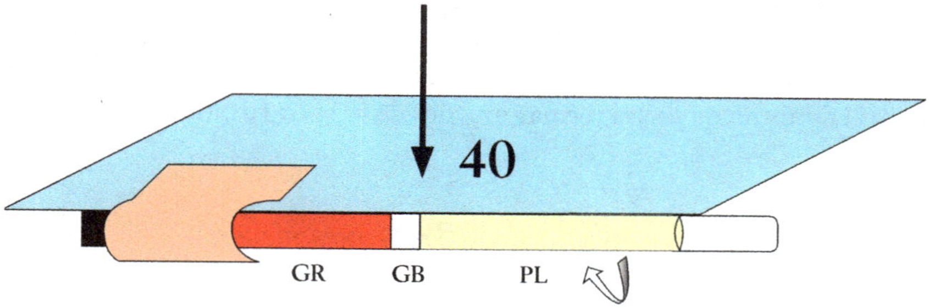

Fig. 4. Capilar con sangre venosa para el microhematocrito.

c. *Strout*: Esta técnica se basa en la concentración de los parásitos en la muestra sanguínea en busca de tripomastigotes móviles de *T. cruzi*. Es una técnica simple y de buena sensibilidad en casos agudos de ECh. Es recomendable observar cuidadosamente varias preparaciones en busca de formas móviles de *T. cruzi* (6,7).

Métodos de amplificación de formas de cultivo (epimastigotes) de *Trypanosoma cruzi*

a. *Hemocultivo*: Sangre con anticoagulante de individuo con ECh confirmada que se siembra en tubos que contienen medio de cultivo. Se incuban entre 7 hasta 120 días y son examinados al microscopio mensualmente. En un hemocultivo positivo se observarán formas de cultivo móviles del parásito (epimastigotes) (Fig. 5) en forma de "rosetas". En los casos agudos el hemocultivo es positivo entre los 7 y 21 días de incubación (8,9).

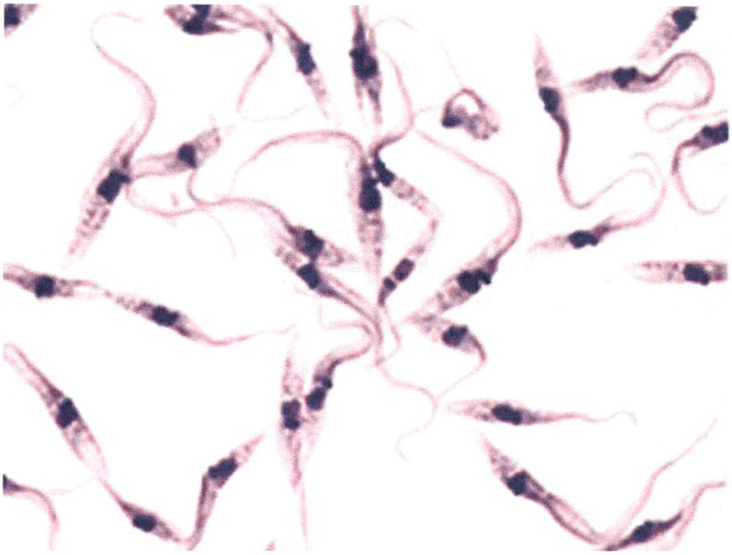

Fig. 5. Formas del cultivo móviles (epimastigotes) de *Trypanosoma cruzi*.

b. *Xenodiagnóstico (XD)*: Método de demostración de las formas circulantes de *T. cruzi*, que consiste en la utilización de las ninfas de su vector biológico (vinchuca), especie *Triatoma infestans*. Estas vinchucas deben estar libres de infección, las que se alimentan durante 20-30 min de la sangre del individuo con ECh confirmada. A los 30, 60, 90 y 120 días de incubación, se realiza observación al microscopio de la deyecciones de las vinchucas en búsqueda de las formas móviles de *T. cruzi* (tripomastigotes) (10,11).

Métodos de amplificación del ADN de *Trypanosoma cruzi*

a. *Reacción de Polimerasa en Cadena (pcr) convencional:* Método enzimático de síntesis de múltiples copias de un segmento de ADN que se asemeja al proceso natural de replicación de ADN, donde el número de moléculas se replica en un termociclador después de la repetición de tres pasos bajo condiciones de temperatura controladas. En el diagnóstico parasitológico de la ECh mediante PCR convencional se genera una banda de 330 pares de base (pb) (12) (Fig. 6) específica de *T. cruzi* (13-15).

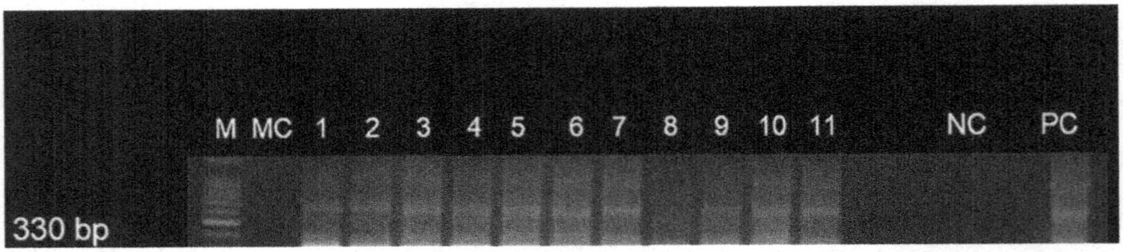

Fig. 6. Reacción de PCR con banda de 330 pares de base, específica de *Trypanosoma cruzi*.

b. PCR-XD: Corresponde a la combinación de las técnicas de PCR y XD, en que el ADN de las deyecciones de triatominos alimentados en el individuo con ECh confirmada mediante XD, es sometido a amplificación mediante PCR. La detección de una secuencia específica de ADN de *T. cruzi* confirma la presencia de formas circulantes viables del parásito, descartando la presencia de ADN no viable, pues la multiplicación del parásito en el intestino de la vinchuca es posible solo con un parásito viable (16,17).

c. PCR *Tiempo Real*: Técnica, también llamada PCR cuantitativa (qPCR). En la fase exponencial de la reacción se entrega información cuantitativa de la cantidad inicial de la secuencia blanco amplificada (Fig. 7). El sistema incluye elementos ópticos integrados al termociclador y marcadores fluorescentes. Uno de los métodos más específico se basa en el uso de las sondas TaqMan® (18,19). La técnica ha sido exitosamente aplicada al estudio de la ECh (15, 20-23).

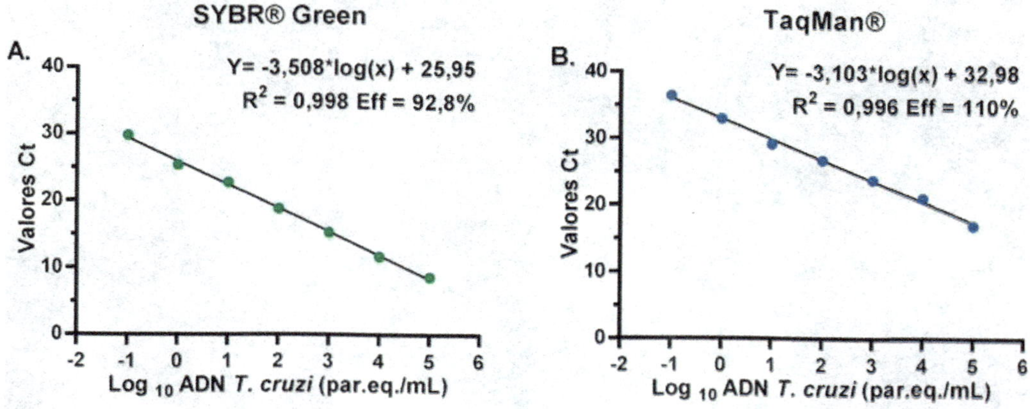

Fig. 7. Curvas estándar para la detección de *T. cruzi* mediante reacción de PCR en Tiempo Real. A: Sistema de detección SYBER®Green. B: Sistema de detección con sondas TaqMan®.

d. *qPCR-XD*: Corresponde a la combinación de las técnicas de PCR Tiempo Real y XD, en que ADN de deyecciones de triatominos alimentados en individuos con ECh confirmada mediante XD es sometido a amplificación mediante qPCR. Es decir, la técnica permite cuantificar la cantidad de ADN amplificada por el vector alimentado sobre el hospedero mamífero, incluido el individuo infectado por *T. cruzi* (24,25).

Métodos indirectos

También llamados serológicos o de inmunodiagnóstico, tienen como objetivo detectar anticuerpos contra *T. cruzi* en los hospederos infectados principalmente con inmunoglobulinas totales de tipo IgG (26). Son las técnicas de elección para confirmar la infección por *T. cruzi* en la etapa crónica de la ECh (27). Se recomienda realizar para el diagnóstico serológico de la ECh dos técnicas serológicas simultáneas, pues ninguna alcanza el 100% de sensibilidad y especificidad (28,29). En Chile las dos técnicas habitualmente empleadas son ELISA e Inmunofluorescencia Indirecta IgG, mientras que la técnica de Western blot es utilizada para confirmación (30).

a. *Inmunofluorescencia Indirecta (IFI):* esta reacción se lee en un microscopio para fluorescencia, que cuenta con un sistema de filtros que selecciona un rango de longitudes de onda apropiado para excitar un fluorocromo, el que fluorece, confiriendo brillo al parásito, lo que expresa positividad de la reacción (Fig. 8). El título diagnóstico de la reacción de IFI para Inmunoglobulina G (IFI-IgG) en Chile es de 1/20 (31).

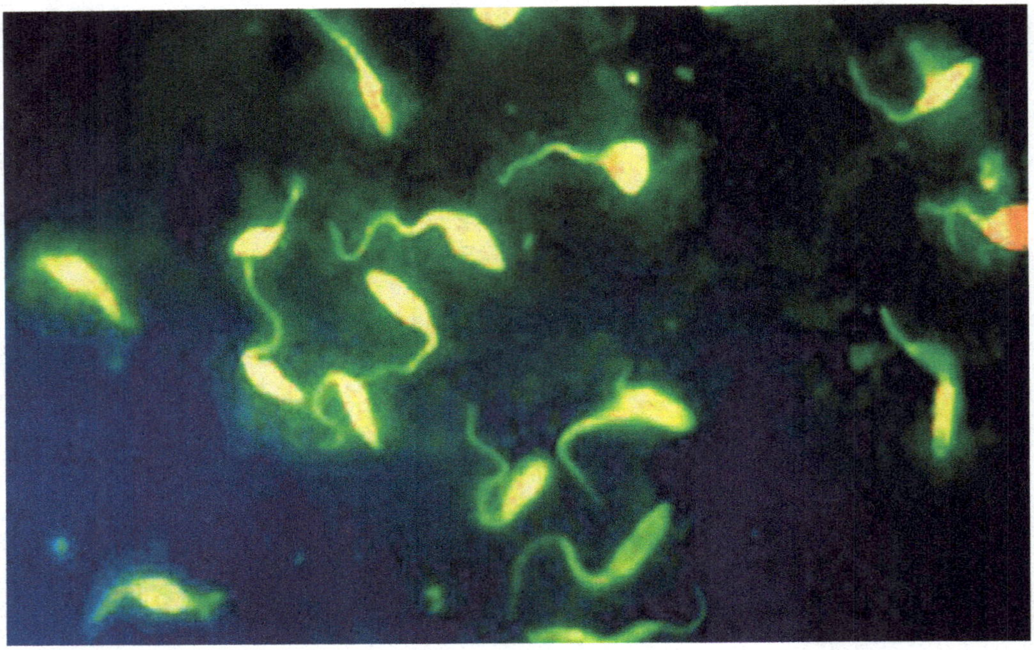

Fig. 8. Reacción positiva de IFI-IgG para *Trypanosoma cruzi*.

b. ELISA: En este método el antígeno (parásitos) se une a una fase sólida, que habitualmente son placas de poliestireno, polivilino u otros plásticos, capaces de adherir proteínas a su superficie. Si el suero de la persona contiene anticuerpos contra el antígeno, se unirán a este y el complejo formado quedará fijo a la superficie del plástico. Posteriormente se agrega el conjugado, que corresponde a una antigammaglobulina humana (habitualmente del tipo IgG) ligada a una enzima (fosfatasa alcalina o peroxidasa). Si la reacción es positiva, al agregar el sustrato de la enzima, existirá desarrollo de color que se puede observar a simple vista o medir en un espectrofotómetro en unidades de Densidad Óptica (DO) (Fig. 9) (31).

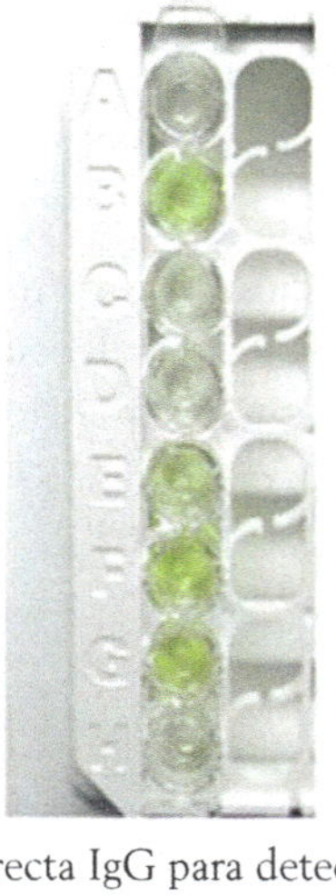

Fig. 9. ELISA Indirecta IgG para detectar anticuerpos anti-*Trypanosoma cruzi*.

Aplicación de los métodos de laboratorio para el estudio de *Trypanosoma cruzi* y enfermedad de Chagas

Los diferentes métodos descritos han sido útiles para realizar diversos estudios de prevalencia serológica de la ECh humana (32), perfiles parasitológicos y serológicos pre/posterapia (33,34), patogenia (35,36), estudio de casos infectados a través de diferentes mecanismos de transmisión: vectorial (37), congénita (38-40), transfusional (20), oral (41), transplantes (42) y accidentes de laboratorio (43). Además, algunos de estos métodos son aplicados exitosamente en vectores biológicos de la ECh para estudios eco-epidemiológicos y genéticos, entre otros (44-46).

A pesar que en laboratorio de la ECh se han desarrollado importantes innovaciones tecnológicas con métodos de biología molecular más sensibles y específicos, tales como PCR y PCR Tiempo Real, en la actualidad estos no son accesibles a la mayor parte de los infectados de nuestro continente, fundamentalmente, por la falta de formación de capital humano y el costo de insumos y equipos que encarecen la técnica. No obstante, los avances en el control de la ECh congénita y transfusional, han permitido que en las mujeres en edad fértil y donantes de sangre, respectivamente, tengan acceso *a screening* serológico para *T. cruzi* y posterior confirmación por laboratorio de referencia (33).

Referencias

1. Bern C, Kjos S, Yabsley MJ, Montgomery SP. *Trypanosoma cruzi* and Chagas' disease in the United States. *Clin Microbiol Rev* 2011; 24:655-81.
2. Brener Z, Andrade Z, Barral-Netto M. 2000. *Trypanosoma cruzi* e *doença de Chagas*. Segunda Edición. Pág. 127-43.
3. Andrade JP, Marin-Neto JA, Paola AA, Vilas-Boas F, Oliveira GM, Bacal F, Bocchi EA, Almeida DR, Fragata Filho AA, Moreira M da C, Xavier SS, Oliveira Junior WA, Dias JC; Sociedade Brasileira de Cardiologia. I Diretriz Latino Americana para o Diagnóstico e Tratamento da Cardiopatia Chagásica. *Arq Bras Cardiol* 2011; 97(2 Suppl 3):1-48.
4. Torrico F, Billot C, Bernal C, Suárez Barrientos E, Flores León A, Ustáriz K, *et al.* Manual de Normas para el Diagnóstico y Tratamiento de Chagas Congénito. 2011. Documentos Técnico Normativos. Publicación 219. Ministerio de Salud y Deportes. Unidad de Epidemiología. La Paz, Bolivia. 110 pág.
5. Rodak B y Carr J. Atlas de Hematología Clínica. 2015. *Editorial Médica Panamericana.* 4ª Edición. 250 pág.
6. Siqueira-Batista R, Meneses L, Storino R. Diagnóstico de Laboratorio de la enfermedad de Chagas. *Revista Médica de Costa Rica y Centroamérica* 1994, XLI (527) 69-75.
7. Vega S, Náquira C. *Manual de Procedimientos de Laboratorio para el Diagnóstico de la Tripanosomiasis Americana (Enfermedad de Chagas)*. Laboratorio de Leishmaniosis y Chagas. Ministerio de Salud. Instituto Nacional de Salud. Serie de Normas Técnicas Lima, Perú. 2005. 94 pág.
8. Chiari E, Dias JCP, Lana M, Chiari CA. Hemocultures for the parasitological diagnosis of human chronic Chagas'disease. *Rev Soc Bras Med Trop* 1989; 22:19-23.

9. Castro AM, Luquetti AO, Rassi A *et al.* Blood culture and polymerase chain reaction for the diagnosis of the chronic phase of human infection with *Trypanosoma cruzi*. *Parasitol Res* 2002; 88: 894–900.

10. Schenone H. Xenodiagnosis. *Mem Inst Oswaldo Cruz* 1999; 94: 289-94.

11. Saavedra M, Zulantay i, Apt W, Araya E, Martínez G, Vargas J, Pizarro V, Rodríguez J. Detección de *Trypanosoma cruzi* en deyecciones de *Triatoma infestans*, mediante PCR Tiempo Final y Tiempo Real. *Rev Parasitol Latinoam* 2015; 64(3): 46-51.

12. Degrave W, Fragoso SP, Britto C, Van Heuverswyn H, Kidane GZ, Cardoso MA, Mueller RU, Simpson L, Morel CM. Peculiar sequence organization of kinetoplast DNA minicircles from *Trypanosoma cruzi*. *Mol Biochem Parasitol* 1988; 27:63-70.

13. Britto C, Cardoso MA, Vanni CM, Hasslocher-Moreno A, Xavier SS, Oelemann W, Santoro A, Pirmez C, Morel CM, Wincker P. Polymerase chain reaction detection of *Trypanosoma cruzi* in human blood samples as a tool for diagnosis and treatment evaluation. *Parasitology* 1995; 110:241-47.

14. Zulantay I, Honores P, Solari A *et al.* Use of polymerase chain reaction (PCR) and hybridization assays to detect *Trypanosoma cruzi* in chronic chagasic patients treated with itraconazole or allopurinol. *Diag Microb Infec Dis* 2004; 48: 253-57.

15. Schijman AG, Bisio M, Orellana L, Sued M, Duffy T, Mejia Jaramillo AM, *et al.* International study to evaluate PCR methods for detection of *Trypanosoma cruzi* DNA in blood samples from Chagas disease patients. *PLoS Negl Trop Dis* 2011;5:e931.

16. Zulantay I, Apt W, Gil LC, Rocha C, Mundaca K, Solari A, Sánchez G, Rodriguez C, Martínez G, De Pablos LM, Sandoval L, Rodríguez J, Vilchez S, Osuna A. The PCR-based detection of *Trypanosoma cruzi* in the faeces of *Triatoma infestans* fed on patients with chronic American trypanosomiasis gives higher sensitivity and a quicker result than routine xenodiagnosis. *Ann Trop Med Parasitol* 2007;101(8):673-79.

17. Saavedra M, Zulantay I, Apt W, Martínez G, Rojas A, Rodríguez J. Chronic Chagas disease: PCR-xenodiagnosis without previous microscopic observation is a useful tool to detect viable *Trypanosoma cruzi*. *Biol Res* 2013;46:295-98.

18. Heid CA, Stevens J, Livak KJ, Williams PM. Real time quantitative PCR. *Genome Res* 1996; 6(10):986-94.

19. Ririe KM, Rasmussen RP, Wittwer CT. Product differentiation by analysis of DNA melting curves during the polymerase chain reaction. *Anal Biochem* 1997;245(2):154-60.

20. Piron M, Vergés M, Muñoz J, Casamitjana N, Sanz S, Maymó RM, Hernández JM, Puig L, Portús M, Gascón J, Sauleda S. Seroprevalence of *Trypanosoma cruzi* infection in at-risk blood donors in Catalonia (Spain). *Transfusion* 2008; 48:1862-68.

21. Duffy T, Bisio M, Altcheh J, Burgos JM, Diez M, Schijman AG. Accurate Real – Time PCR strategy for monitoring bloodstream parasitic loads in Chagas disease patients. *PLoS Negl Trop Dis* 2009; 3:e419.

22. Ramírez JC, Cura CI, Da Cruz Moreira O, Lages-Silva E, Juiz N, Velázquez E, *et al.* Analytical Validation of Quantitative Real-Time PCR Methods for Quantification of *Trypanosoma cruzi* DNA in Blood Samples from Chagas Disease Patients. *J Mol Diagn* 2015;17(5):605-15.

23. Muñoz-San Martín C, Apt W, Zulantay I. Real-time PCR strategy for the identification of *Trypanosoma cruzi* discrete typing units directly in chronically infected human blood. *Infect Genet Evol* 2017; 49:300-08.

24. Bravo N, Muñoz C, Nazal N, Saavedra M, Martínez G, Araya E, *et al.* Real-Time PCR in faecal samples of *Triatoma infestans* obtained by xenodiagnosis: proposal for an exogenous internal control. *Parasit Vectors* 2012;5:59.

25. Saavedra M, Zulantay I, Apt W, Castillo J, Araya E, Martínez G, Rodríguez J. Quantification by real-time PCR of *Trypanosoma cruzi* DNA in samples of *Triatoma infestans* used in xenodiagnosis of chronic Chagas disease patients. *Parasit Vectors* 2016; 9(1):382.

26. Luquetti AO, y GA Schmunis Diagnosis of *Trypanosoma cruzi* infection American Trypanosomiasis Chagas Disease: One Hundred Years of Research edited by Jenny Telleria, Michel Tibayrenc 2014. Cap 29 687-728.

27. Basso B. y Moretti E. El laboratorio en el diagnóstico de la Enfermedad de Chagas. En: *Manual de Chagas*. Enrique Manzullo. http://enfermedadchagas.com.ar. 2011.

28. Alvarenga Americano do Brasil P., Castro R., De Castro L. Commercial enzyme-linked immunosorbent assay versus Polymerase Chain Reaction for the diagnosis of chronic Chagas disease: a systematic review and meta-analysis. *Mem Inst Oswaldo Cruz* 2016; Vol. 111(1): 1-19.

29. Flores-Chávez M, De Fuentes I, Gárate T y Cañavate C. Diagnóstico de laboratorio de la enfermedad de Chagas importada. *Enferm Infecc Microbiol Clin* 2007;25 Supl 3:29-37.

30. Ministerio de Salud. *Norma General Técnica Control y Prevención Nacional de la Enfermedad de Chagas.* Chile: Ministerio de Salud; 2014.

31. Astorga B, Lorca M, Thiermann, E. Determinación de la reacción de Inmunofluorescencia Indirecta para la enfermedad de Chagas en Chile. *Parasitol al Día* 1988. 12: 132-35.

32. Zulantay I, Apt W, Ramos D, Godoy L, Valencia C, Molina M, Sepúlveda E, Thieme P, Martínez G, Corral G. The epidemiological relevance of family study in Chagas disease. *PLoS Negl Trop Dis* 2013;7(2):e1959.

33. Solari A, Ortiz S, Soto A Arancibia C, Campillay R, Contreras M, Salinas P, Rojas A, Schenone H. Treatment of *Trypanosoma cruzi*-infected children with nifurtimox: a 3 year follow-up by PCR. *J Antimicrob Chemother* 2001;48:515-19.

34. Muñoz C, Zulantay i, Apt W, Ortiz S, Schijman AG, Bisio M, Ferrada V, Herrera C, Martínez G, Solari A. Evaluation of nifurtimox treatment of chronic chagas disease by means of several parasitological methods. *Antimicrob Agents Chemother* 2013;57:4518-23.

35. Apt W, Arribada A, Zulantay I, Saavedra M, Araya E, Solari A, Ortiz S, Arriagada K, Rodríguez J. *Trypanosoma cruzi* burden, genotypes, and clinical evaluation of Chilean patients with chronic Chagas cardiopathy. *Parasitol Res* 2015; 114(8):3007-18.

36. Apt W, Arribada A, Zulantay I, Saavedra M, Muñoz C, Toro B, Vega B, Rodríguez J. Chronic Chagas cardiopathy in Chile. Importance of *Trypanosoma cruzi* burden and clinical evaluation. *Acta Trop* 2016;162:155-66.

37. Sangenis LH, Saraiva RM, Georg I, De Castro L, Dos Santos Lima V, Roque AL, Xavier SC, Santos LC, Fernandes FA, Sarquis O, Lima MM, Carvalho-Costa FA, Bóia MN. Autochthonous transmission of Chagas disease in Rio de Janeiro State, Brazil: a clinical and eco-epidemiological study. *BMC Infect Dis* 2015;8;15:4.

38. Zulantay I, Corral G, Guzman MC, Aldunate F, Guerra W, Cruz I, Araya A, Tapia V, Márquez F, Muñoz C, Apt W. The investigation of congenital infection by *Trypanosoma cruzi* in an endemic area of Chile: three protocols explored in a pilot project. *Ann Trop Med Parasitol* 2011;105(2):123-28.

39. Ortiz S, Zulantay I, Solari A, Bisio M, Schijman A, Carlier Y, Apt W. Presence of *Trypanosoma cruzi* in pregnant women and typing of lineages in congenital cases. *Acta Tropica* 2012; 124:243-46.

40. Carlier Y, Sosa-Estani S, Luquetti AO, Buekens P. Congenital Chagas disease: an update. *Mem Inst Oswaldo Cruz* 2015;110(3):363-68.

41. Alarcón de Noya B, Díaz-Bello Z, Colmenares C, Ruiz-Guevara R, Mauriello L, Zavala-Jaspe R, Suárez JA, Abate T, Naranjo L, Paiva M, Rivas L, Castro J, Márques J, Mendoza I, Acquatella H, Torres J, Noya O. Large urban outbreak of orally acquired acute Chagas disease at a school in Caracas, Venezuela. *J Infect Dis* 2010, 201(9):1308-15.

42. Cura CI, Lattes R, Nagel C, Giménez MJ, Blanes M, Calabuig E, Iranzo A, Barcan LA, Anders M, Schijman AG. Early Molecular Diagnosis of Acute Chagas Disease After Transplantation With Organs From *Trypanosoma cruzi*-Infected Donors. *Am J Transplant* 2013; 13:3253-261.

43. Kinoshita-Yanaga AT, Toledo MJ, Araújo SM, Vier BP, Gomes ML. Accidental infection by *Trypanosoma cruzi* follow-up by the polymerase chain reaction: case report. *Rev Inst Med Trop Sao Paulo* 2009; 51(5):295-98.

44. Chacón F, Bacigalupo A, Quiroga JF, Ferreira A, Cattan PE, Ramírez-Toloza G. Feeding profile of *Mepraia spinolai*, a sylvatic vector of Chagas disease in Chile. *Acta Trop* 2016;162:171-73.

45. Ortiz S, Osorio G, Solari A. Minicircle classes heterogeneity within the TcIII and TcIV discrete typing units of *Trypanosoma cruzi*. *Clin Infect Dis* 2017; 51:104-107.

46. Frías-Lasserre D, González CR, Valenzuela CR, De Carvalho DB, Oliveira J, Canals M, Da Rosa JA. Wing Polymorphism and *Trypanosoma cruzi* Infection in Wild, Peridomestic, and Domestic Collections of *Mepraia spinolai* (Hemiptera: Reduviidae) From Chile. *J Med Entomol* 2017; 54 (4):1061-1066.

Capítulo V

Tratamiento de la Enfermedad de Chagas

Dr. Werner Apt B.

La enfermedad de Chagas existe desde hace 9.000 años. En efecto en el 41% de momias humanas exhumadas de la región de la costa y valles del norte de Chile y Perú fueron positivas a PCR y sondas de hibridación de kDNA de *Trypanosoma cruzi*. Estas momias corresponden a grupos culturales que vivieron desde los 9.000 a los 450 años antes de nuestra era (7.000 años a.C y a 1.500 d.C) y representan a los primeros humanos (cultura Chinchorro) hasta el periodo de la conquista por los españoles (1). Estos hallazgos confirman que el ciclo selvático de la enfermedad de Chagas (ECh) estaba bien establecido en esos tiempos. No obstante ser la ECh una zoonosis antigua, su tratamiento es de reciente aplicación. La terapia humana actual con Nifurtimox (NF) y Benznidazol (BNZ) es de la década 1971-1980 y se basa en un tratamiento empírico (2-4).

Existe una serie de fármacos que actúan sobre el *Trypanosoma cruzi* "in vitro", cultivos de formas epimastigotes y tripomastigotes, cultivos de tejidos con formas amastigotas e "in vivo", distintas especies de animales infectados con diversas cepas (subpoblaciones) del parásito. Es importante señalar que los fármacos que se utilizan en la terapia de la ECh deben actuar sobre las formas amastigotes, intracelulares, que son las formas de reproducción en los hospederos mamíferos. Las formas epimastigotes y tripomastigotes en esos hospederos derivan de los amastigotes, y por consiguiente su respuesta a los diferentes fármacos tiene menor importancia (5, 6).

En la Tabla 1 se describe una serie de fármacos aplicados en forma empírica sobre *T. cruzi* en animales de experimentación y en el hombre desde 1940 a 1975. Con la mayoría de ellos se obtiene disminución de la parasitemia y de la letalidad, pero no curación parasitológica (7).

Tabla 1. Fármacos administrados entre 1940 a 1975 a animales de laboratorio y pacientes con enfermedad de Chagas que originan reducción de las parasitemias, pero no curación parasitológica.

Aminoquinoleínas (Primaquina)	
Bisquinaldinas (Bayer 7602)	
Arsenobencenos (Spirotripan)	
Fenantridinas (Cardibium)	
Emetina y derivados	
Nitrofuranos y derivados	
Nitroimidazol y derivados	
Piperazina y derivados	
Trifenilmetano	
Triaminoquinazolinas	
2-acetamida-5-nitrodiazol	

El tratamiento se basa en:

Fármacos que inhiben la síntesis de proteínas o de purinas.

Alopurinol. *T. cruzi* no es capaz de sintetizar purinas "de novo" como lo realiza el hombre. El alopurinol (ALO) (4 – hidroxipirazol (3, 4-d) pirimida (HPP) Fig. 1. es un análogo de la hipoxantina que disminuye la producción de ácido úrico al inhibir la conversión de hipoxantinas en xantina. Por este motivo se utiliza en la gota que se caracteriza por depósito de ácido úrico en las articulaciones. HPP inhibe a las formas epimastigotes de cultivo. En ratones infectados con *T. cruzi* y tratados con ALO se obtiene una reducción importante de la parasitemia, existiendo algunas cepas de parásitos resistentes al fármaco (8). *T. cruzi* convierte a HPP en APP (4 aminopirazol (3,4 d) (pirimidina) que es 15 veces más potente contra epimastigotes que HPP. Si se administra APP a ratones infectados con *T. cruzi* se obtiene supresión de la parasitemia con dosis 400 veces inferiores que las del ALO (9). En pacientes con ECh aguda tratadas con altas dosis (20-30 mg al día) por 60 días no se obtuvo reducción de la carga parasitaria.

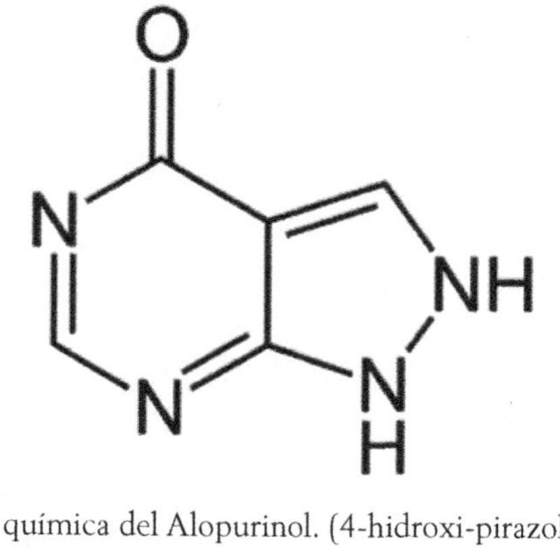

Figura 1. Estructura química del Alopurinol. (4-hidroxi-pirazol-(3,4 d) pirimidina.

Un estudio multicéntrico realizado en Argentina, Brasil y Bolivia en pacientes con ECh crónica con dosis de 900 mg al día por 60 días expresa que no se logró curación parasitológica. Este fármaco ha sido bien tolerado en diversos estudios realizados en pacientes con ECh crónica, y en algunos de ellos ha demostrado mejorar las alteraciones electrocardiográficas de los pacientes con cardiopatía chagásica crónica (CCC) (10). Se le ha utilizado en pacientes trasplantados cardíacos con buen rendimiento (11). En un tratamiento combinado en pacientes con ECh crónica con 600 mg de ALO diario, por tres meses seguido durante 30 días con BNZ se obtuvo buenos resultados (12). En casos excepcionales ha sido necesario suspender el tratamiento por los efectos secundarios que origina (13).

Fármacos Inhibidores del Ergoesterol

Diversos compuestos azólicos se han utilizado con éxito en medicina humana y veterinaria. Estos fármacos interfieren en la síntesis de los esteroles y junto con otros compuestos nitrogenados heterocíclicos, pertenecen al grupo de fármacos que inhiben la síntesis del ergoesterol.

T. cruzi tiene ergosterol y los antimicóticos impiden su síntesis sin afectar al hospedero humano que tiene colesterol. Las tres enzimas que permiten la mutilación y los dobles enlaces del ergoesterol no tienen contrapartida en los mamíferos en relación con la síntesis de colesterol. Varios de estos productos azólicos se han estudiado en la ECh: miconazole, econazol, ketoconazol, itraconazol (ITRA), fluconazol, ravuconazol (RAV) y posaconazol (POS) (Fig. 2). Con estos fármacos se ha obtenido cura parasitológica en ratones con infección aguda y crónica (14).

Ketoconazol, ITRA y el compuesto DO 870 inhiben la citocromo P450 dependiente de la lenosterol 14 demetilasa, disminuyendo por este mecanismo la síntesis de ergoesterol. Si bien los mamíferos poseen esa enzima, esta es mucho menos sensible a los fármacos que la de los hongos o la de *T. cruzi* (14,15).

ITRA se ha utilizado en el tratamiento de pacientes con ECh crónica indeterminada y con cardiopatía chagásica crónica (CCC). El fármaco previene la cardiopatía en relación con controles sin terapia y mejora el 50% de las alteraciones electrocardiográficas de los pacientes con CCC. Un 20% de estos casos "cura parasitológicamente", determinado mediante xenodiagnóstico, PCR en sangre, sondas de hibridación en sangre, PCR en deyecciones y sondas de hibridación de deyecciones de triatominos aplicados a estos pacientes. Ninguna de las personas "curadas" presentó serología convencional (HAI, IFI O ELISA) negativa para *T. cruzi* (10, 16, 17). Se ha demostrado que al administrar el fármaco DO 870 a ratones con infección aguda (10^5 *T. cruzi* cepa Y), los animales tratados vivieron más que los controles sin terapia o tratados con nifurtimox (NF) o ketoconazol, 105 días de sobrevida versus 21. Se obtuvo un 60% de curación mediante controles de parasitemia, hemocultivos y PCR. Al aplicar esta terapia a ratones con infección crónica (10^4 *T. cruzi* cepa Bertoldo), después de 40-50 días el 50% de los controles sobrevivió y el 30% de ellos con PCR *T. cruzi* negativo, mientras que en el grupo tratado la curación fue del 80-90% (15).

Hoy en día DO 870 ha sido descontinuado, pero POS (SCH 56592), BMS-207, 147 (RAV), VR-9825 y TAK-187, han demostrado tener actividad anti *T. cruzi* "in vitro" e "in vivo". De estos compuestos, POS ha demostrado ser eficaz y con muy buena tolerancia en estudios realizados en pacientes con candidiasis orofaríngea (18).

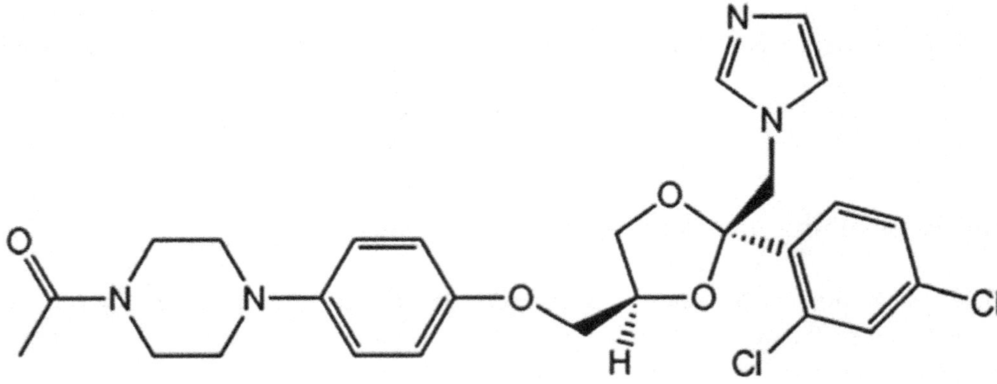

Figura 2. Estructura química del Ketoconazol, que inhibe la esterol C14α esterol demetilasa de *Trypanosoma cruzi*.

Recientemente se ha observado que la mayoría de estos compuestos (POS, RAV, VR-9825 y TAK-187) tienen acción sobre cepas de *T. cruzi* parcialmente resistentes a NF y BNZ, donde ketaconazol no tiene rendimiento (15). POS con amiodarona, un fármaco antiarrítmico tiene una actividad sinérgica contra *T. cruzi* "in vitro" y "in vivo" (19).

En 2011 se inicia un estudio multinacional con 120 pacientes de Latinoamérica con ECh crónica en periodo indeterminado tratados con POS por 60 días (Stop Chagas Fase II, 2011 Merck Shap & Dohme). Los casos fueron divididos en cuatro grupos que recibieron: (1) POS 400mg dos veces al día, (2) POS 400mg dos veces al día más 200mg de BNZ dos veces al día, (3) Placebo 400 mg dos veces al día y (4) BNZ 200mg dos veces al día más Placebo 400mg dos veces al día (20, 21). Los resultados obtenidos en 2017 indicaron que con la monoterapia de POS o la terapia combinada con BNZ se logró una disminución importante de PCR *T. cruzi* durante el tratamiento a los 30 días 93,3 y 88, 9%, y a los 60 días 90% y 92%,3% cifras similares en las obtenidas con BNZ solo 89,7% y 89,3%. Todos fueron superiores al Placebo o POS (10% y 16,7%, p<0,0001). A los 360 días esto no se observó donde el grupo de POS demostró un 16% de descenso de PCR y el placebo 17%. En síntesis, POS demostró actividad tripanostática durante el tratamiento pero es inefectiva a largo plazo en portadores de *T. cruzi*. BNZ monoterapia es superior a POS(22).

Ese mismo año 2011 se realizó un estudio similar en España en 78 pacientes con ECh crónica en periodo indeterminado tratados con BNZ o POS por 60 días (Chagasazol). La mayoría de los casos eran de Bolivia. Los pacientes se dividieron en tres grupos que recibieron: (1) BNZ 150mg al día, (2) POS 400mg dos veces al día, dosis alta, y (3) POS 100mg dos veces al día (dosis baja). Al año el 80,7% de los pacientes tratados con POS altas y bajas dosis seguían con *T. cruzi* versus 38,4% de las que recibieron BNZ (23).

En 2011 en Cochabamba y Tarija, Bolivia, se efectuó una investigación con RAV (compuesto E1224) fase II por 60 días en pacientes con ECh crónica en periodo indeterminado. 230 pacientes fueron divididos en cinco grupos de 46 casos cada uno. Los grupos 1, 2 y 3 recibieron RAV en dosis altas, medias y bajas, respectivamente. El grupo 4 recibió placebo y el grupo 5 BNZ. El rendimiento de RAV en casos agudos fue del 30% inferior a BNZ y NF 70-75%; no obstante, presentan los pacientes buena adherencia y escasos efectos secundarios al fármaco. En los casos crónicos si bien hubo un descenso de la parasitemia durante el tratamiento, se presentó un 71% de recaídas a los 12 meses posterapia (24, 25).

Inhibidores del Metabolismo del Trypanothione

Tripanotion (N1, N8 – bis) (glutatyonil) – spermidina Fig. 3. y la tripanotion reductasa son sistemas únicos en los protozoos kinetoplastidos que reemplazan el glutation y la glutation reductasa intracelular, mecanismo principal del sistema tiol-redox. Si bien la tripanotion reductasa es una enzima esencial en *Leishmania donovani* y *L. mayor*, la sobre expresión de la enzima en *L. donovani* y *T. cruzi* no altera su sensibilidad "in vitro" a agentes que inducen estrés oxidativo como NF, nitrofurazona y violeta de genciana. Inhibidores del metabolismo del tripanotion como butionina sulfoximina (BSO) son candidatos potenciales ideales como fármacos anti *T. cruzi*, solo o junto a drogas productoras de radicales libres como NF y BNZ (Figura 4) (26).

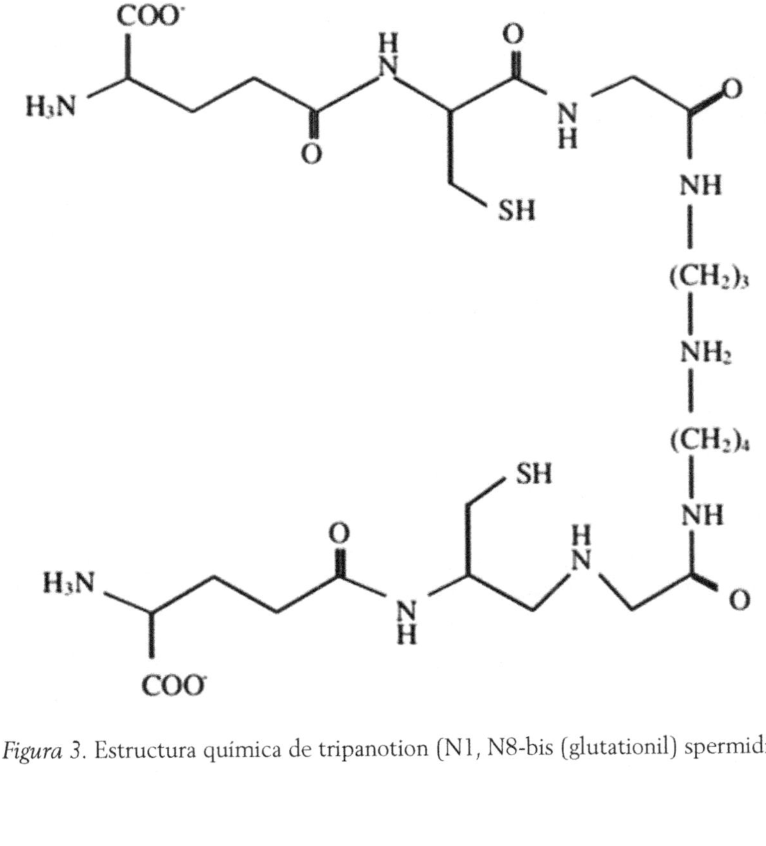

Figura 3. Estructura química de tripanotion (N1, N8-bis (glutationil) spermidina).

Inhibidores de Cisteína Proteasa (CPI).

Cruzipaina (cruzain, gp 51/57) es una catepsina L-cysteina proteasa similar responsable de las actividades proteolíticas de todos los estados evolutivos de *T. cruzi*. Los genes que codifican esta proteína se han clonado y expresado. Se ha elaborado una enzima recombinante y se ha estudiado una serie de fármacos inhibidores de CPI que inhiben específicamente esta proteasa "in vitro" bloqueando la proliferación de epimastigotes, amastigotes y deteniendo la metaciclogénesis.

Se ha demostrado que estos fármacos como la vinil sulfona y la fenil vinil sulfona y derivados bloquean el desarrollo de la cruzipaina y su transporte por lisosomas. Estos hechos indican que el cruzipaina es un blanco ideal, pero hasta la fecha si bien CPI se ha utilizado en modelos murinos con infección aguda y crónica, obteniendo curación parasitológica con una toxicidad mínima. La corta vida media del fármaco requirió grandes dosis y un aumento continuo de ellas para obtener efecto lo que ha impedido su aplicación en la práctica clínica (27, 28).

Recientemente inhibidores reversibles y selectivos de la cruzipaina que contienen amino nitridos han demostrado buenos resultados "in vitro" y en modelos murinos constituyendo una promesa para la terapia (29-31).

Inhibidores de Fosfolípidos

Alcalil-Lisofosfolípidos (ALP) son derivados sintéticos análogos de los lisofosfolípidos que han demostrado ser efectivos "in vitro" e "in vivo" sobre *T. cruzi* y sobre tripanosomatidos. Miltefosina, uno de sus representantes se está utilizando por vía oral en la leishmaniasis visceral con buenos resultados.

ALP bloquea en forma selectiva la biosíntesis de fofatidil colina (PC) de *T. cruzi* a través de la vía de transmetilación de Greenberg, en contraste con el hospedero vertebrado donde la vía del CDP-coline de Kennedy es la elección (15).

Inhibidores del Metabolismo de los Pirofosfatos

Los pirofosfatos inorgánicos (P2 O74-; PPi) y otros de cadenas cortas, tri y tetra polifosfatos son los que tienen la mayor energía de compuestos fosfatos en los tripanosomatidos (*T. cruzi, T. brucei* y *L. mexicana*) y parásitos apicomplexa (*Toxoplasma gondii*). Tienen 10-15 veces mayor energía que ATP. PPi se distribuye en toda la célula pero se concentra en los acidocalcisomas que son vacuolas ácidas con grandes cantidades de Ca^{++}. Enzimas PPi de *T. cruzi* como la proton-translocacion pirofosfatasa en ácido calcisoma y la piruvato fosfato diquinasa en glicosomas confirman que PP1 cumple un rol en la supervivencia del parásito. Esto se confirma por las observaciones de que pamidronate, alendronate y risedronate compuestos nitrogenados bifosfonatos, fármacos pirofosfatos análogos (no metabolizados) utilizados habitualmente en medicina humana en trastornos de la reabsorción de huesos, inhiben selectivamente la proliferación de amastigotes intracelulares y taquizoitos de *T. gondii*. Se ha demostrado que residronato (Ris) actúa "in vitro" sobre epimastigotes y amastigotes de cultivos celulares de *T. cruzi* y mejora la infección de ratones con infección aguda, eliminando casi completamente las parasitemias y las formas amastigotas intracelulares. Este fármaco inhibe la farnesil pirofosfato sintetasa del parásito, bloqueando la biosíntesis de poli-isoprenoid. Hasta la fecha no se ha utilizado este fármaco en el hombre (32).

Un inhibidor de la farnesiltransferasa, el Tipifarnib (R 115777) que inhibe la citocromo P450 sterol demetilasa (CYP_{51}) constituye un blanco potencial contra *T. cruzi*, que si bien ha tenido éxito en animales de experimentación, aún no se ha aplicado en humanos (33).

Se ha estudiado la esterol 14 demetilasa de *T. cruzi* ($TCCYP_{51}$) que está catalíticamente relacionada a la CYP_{51} de hongos de animales (34, 35). La inhibición por obtusifolios y sus análogos reduce enormemente la actividad de la enzima. Si bien $TCCYP_{51}$ constituyen un blanco potencial contra *T. cruzi*, hasta la fecha no se han realizado estudios experimentales para determinar la efectividad de los fármacos en animales.

Fármacos naturales

Un gran número de productos naturales se ha utilizado contra *T. cruzi*, pero muy pocos son eficientes a una concentración de 10µg/mL, considerando que la IC_{50} para NF y BNZ es menor que 3µg/mL. Algunos productos bloquean la cadena respiratoria del parásito como alcaloides de boldo (*Peumos boldus*), y naftoquinonas extraídas de *Calceolara sessilis* (36). Otros alcaloides extraídos de plantas de Brasil que tienen isoquinolinas actúan sobre *T. cruzi* (37).

Algunos fármacos naturales inhiben la respuesta del parásito al estrés oxidativo por la producción de radicales superóxido (26). Los triterpenos de *Arrabidae triplinervia* y sus derivados, como los diterpenos, komaroviquinona y terpenoides aislados de *Pinus oocarpa* actúan sobre epimastigotes y tripomastigotes de *T. cruzi* (38-40).

La mayoría de los productos naturales tienen efectos sobre formas epimastigotas de *T. cruzi*, muy pocos se han utilizado en estudios experimentales con murinos, y ninguno se ha empleado en investigaciones clínicas. En la mayoría de los productos naturales no se conoce su mecanismo de acción. Solo un fármaco natural se ha utilizado que inhibe la síntesis de cruzipaina: 164 residual de un aminoácido proteico extraído de semillas de *Bahuinia bauhinioides.* No se han efectuado estudios experimentales con ese producto (41). Ácidos oleicos, palmítico y esteárico obtenidos de semillas de *Carica* papaya han demostrado tener un buen rendimiento sobre formas tripomastigotas y amastigotes de *T. cruzi*. Hasta la fecha no se ha utilizado en clínica humana (42). Metabolitos de extractos hidroetanólicos de *Aristeguietia glutinosa* inhiben las deshidrogenasas mitocondriales y la biosíntesis de membranas esterólicas de *T. cruzi* (43).

Recientemente se ha revisado la utilidad de productos flavonoides como elementos naturales bioactivos contra *T. cruzi* (44).

Otros fármacos

Recientemente se ha demostrado que MCPs, metilcarboxipeptidasa perteneciente a la familia M32 de las peptidasas está en el citosol de *T. cruzi*. Hasta la fecha se pensaba que esa enzima existía solo en bacterias y procariotes. *T. cruzi* tiene dos MCPs: TcMCP-1 y TcMCP-2. El primero se encuentra en todos los estadios evolutivos del parásito; en cambio TcMCP2 solo existe en epimastigotes y tripomastigotes. Por ser una enzima que no existe en humanos, su inhibición podría constituir una terapia efectiva contra *T. cruzi* (45, 46).

En los últimos años se han publicado varios estudios sobre fármacos que tienen buen rendimiento sobre *T. cruzi*, "in vitro" y en experimentación con animales; entre ellos podemos mencionar: fexinidazol (47), vinilsulfona (27), disulfido de glicosil (48), análogos de fenarimol (49), novel quinoxalina (50), novel 3-nitro-1 – (1-1,2,4, treazol) (51), pentamidina (52), squaramidas (53), ácido hidroxámico y sus derivados (54), complejos de lantánidos (55).

Tratamiento de la Infección Humana

La terapia de las personas infectadas que utilizan NF y el BNZ data de las décadas de los años 1970-1980 y se basa en un tratamiento empírico (56-58).

El NF es 1,1 – dióxido de tetrahidro – 3 metil tiomorfolino – 4 (5 – nitrofurfulideno amino). (Lampit, Bayer) Fig. 4. Actúa por la producción de radicales libres: aniones superóxido, peróxido de hidrógeno y metabolitos electrofílicos. Se ha demostrado que fuera de la acción metabólica del fármaco sobre *T. cruzi* es muy importante la incorporación y transporte de este por el parásito. Es así como cepas que tienen cierta resistencia al fármaco difieren por la menor captación y transporte de él más que por la producción de radicales libres. *T. cruzi* en presencia de NF aumenta su consumo de oxígeno, la producción de H_2O_2 y del radical superóxido.

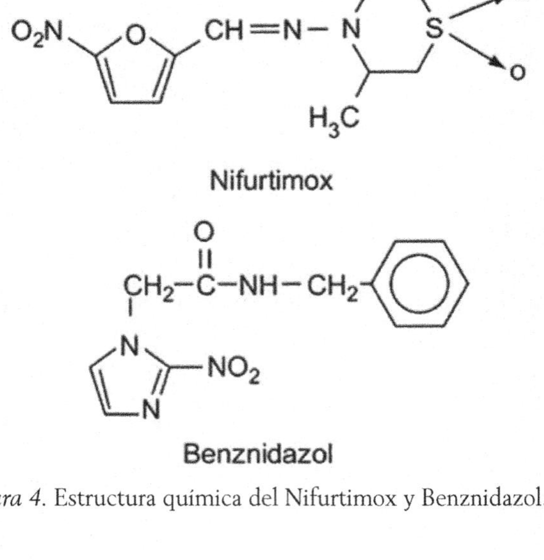

Figura 4. Estructura química del Nifurtimox y Benznidazol.

El BNZ (N – benzil – 2 nitro imidazol – 1 acetamida). Fig. 4 (Rochagan Hoffman-La Roche) se introdujo en clínica humana en 1978. El fármaco inhibe la síntesis proteica originando una degradación de la biosíntesis de macromoléculas. Metabolitos reducidos del BNZ en uniones covalentes con macromoléculas interactúan con el DNA del parásito (26). El fármaco inhibe la cadena respiratoria. La producción de radicales libres es menor que la que origina NF.

A continuación, con base en estos antecedentes, nos referiremos al tratamiento de la ECh humana en sus diferentes periodos con los fármacos actualmente en uso.

Tabla 2. Reacciones adversas al nifurtimox y al benznidazol.

Alteraciones Generales	Baja de peso (especialmente con NF)
Alteraciones Digestivas	Malestar gástrico Náuseas Vómitos
Alteraciones Hematológicas (por hipersensibilidad)	Leucopenia Trombocitopenia Agranulocitosis
Alteraciones Dermatológicas	Eritema, rash sensible a la luz Dermatitis atópica (leve o severa) Ocasionalmente síndrome de Stevens Johnson que requiere la suspensión de la terapia
Alteraciones Neurológicas	Polineuropatías dosis dependiente. En general se presenta en esquemas con altas dosis. Con las dosis habituales de 5mg/kg/día de BNZ, 10-30% de los pacientes presentan neuropatías, especialmente al finalizar el tratamiento

La ECh humana debe ser tratada siempre en su periodo agudo, crónico inicial e intermedio y en fase indeterminada. Solo se exceptúan de la terapia etiológica aquellos casos de infección crónica con Core Bovis e insuficiencia cardiaca terminal.

Existe consenso en aplicar terapia específica por la demostración de parásitos mediante la polimerasa en cadena (PCR) en casos crónicos donde la microscopía óptica no los pesquisa. En estos casos la terapia tiene rendimiento. Hoy en día se acepta que el tratamiento precoz es capaz de modificar la evolución natural de la enfermedad. Por consiguiente, debido a la cantidad de pacientes chagásicos, su tratamiento es una solución a un problema de Salud Pública (59-62).

Casos Agudos

Siempre deben ser tratados tanto los pacientes con manifestación clínica: infección menor a 4 meses, como los casos agudos biológicos con detección fácil de parásitos al fresco, frotis y con serología convencional: hemaglutinación indirecta (HA), fijación del complemento (FC), inmunofluorescencia (IFI), Reacción inmunoenzimática (ELISA) de inmunoprecipitación: doble difusión (DD), inmunoelectroforesis (IEF), electrosineresis (ES) e inmunobloting (IB) positivas con IgM positiva. El ideal es tratar estos casos con NF 8mg/kg/peso día por 30-60 días en adultos y 10mg/kg/día por 30-60 días en niños. Esta dosis diaria se debe repartir en tres tomas después de las comidas (c/8 hrs). En Brasil, donde actualmente no existe NF, se utiliza BNZ 5mg/kg/día por 60 días en adultos y 5-10 mg/kg/día 7,5mg/kg/ por 60 días en niños, repartidos en dos dosis (c/12 hrs.) o 3 tomas (c/8 hrs diarias) después de las comidas.

En una investigación realizada en Santiago del Estero, Argentina, en 470 pacientes, la mayoría niños con edades de entre 1-9 años (84,4%) con enfermedad de Chagas aguda que presentaban complejo oftalmoganglionar (83,4%), 367 fueron tratados con NF 25mg/kg/ por 15 días y luego 15mg/kg por otros 77 días; 40 recibieron placebo y 20 otros fármacos antichagásicos. La tolerancia fue mayor en niños de menor edad y la dosis de 15mg/ fue mejor tolerada que la de 25mg. A los 60 días de terapia los exámenes parasitológicos directos fueron negativos en ambos grupos que recibieron tratamiento; en cambio el grupo placebo presentó un 28,6% de casos positivos. A los 18 meses hubo un 69% de seroconversión de los tratados, es decir, pasaron de positivos a negativos. En cambio el grupo placebo mantuvo la serologia positiva (HAI, FC, e IFI) (63). Con BNZ en casos agudos se ha obtenido un 76% de curación (64).

Infección Congénita

El tratamiento debe ser efectuado tan pronto como se efectúe el diagnóstico; en otras palabras, la sospecha clínica se confirma por la observación del parásito en muestras al fresco, frotis de sangre, microstrout, etc. En algunas ocasiones el diagnóstico se confirma cuando el niño está en el periodo crónico (ocho o más meses) por persistencia de la serología después de ese periodo. Un alto rendimiento terapéutico se obtiene mientras más precoz sea el diagnóstico. Es importante efectuar un seguimiento del recién nacido tratado, clínico, serológico y parasitológico. Recientemente la utilidad del PCR en el diagnostico precoz de la ECh congénita en el RN ha sido confirmada. Su rendimiento es mayor que el del xenodiagnóstico (65-67). Esta técnica tiene gran utilidad como se ha demostrado por investigadores paraguayos y otros en el seguimiento de los casos tratados. Como ejemplo, en una investigación realizada en la maternidad del Hospital Clínico de Asunción y en el Hospital Regional de San Pedro, Paraguay, se estudian los RN de madres chagásicas. Un 3% de RN positivos a microscopia subió al 10% cuando se agregaron casos con serología persistente a los 6 meses. Al controlar a 58 RN, en dos *T. cruzi* fue detectado al nacimiento y cuatro presentaron PCR positivo con examen microscópico negativo.

Todos los casos positivos fueron tratados con BNZ y seguidos hasta los 4 años por serología convencional y PCR. En otro estudio realizado en una zona endémica del Paraguay de 1865 RN de madres chagásicas en 104 se demostró la infección congénita por observación microscópica directa, PCR y serología: ELISA, ELISA AIDS, IFI, PCR presentó la mayor sensibilidad (67).

Todos los casos congénitos deben ser tratados ya que se ha observado una negativización en cerca del 100% de la serología y parasitemia, obteniéndose una mejor respuesta mientras más precoz sea la terapia (68). NF debe administrarse en dosis de 8-10 mg/kg/día durante 60 días, fraccionado c/8 - 12 horas o BNZ 5-7 mg/kg/día por 60 días.

En un estudio realizado en Cochabamba, Bolivia, en 2013, se obtuvo éxito en casos congénitos tratados con 7,5mg de BNZ por 30 días. Si este resultado es confirmado por otros investigadores, se tendría una terapia más corta y con un precio menor (69).

Para evitar efectos secundarios (convulsiones) es recomendable asociar fenobarbital en dosis terapéutica durante los primeros 15 días de tratamiento. Si se presentan reacciones dermatológicas es recomendable agregar antihistamínicos. En general las reacciones adversas de los RN con estos fármacos son de menor intensidad que los que presentan los adultos.

Enfermedad de Chagas accidental o por vía parenteral

Todos los casos accidentales deben ser tratados con los mismos fármacos que la infección adquirida aguda a través del vector, durante 15 días. En este grupo se incluye la transfusión por error de un donante chagásico. La persona que trabaja en laboratorio y por accidente presenta una herida cortopunzante con material contaminado con formas infectantes de *T. cruzi*, debe confirmarse la contaminación del objeto con los parásitos y la infección posterior del caso (serología y PCR). Si estos son positivos, la terapia se debe aplicar de inmediato con BNZ 5mg/kg/día, dependiendo del estado inmunológico del hospedero. Se debe efectuar control serológico a los 15-30 y 60 días.

Trasplante de órganos

En un trasplantado donde existe un dador o receptor con ECh debe ser siempre tratado. NF 8mg/kg/ día en adultos, 10 mg/kg/día en niños o BNZ 5mg/kg/día en adultos y 5-8 mg/kg/día en niños. En casos de un trasplante de un paciente chagásico en las que se desconoce la procedencia de órgano, ejm: un riñón de un cadáver, la terapia se realizará en caso de que exista una reactivación de la ECh (20-30% de los casos). En trasplantes de médula ósea con infección por *T. cruzi* (que llega al 40%) la terapia se debe mantener por 2 años y en los receptores de órganos sólidos el tratamiento se debe administrar todo el tiempo que dure la terapia inmunosupresora y los linfocitos CD4 sean insuficientes para una adecuada respuesta inmunológica (200 linfocitos por mL) (70).

En los pacientes trasplantados diversas situaciones pueden producirse: primoinfecciones y reactivaciones. Por este motivo es muy importante realizar un buen chequeo al dador y al receptor del trasplante. Las manifestaciones clínicas de la reactivación habitualmente difieren de las de la fase aguda (primoinfección), por lo cual es importante seguir a los pacientes trasplantados. En ambas situaciones: el receptor que recibe un órgano de un dador chagásico o un receptor chagásico reactivado, la terapia debe efectuarse con NF o BNZ.

Reactivaciones de una enfermedad de Chagas crónica. Tratamiento de la ECh en pacientes inmunosuprimidos

Los pacientes con una ECh crónica que adquiere un SIDA o que reciben terapia inmunosupresora, deben recibir terapia farmacológica en igual dosis a la ya señalada anteriormente por 5 o más meses. En estos casos lo mejor es prevenir realizando serología para la ECh a todos los pacientes con SIDA. En la primoinfección por *T. cruzi* en pacientes con SIDA el mismo esquema que el de la reactivación debe ser administrado; en otras palabras, se utilizan los mismos fármacos, con las mismas dosis, hasta que se reconstituya la respuesta inmunológica del hospedero (en algunos casos 60 o más días). Una vez que las alteraciones del sistema inmunológico se normaliza entre ellos la relación CD4/CD8 el esquema antiparasitario se cambia a cada tres días balanceando los efectos parasiticidas con los efectos adversos. Los pacientes con SIDA sin terapia retroviral son los que se afectan más intensamente. En ellos una vez que los niveles de CD4 se normalizan con terapia retroviral específica, se pueden utilizar esquemas de mantención.

Evaluación y seguimiento de la terapia específica

El principal inconveniente del tratamiento de la ECh es su larga duración. La terapia debe mantenerse por lo menos por 60 días, y el criterio de curación depende de varios factores (60). Algunos autores consideran necesaria la conversión serológica, pero esto solo se puede lograr excepcionalmente o después de 20 o más años de haber finalizado la terapia de la enfermedad de Chagas crónica, pues habría casos en los cuales los pacientes fallecen antes de la seroconversión (71).

Otros consideran los siguientes parámetros como criterio de cura del periodo crónico:

La conversión del xenodiagnóstico de positivo a negativo, conversión de la PCR cualitativa de positivo a negativo, en los cardiópatas la eliminación de las alteraciones electrocardiográficas. Estos cambios deben ser siempre permanentes y deben persistir por lo menos por 12 años, independientemente de los resultados de la serología convencional. Deben existir por lo menos dos criterios parasitológicos y uno o más parámetros clínicos para confirmar la cura (10, 17). En el periodo agudo indeterminado y periodo crónico determinado se debe efectuar seguimiento con hemocultivos, PCR cuantitativo por *T. cruzi*, hemograma, tests bioquímicos y/o xenodiagnóstico (72-74). Se debe tener en cuenta que los exámenes serológicos en pacientes con inmunosupresión severa habitualmente tienen resultados negativos y por este motivo no sirven para el seguimiento de la terapia. Una persistente y prolongada negatividad de PCR para *T. cruzi* es considerada como un criterio de cura. Algunos autores le dan valor a la desaparición de los anticuerpos líticos como un complemento del criterio de curación.

Nuevos fármacos son necesarios con alta eficacia y sin efectos secundarios, especialmente para tratar los casos crónicos.

Recientemente se ha logrado obtener una formula pediátrica para NF y BNZ. Es altamente probable que la terapia de casos con ECh crónica en el futuro se base en la combinación de fármacos durante un periodo más corto; ejm: BNZ + ITRA o BNZ + ALO por 30 días.

Resistencia de *T. cruzi* a fármacos

Se ha demostrado "in vitro" e "in vivo" que ciertas cepas (subpoblaciones) de *T. cruzi* son resistentes al NF y al BNZ. Esto es válido especialmente a clones de *T. cruzi* aislados de animales o vectores selváticos. Es importante consignar que no sabemos si lo que se observa en modelos murinos sucede también en el hombre. Hasta la fecha en publicaciones de diversas investigaciones las cepas de *T. cruzi* no han sido bien caracterizadas por isoenzimas (zimodemas), enzimas de restricción nuclear (eschizodemas), composición genética... etc. (75, 76). No existe consenso entre la sensibilidad o resistencia de las cepas y la virulencia. Mientras algunos investigadores señalan que hay una relación, es decir, las cepas resistentes tienen mayor virulencia otros no encuentran esta relación (77). En relación con la composición genética de *T. cruzi* y la resistencia a fármacos se ha demostrado "in vitro" una relación entre las distancias de evolución genética y las diferencias biológicas de *T. cruzi*, entre ellas la resistencia a NF y BNZ. Esto es válido para epimastigotes y amastigotes. Los tripomastigotes son la excepción ya que no existe relación entre la distancia genética y la sensibilidad a fármacos. Recientemente se ha demostrado que pacientes con ECh crónica tratados con ITRA o ALO que no responden a la terapia específica (no hay cura parasitológica) presentan el linaje TcI de *T. cruzi*, en cambio los que responden al tratamiento con ITRA presentan linaje TcIIb (ahora TcV) (78), sugiriendo que TcI es resistente a estos fármacos y TcIIb (TcV) es sensible (79).

Comentarios críticos

En la actualidad no existe una terapia efectiva para la mejoría de los pacientes que presentan una ECh crónica en el periodo indeterminado (70-80% de los casos) y determinado (10-20%). En el periodo agudo adquirido el 70% de los casos cura y en los RN y lactantes con ECh congénita cerca del 100% de curación se obtiene con los fármacos ya antes mencionados. En el periodo crónico adquirido, curación del 20% y mejoría del 50% de los cardiópatas se obtiene con ITRA.

Recientemente se publicaron los resultados del proyecto BENDITA(82) realizado en Bolivia, donde se trató a pacientes adultos con ECh en periodo crónico indeterminado con BNZ a diferentes dosis y por diferentes periodos de aplicación; además combinaciones de este fármaco con RAV. El mejor rendimiento se obtuvo con BNZ 300mg/día durante dos semanas, es decir, BNZ a las dosis habituales diarias máximas pero solo durante 15 días.

La eficacia fue similar al esquema habitual de 300mg/día por 60 días. Si este resultado se confirma por otros investigadores, tendremos un tratamiento más corto, con mayor adherencia, menos efectos secundarios y de menos costo.

Los estudios con fexinidazol en la ECh crónica indeterminada que se realizan en España estarán listos a fines de 2019; hasta la fecha no se conocen los resultados de este fármaco que se está utilizando con éxito en el tratamiento oral de la enfermedad del sueño (*Trypanosoma brucei-gambiense* y *T. brucei rhodesiense*).

Tabla 3. Se describe la eficacia del POS, RAV y BNZ en el tratamiento de la ECh crónica en periodo indeterminado.

Estudio		Chagasazol	Stop Chagas	E1224 (Ravuconazol)
N° casos BNZ		79 50mg c/hrs 60 días	160 200mg 60 días	231 200mg c/12 hrs. 60 días
Azol (dosis alta)		POS: 400mg 60 días	POS: 400mg 60 días	
Azol (dosis baja)		POS: 100mg 60 días		
Otros			POS: 400mg + BNZ 200mg 60 días	
Fracaso del tratamiento a los 12 meses de control*		38,4%		
	Alta dosis	POS: 80,7%		71,1%
Azol				
	Baja dosis	POS: 92,3%		91,7%
Otros				

* PCR *T. cruzi* positivo.

En la actualidad la terapia de la ECh crónica indeterminada se justifica porque evitaría el desarrollo de la CCC y las formas congénitas. En la Tabla 3 se describe la eficacia de POS, RAV y BNZ en este periodo (21).

A nuestro juicio la terapia de la CCC tiene rendimiento en etapas iniciales, ya que según el proyecto BENEFIT no habría mejoría de los parámetros clínicos en las etapas más avanzadas de la cardiopatía al ser tratada con BNZ (80-81).

Referencias

1. AUFDERHEIDE AC, SALO W, MADDEN M, STREITZ J, BUIKSTRA J, GUHL F, ARRIAZA B, RENIER C, WITTMERS LE JR, FORNACIARI G, ALLISON M. A. 9000-year record of Chagas´ disease. *Proc Natl Acad Sci* USA. 2004; 101:2034-2039.
2. PINTO DÍAS J. Tratamiento etiológico de la enfermedad de Chagas. En XII Reunión de la Comisión Intergubernamental del Cono Sur para la eliminación de *Triatoma infestans* y la interrupción de la transmisión transfusional de la Tripanosomiasis Americana (INCOST/Chagas). 2004; pp 129-134. Washington DC. Pan American Health Organization
3. COURA R. Chagas disease: clinical and therapeutic features. *Enf. Emerg.* 2005; 8:18-24
4. STEVERDING D, TYLER K. Novel antitrypanosomal agents. *Expert Opin Investig Drugs* 2005; 14:939-955.
5. ANDRADE Z, ANDRADE S. Patología Da Doença de Chagas. En BRENER Z, ANDRADE Z, BARRAL-NETO M. (eds). En *Trypanosoma cruzi* e *doença de Chagas* 2da. Edición. Río de Janeiro Guanabara Koogan. 2000. Págs. 201-230.
6. TEIXEIRA A, NASCIMENTO R, STURN N. Evolution and pathology in Chagas disease – *A Review. Mem Inst Oswaldo Cruz*. 2006; 101:463-491.
7. BRENER Z. Terapéutica experimental na doença de Chagas. Capítulo 18. Libro *Trypanosoma cruzi* e Doença de Chagas. Eds. Brener Z, Andrade Z. y Barral-Neto M, Guanabara Koogan, Río de Janeiro. 2000; Págs. 379-388
8. ÁVILA J, ÁVILA A. *Trypanosoma cruzi* allopurinol in the treatment of mice with experimental acute Chagas disease. *Exp. Parasitol.* 1981; 51:204-208.
9. ÁVILA J, ÁVILA A, MUÑOZ E, MONZON H. *Trypanosoma cruzi*: 4-aminopyrazolopyrimidine in the treatment of experimental Chagas disease. *Exp Parasitol.* 1983; 56:236-240.
10. APT W, ARRIBADA A, ZULANTAY I, SOLARI A, SÁNCHEZ G, MUNDACA K, CORONADO X, RODRÍGUEZ J, GIL L. and OSUNA A. Itraconazole an Allopurinol in the treatment of chronic American tripanosomiasis: the results of clinical and parasitological examinations 11 years post treatment. *Ann Trop Med Parasitol.* 2005; 99:733-741.
11. TOMIMORI-YAMASHITA J, DEPS P, ALMEIDA D, ENOKIHARA M, DE SEIXAS M, FREYMULLER E. Cutaneous manifestation of Chagas disease after heart transplantation: successful treatment with allopurinol. *Br J Dermatol.* 1997; 137:626-630
12. PEREZ-MAZLIAH D, ÁLVAREZ M, COOLEY G, LOCOCO B, BERTOCCHI G, PETTI M. *et al.* Sequential combined treatment with allopurinol and benznidazol in the chronic phase of *Trypanosoma cruzi* infection: a pilot study. *J Antimicrob Chemother.* 2013; 68:424-437.
13. APT W, AGUILERA X, ARRIBADA A, PÉREZ C, MIRANDA C, SÁNCHEZ G, ZULANTAY I, CORTÉS P, RODRÍGUEZ J. y JURI D. Treatment of chronic Chagas disease with itraconazole and allopurinol. *Am J Trop Med and Hyg.* 1988; 59:133-138.
14. URBINA J. Chemotherapy of Chagas disease. *Curr Pharm Des.* 2002; 8:287-295.
15. URBINA J. New chemotherapeutic approaches for the treatment of Chagas disease (American Trypanosomiasis). *Expert Opin. Ther. Patents.* 2003; 13:661-669.
16. ZULANTAY I, APT W, GIL LC, ROCHA C, MUNDACA C, SOLARI A, *et al.* The PCR-based detection of *Trypanosoma cruzi* in the faeces of *Triatoma infestans* fed on patients with chronic American trypanosomiasis gives higher sensitivity and a quicker result than routine xenodiagnosis. *Ann Trop Med Parasitol.* 2007; 101:673-679.
17. APT W, ARRIBADA A, ZULANTAY I, RODRÍGUEZ J, SAAVEDRA M, MUÑOZ A. Treatment of Chagas' disease with itraconazole: electrocardiographic and parasitological conditions after 20 years of follow-up. *J Antimicrob Chemother.* 2013; 68:2164-2169.

18. Skies D, Vazquez J, Anstead G, Greybill J, Reynes J, Ward D, Hare R, Boparai N, Isaacs R. Posaconazole for the treatment of azole-refractory oropharyngeal and esophaged candidiasis in subjects with HIV infection. *Clin Infect Dis.* 2007; 44:607-614.

19. Benaim G, Sanders J, Garcia-Marchán Y, Colina C, Lira R, Caldera A, *et al.* Amiodarone has intrinsic anti-*Trypanosoma cruzi* activity and acts synergistically with posaconazole. *J Med Chem.* 2006; 49:892-899.

20. Morillo C. Actualización Estudio Clínico Stop-Chagas Study of oral posaconazole in the treatment of asymptomatic chronic Chagas disease. VII Taller sobre la enfermedad de Chagas importada. Avances en el tratamiento antiparasitario. *ISI Global Barcelona.* 2012; p. 17-20.

21. Keenan M, Chaplin J. A new era for Chagas disease drug discovery? In: Lawton G, Witty D, editors. *Progress in medicinal chemistry.* 2015; 54: p. 185-230.

22. Morillo CA, Waskin H, Sosa-Estani S, Del Carmen Bangher M, *et al.* Benznidazole and Posaconazole in Eliminating Parasites in Asymptomatic *T. cruzi* Carriers: The STOP-CHAGAS Trial. *J Am Coll Cardiol.* 2017; 69(8):939-947.

23. Molina I, Gómez I, Prat J, Salvador F, Treviño B, Sulleiro E, Serre N, Pou D, Roure S, Cabezos J, Valerio L, Blanco-Grau A, Sánchez-Montalvá A, Vidal X, Pahissa A. Randomized trial of posaconazole and benznidazole for chronic Chagas' disease. *N Engl J Med.* 2014; 370(20):1899-908.

24. Torrico F, Ribeiro I, Alonso-Vega C, Alves F, Pinazo M, Ortiz L, *et al.* Justificación y diseño de un estudio de fase II de prueba de concepto del E1224, nuevo fármaco candidato para el tratamiento de pacientes adultos con enfermedad de Chagas crónica. VII Taller sobre la enfermedad de Chagas importada. Avances en el tratamiento antiparasitario. *IS Global Barcelona;* 2012. p. 22-24.

25. Torrico F. Annual Meeting of the American Society of Tropical Medicina and Higiene E1224. Results of proof-of-concept clinical trial in patients with chronic indeterminate Chagas disease. 2013. http://www.dndi.org/about us/our people/team/354-medio – centre/press-releases/1700-e1224 html. Available from: (accessed april 2017)

26. Maya J, Cassels B, Iturriaga-Vásquez P, Ferreira J, Faúndez M, Galanti N, *et al.* Mode of action of natural and synthetic drugs against *Trypanosoma cruzi* and their interaction with the mammalian host. *Comp Biochem Physiol.* 2006; 146:601-620.

27. Cazzulo J. Proteinases of *Trypanosoma cruzi*: patential targets for the chemotherapy of Chagas desease. *Curr Top Med Chem.* 2002; 2:1261-1271.

28. Lawton G, Witty D. 2015. Preface. *Prog Med Chem.* 2015;54:ix-xi. doi: 10.1016/S0079-6468(15)00009-0.

29. Choy J, Bryant C, Calvet C, Doyle P, Gunatilleke S, Leung S, *et al.* Chemical_biological characterization of a cruzain inhibitor reveals a second target and a mammalian off-target. Beilstein. *J Org Chem.* 2013; 9:15-25.

30. Ndao M, Beaulieu C, Black W, Isabel E, Vasquez-Camargo F, Nath-Chowdhury M, *et al.* Reversible cysteine protease inhibitors show promise for a Chagas disease cure. *Antimicrob Agents Chemother.* 2014; 58:1167-1178.

31. Ferreira R, Dessoy M, Pauli I, Souza M, Krogh R, Sales A, *et al.*. Synthesis, biological evaluation, and structure-activity relationships of potent noncovalent and nonpeptidic cruzain inhibitors as anti-*Trypanosoma cruzi* agents. *J Med Chem.* 2014; 57:2380-2392.

32. Garzoni L, Waghabi M, Baptista M, De Castro S, Meirelles M, Britto C, *et al.* Antiparasitic activity of risedronate in a murine model of acute Chagas disease. *Int J Antimicrob Agents.* 2004; 23:286-290.

33. Hucke O, Gelb M, Verlinde C, Buckner F. The protein farnesyltransferase inhibitor Tipifarnib as a new lead for the development of drugs against Chagas disease. *J Med. Chem.* 2005; 48:5415-5418

34. Lepesheva G, Zaitseva N, Nes W, Shou W, Arase M, Liu J, Hill G, Waterman M. CYP_{51} from *Trypanosoma cruzi*: a phyla-specific residue in the B'helix defines substrate preferences of sterol 14 alpha-demethylase. *J Biol Chem.* 2006; 281:3577-3585.

35. Lepesheva G, Waterman M. Structural basis for conservation in the CYP_{51} family. *Biochim Biophys Act.* 2011; 1814:88-93.

36. Morello A, Lipchenca I, Cassels B, Speisky H, Aldunate J, Repetto Y. Trypanocidad effect of boldine and related alkaloids up on several strains of *Trypanosoma cruzi. Comp Biochem Physiol.* 1994; 90:1-12.

37. Tempone A, Borborema S, De Andrade H. Jr., De Amorim N, Yogi A, Carvalho C, Bachiega D, Lupo F, Bonotto S, Fischer D. Antiprotozoal activity of Brazilian plant extracts from isoquinoline alkaloid-producing families. Phytomedicine. 2005; 12:382-390.

38. Rubio J, Calderón J, Flores A, Castro C, Céspedes C. Trypanocidad activity of oleoresin and terpenoids isolated from *Pinus oocarpa. Naturforsch.* 2005; 60:711-716.

39. Uchiyama N, Kabututu Z, Kubata B, Kiuchi F, Ito M, Nakajima-Shimada J, Aoki T, Ohkubo K, Fukuzumi S, Martin S, Honda G, Urade Y. Antichagasic activity of komaroviquinone is due to generation of reactive oxygen species catalyzed by *Trypanosoma cruzi* old yellow enzyme. *Antimicrob Agents Chemother.* 2005; 49:5123-5126.

40. Leite J, Oliveira A, Lombardi J, Filho J, Chiari E. Trypanocidad activity of triterpenes from *Arrabidaea triplinervia* and derivatives. *Biol Pharm Bull.* 2006; 29:2307-2309.

41. de Oliveira C, Santana L, Carmona A, Cezari M, Sampaio M, Sampaio C, Oliva M. Structure of cruzipain/cruzain inhibitors isolated from *Bauhinia bauhinioides* seeds. *Biol Chem.* 2001; 382:847-852.

42. Jiménez-Coello M, Guzmán-Marín E, Ortega-Pacheco A, Pérez-Gutiérrez S, Acosta-Viana K. Assessment of the anti-protozoal activity of crude Carica papaya seed extract against *Trypanosoma cruzi. Molecules.* 2013; 18:12621-12632.

43. Varela J, Serna E, Torres S, Yaluff G, De Bilbao N, Miño P, *et al.* In vivo anti-*Trypanosoma cruzi* activity of hydro-ethanolic extract and isolated active principles from *Aristeguietia glutinosa* and mechanism of action studies. *Molecules.* 2014; 19:8488-8502.

44. Nabavi SF, Sureda A, Daglia M, Izadi M, Rastrelli L, Nabavi SM. Flavonoids and Chagas' Disease: The Story So Far. *Curr Top Med Chem.* 2017; 17(4):460-466.

45. Niemirowicz G, Parussini F, Agüero F, Cazzulo J. Two metallocarboxypeptidases from the protozoan *Trypanosoma cruzi* belong to the M32 family, found so far only in prokaryotes. *Biochem* J. 2007; 401:399-410.

46. Rawlings N. Unusual phyletic distribution of peptidases as a tool for identifying potential drug targets. *Biochem* J. 2007; 401:5-7

47. Bahía M, De Andrade I, Martins T, Do Nascimento A, Diniz L, Caldas I, *et al.* Fexinidazole: a potential new drug candidate for Chagas disease. *PLoS NTD.* 2012; 6:e1870.

48. Gutiérrez B, Muñoz C, Osorio L, Fehér K, Illyés T, Papp Z, *et al.* Aromatic glycosyl disulfide derivatives: evaluation of their inhibitory activities against *Trypanosoma cruzi. Bioorg Med Chem Lett.* 2013; 23:3576-3579.

49. Keenan M, Chaplin J, Alexander P, Abbott M, Best W, Khong A, *et al.* Two analogues of fenarimol show curative activity in an experimental model of Chagas disease. *J Med Chem.* 2013; 56:10158-10170.

50. Torres E, Moreno-Viguri E, Galiano S, Devarapally G, Crawford P, Azqueta A, *et al.* Novel quinoxaline 1,4-di-N-oxide derivatives as new potential anti-chagasic agents. *Eur J Med Chem.* 2013; 66:324-334.

51. Papadopoulou M, Blooner W, Rosenzweig H, Ashworth R, Wilkinson S, Kaiser M, *et al.* Novel 3-nitro-1H-1,2,4-triazole-based compounds as potential anti-chagasic drugs: in vivo studies. *Future Med Chem.* 2013; 5:1763-1776.

52. Díaz M, Miranda M, Campos-Estada C, Reigada C, Maya J, Pereira C, *et al.* Pentamidine exerts "in vitro" and "in vivo"anti *Trypanosoma cruzi* activity and inhibits the polyamine transport in *Trypanosoma cruzi. Acta Trop.* 2014; 134:1-9.

53. Olmo F, Rotger C, Ramírez-Macías I, Martínez L, Marin C, Carreras L, *et al.* Synthesis and biological evaluation of N,N'-squaramides with high in vivo efficacy and low toxicity: toward a low-cost drug against Chagas disease. *J Med Chem.* 2014; 57:987-999.

54. Rodriguez G, Feijó D, Bozza M, Pan P, Vullo D, Parkkila S, *et al.* Design, synthesis, and evaluation of hydroxamic acid derivatives as promising agents for the management of Chagas disease. *J Med Chem.* 2014; 57:298-308.

55. Caballero A, Rodríguez-Diéguez A, Salas J, Sánchez-Moreno M, Marín C, Ramírez Macías I, *et al.* Lanthanide complexes containing 5-methyl-1,2,4-triazolo[1,5-a] pyrimidin-7(4H)-one and their therapeutic potential to fight leishmaniasis and Chagas disease. *J Inorg Biochem.* 2014; 138:39-46.

56. Prata A. Abordagem general do paciente chagasico. En Pinto Días J. Clinica e terapeutica do doença de Chagas. Um manual practico para o clínico general. Río de Janeiro. *Fio Cruz.* 1997; Págs. 115-126.

57. Rassi A, Rassi Jr A, Rassi S. Cardiopatía crónica: arritmias. En Pinto Días J. Coura J (eds). Doença de Chagas. Um manual para o clinico general. Río de Janeiro. *Fio Cruz.* 1997; Págs. 201-222.

58. Pinto Dias J. The treatment of Chagas Disease (South American tripanosomiasis). *Ann Int Med.* 2006; 144:772-774.

59. Viotti R, Vigliano C, Lococo B, Bertocci G, Petti M, Álvarez M, Poslan N, Armenti A. Long-term cardiac outcome of treating chronic Chagas disease with benznidazole versus no treatment: a nonrandomized trial. *Ann Intern Med.* 2006; 144:724-734.

60. Apt W, Heitman I, Jercic M.I., Jofre L, Muñoz P, C. del V., Noemí I, San Martín A.M, Sapunar J, Torres M, Zulantay I. Guidelines for the Chagas disease: Part VI. Antiparasitic treatment for Chagas disease. *Rev Chilena Infectol.* 2008; 25:384-389.

61. Viotti R, Alarcón de Noya B, Araujo-Jorge T, Grijalva M, Guhl F, López M, *et al.* Towards a paradigm shift in the treatment of chronic Chagas disease. *Antimicrob Agents Chemother.* 2014; 58:635-639.

62. Urbina J. Recent clinical trials for the etiological treatment of chronic Chagas disease: advances, challenges and perspectives. *J Eukaryot Microbiol.* 2015; 62:149-156.

63. Cerisola J. Evolución serológica de pacientes con enfermedad de Chagas aguda tratados con Bay 2502. *Bol Chile Parasitol.* 1969; 24:54-59.

64. Cançado R. Tratamiento etiológico do doença de Chagas pelo benznidazol. Capitulo 19. Libro *Trypanosoma cruzi* e doença de Chagas Eds. Brener Z, Andrade Z. y Barral-Neto M. *Guanabara Koogan,* Río de Janeiro. 2000; Pág. 389-405.

65. Virreira M, Torrico F, Truyens C, Alonso-Vega C, Solano M, Carlier Y, Svoboda M. Comparison of polymerase chain reaction methods for reliable and easy detection of congenital *Trypanosoma cruzi* infection. *Am J Trop Med Hyg.* 2003; 68:574-582.

66. Sánchez O, Mora M. and Basombrio M. 2005. High prevalence of congenital *Trypanosoma cruzi* infection and clustering in Salta, Argentina. *Pediatrics.* 2005; 115:668-672.

67. RUSSOMANDO G, ALMIRON M, CANDRA N, FRANCO L, SÁNCHEZ Z. and GUILEEN Y. Implementation and evaluation of a locally sustainable system of prenatal screening that allows the detection of cases of congenital transmission of Chagas disease in endemic zone of Paraguay. *Rev Soc Bras Med Trop.* 2005; 38:49-54

68. CARLIER Y, TRUYENS C, DELORON P, PEYRON F. Congenital parasitic infections: a review. *Acta Trop.* 2012; 121:55-70.

69. CHIPPAUX J, SALAS-CLAVIJO A, POSTIGO J, SCHNEIDER D, SANTALLA J, BRUTUS L. Evaluation of compliance to congenital Chagas disease treatment results of a randomised trial in Bolivia. *Trans R Soc Trop Med Hyg.* 2013; 107:1-7.

70. HUPRIKAR S, BOSSEMAN E, PATEL G, MOORE A, PINNEY S, ANYANWU A, *et al.* Donor-derived *Trypanosoma cruzi* infection in solid organ recipients in the United States, 2001-2011. *Am J Transplant.* 2013; 13:2418-2425.

71. BUSTAMANTE J, BIXBY L. & TARLETON R. Drug induced cure drives conversion to a stable and protective CD8+ T central memory response in chronic Chagas disease. *Nat Med.* 2008; 14:542-550.

72. LACUNZA C, NEGRETE O, MORA M, BUSTOS M, BASOMBRIO M. Uso de la reacción en cadena de la polimerasa para el control terapéutico de la infección crónica por *Trypanosoma cruzi*. *Rev Patol Trop.* 2015; 44:21-32.

73. DUFFY T, BISIO M, ALTCHEH J, BURGOS I, DÍAZ M, LEVÍN M, FAVALORO R, FREILIJ H, SCHIJMAN A. Accurate real-time PCR strategy for monitoring bloodstream parasites loads in Chagas disease patients. *PLoS Negl Trop Dis.* 2009; 3:419-429

74. BRITTO C. Usefulness of PCR-based assays to assess drug efficacy in Chagas disease chemotherapy: value and limitations. *Mem Inst Oswaldo Cruz.* 2009; 104:122-35.

75. SOLARI A, MUÑOZ S, VENEGAS J, WALLACE A, AGUILERA X, APT W, BRENIERE S, TIBAYRENC M. Characterization of Chilean, Bolivian and Argentinian *Trypanosoma cruzi* populations by restrictive endonuclease and isoenzime analysis. *Exp Parasit.* 1992; 75:187-195.

76. ANDRADE S, MAGALHAES J, PONTES A. Evaluation of chemotherapy with benznidazole and nifurtimox in mice infected with *Trypanosoma cruzi* strains of different types. *Bull World Health Organ.* 1985; 63:721-726.

77. FILARDI L, BRENER Z. Susceptibility and natural resistance of *Trypanosoma cruzi* strains to drugs used clinically in Chagas disease. *Trans Roy Soc Trop Med Hyg.* 1987; 81:755-759.

78. ZINGALES B, ANDRADE S, BRIONES M, CAMPBELL D, CHIARI E, FERNANDES O, *et al.* A new consensus for *Trypanosoma cruzi* intraspecific nomenclature: second revision meeting recommends TcI to TcVI. *Mem Inst Oswaldo Cruz.* 2009; 104:1051-1054.

79. CORONADO X, ZULANTAY I, ROZAS M, APT W, SÁNCHEZ G, RODRÍGUEZ J, ORTIZ S, SOLARI A. Dissimilar distribution of *Trypanosoma cruzi* clones in humans alter chemotherapy with allopurinol and itraconazole. *J. Antimicrob. Chemothe.* 2006; 58:216-219.

80. MARIN-NETO J, RASSI A JR, MORILLO C, AVEZUM A, CONNOLLY S, SOSA-ESTANI S, ROSAS F, YUSUF S; BENEFIT Investigators. Rationale and design of a randomized placebo-controlled trial assessing the effects of etiologic treatment in Chagas' cardiomyopathy: the Benznidazole Evaluation For Interrupting Trypanosomiasis (BENEFIT). *Am Heart J.* 2008; 156:37-43.

81. MORILLO C, MARÍN-NETO J, AVEZUM A, SOSA-ESTANI S, RASSI JR A, ROSAS F, *et al.* BENEFIT Investigators. Randomized trial of benznidazole for chronic Chagas' cardiomyopathy. *N Engl J Med.* 2017; 373(14):1295-1306.

82. BENDITA Study. A Phase II study to asses safety, tolerability and efficacy of different benznidazole regimens alone, and in combination with fosravuconazole DNDi Briefing Document 2019, 25 March

CAPÍTULO VI

Trypanosoma cruzi y otros organismos de la familia Trypanosomatidae

ALDO SOLARI I.

Phylum Protozoa
Clase: Zoomastigophorasida
Orden: Kinetoplastorida
Familia: Trypanosomatidae (*Trypanosoma, Fitomonas, Leishmania*)

Introducción y sistemática

La familia Trypanosomatidae se caracteriza por un solo axonema y por un organelo conocido como el kinetoplasto, un mitocondrión rico en DNA y que ocupa un gran espacio de la célula. De los nueve géneros reconocidos, dos son conocidos por incluir especies patógenas para el hombre y los animales (*Leishmania* y *Trypanosoma*). El primero es representativo de la sección salivaria, es decir, es transmitido via picada del insecto vector, y el segundo es representativo de la sección estercoraria, es decir, es transmitido vía fecas del insecto vector. En el género *Trypanosoma* la filogenia molecular identifica grupos mayores bien definidos: la sección estercoraria que incluye *T. cruzi,* el agente de la enfermedad de Chagas, y la sección salivaria, que incluye *T. brucei,* el agente que transmite la enfermedad del sueño en África. La filogenia molecular basada en el RNA ribosomal 18S de la subunidad pequeña y el gen gGAPDH indica que *T. brucei* se agrupa fuera del grupo que incluye el clado *T. cruzi,* así como miembros de otros géneros de trypanosomatideos, sugiriendo que el género *Trypanosoma* no es monofilético. Se ha reportado un estudio muy completo representando una gran colección de especies pertenecientes a varios géneros de Trypanosomatídeos con estos marcadores genéticos (1). La Figura 1 ilustra que la sección salivaria del género *Trypanosoma* cae fuera del cluster que incluye la sección estercoraria del mismo, así como miembros del género *Leishmania,* entre otros.

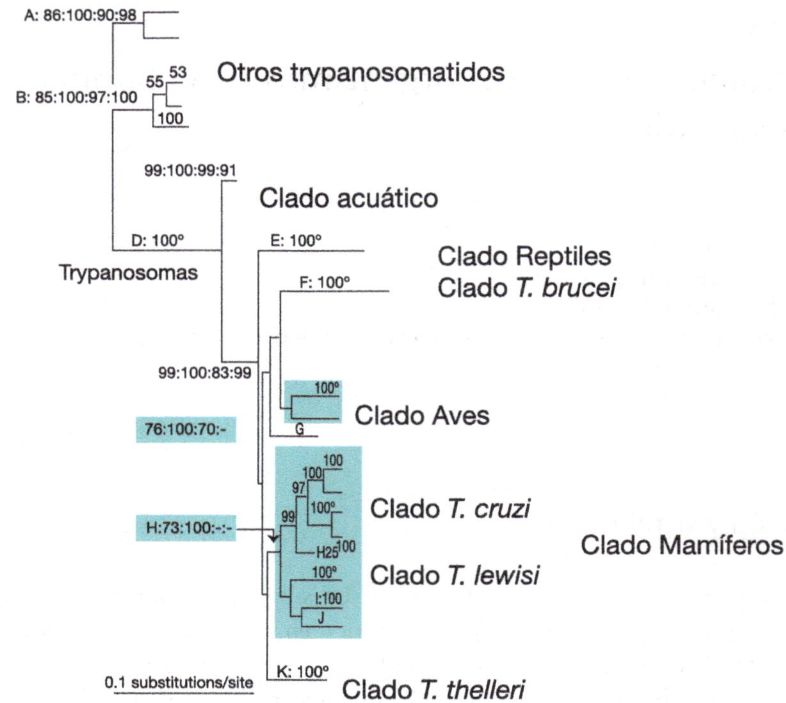

Figura 1. Filogenia de las secciones Salivaria y Estercoraria de la familia *Trypanosomatidae*.

Morfología

Aunque la forma de los miembros de la familia puede variar desde ovalada a piriforme, y los largos pueden variar desde 4 a 38 mm, comparten la estructura conocida como kinetoplasto. Por muchos años se asoció al órganelo con la función locomotriz de los parásitos ya que su localización es cercana al flagelo; sin embargo con el desarrollo de la microscopía electrónica se pudo visualizar al DNA kinetoplastídico como estructura de la única y singular mitocondrión que posee el parásito. Una característica propia también de estos tripanosomatídeos es el flagelo. El cuerpo basal del axonema está cercano al kinetoplasto aunque no está unido a él. Otra característica es la localización del kinetoplasto respecto al núcleo, el cual se sitúa posterior a este. La posición relativa del kinetoplasto y del axonema constituyen importantes características diagnósticas de los varios géneros (2). La familia *Trypanosomatidae* también posee múltiples formas celulares. Los estados son conocidos por su apelación genérica, tales como *leishmanioides*. Sin embargo, las formas más descritas son las promastigota, epimastigota, tripomastigota y amastigota, las cuales presentan características morfológicas específicas (Fig. 2).

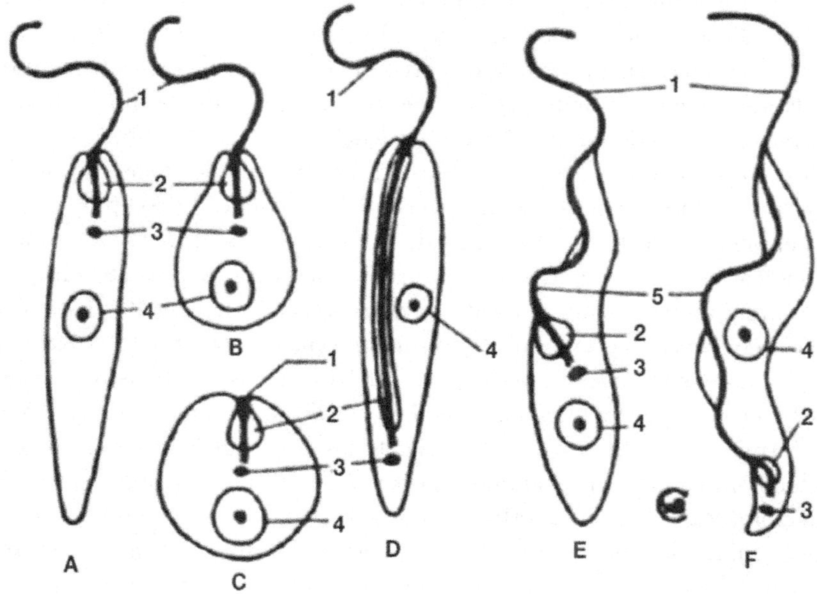

Figura 2. A promastigote; B y C amastigote; D epimastigote; E opistomastigote; F tripomastigote; 1 flagelo; 2 bolsillo flagelar; 3 kinetoplasto; 4 núcleo; 5 membrana ondulatoria (3).

Biologia celular en triponasomatídeos.

El pequeño tamaño de los tripanosomatídeos y su alta resistencia a los métodos de homogenización y fraccionamiento subcelular han determinado que los enfoques de estudio de estructura celular dependen exclusivamente de material seccional examinado al microscopio electrónico. La Fig. 3 muestra un esquema en las dimensiones de un tripanosomatídeo. En todos los tripanosomátidos el citoplasma está delimitado por la membrana plasmática, una unidad de membrana de aspecto trilaminar y dimensiones que se extienden hasta el bolsillo flagelar y es contínuo con la membrana del flagelo. Mas al interior de la membrana plasmática existe un arreglo de microtúbulos, aunque estas estructuras no sean en estricto sentido elementos de la membrana plasmática; ellas le otorgan en gran resistencia al parásito. Los microtúbulos peliculares se extienden en una zona del citoplasma que es el equivalente al ectoplasma de otros protozoos. En intervalos regulares las conexiones ocurren entre las microtúbulos y la membrana plasmática próxima a estas y entre microtúbulos adyacentes. Cada túbulo está construido sobre la base de 13 protofilamentos y se asume que las unidades fundamentales son tubulinas (3). Los microtúbulos peliculares en los triponosomatídeos representan el equivalente al citoesqueleto de otras células eucarióticas manteniendo la forma características del cuerpo, permitiendo la flexibilidad y los cambios transientes de formas, así como servir de anclaje de las proteínas intrínsecas de membrana. Estos microfilamentos así como los microtúbulos peliculares (4) podrían proveer el mecanismo para los cambios en las formas del cuerpo y la distribución de los organelos que caracterizan a las diferentes fases del ciclo de vida de las tripanosomátidos. Externo a la membrana plasmática se han descrito componentes como proteínas, lípidos y carbohidratos. Los lípidos se distribuyen en igual proporción de lípidos neutros fosfolípidos y los eludíos con acetona. Los ácidos grasos no saturados constituyen el 65% del total de los ácidos grasos, siendo el 18:1 el mayor constituyente. Otro lípido importante lo constituye el esterol ergosterol representando el 25% del total de los lípidos. La composición de polisacáridos de la superficie celular representa otra característica importante en los triponosomátidos y las distintas formas celulares de cada uno de ellos. Estos estudios se han realizado con ensayos citoquímicos en microscopía de luz y microscopía electrónica. Otros estudios usan ensayos de aglutinación a parásitos vivos y lectinas como sondas dada su alta especificidad con los polisacáridos. Las conclusiones son varias en *Trypanosoma cruzi*. Las formas epimastigotas a diferencia de las tripomastigotas son abundantes en N-acetil glucosamina, de forma tal que esta propiedad eléctrica (carga –) se utiliza para purificar tripomastigotes en la superficie externa de epimastigotes en resinas de intercambio aniónico (5). Las lectinas WGA y PNA, derivadas de las especies trigo y maní reconocen carbohidratos del tipo N-acetil glucosamina y D-galactosa, respectivamente en formas epimastigotes. Su uso tempranamente fue muy útil para distinguir subtipos dentro de *T. cruzi* mediante ensayos de aglutinación (6). Es así como el hoy conocido DTU TcI reacciona con PNA (aglutininas de maní) mientras que los linajes DTU TcII-TcVI reacciona con WGA, (aglutininas de germen de trigo) lo cual fue pioneramente demostrado en *T. cruzi* (7). Existen seis distintas DTUs (Discrete Typing Units), aunque últimamente se ha descrito un DTU llamado Tcbat circulando en murciélagos (8). A nivel de la membrana existen múltiples actividades enzimáticas específicas y saturables de transporte facilitado. Existen reportes de transporte de monosacáridos operado a bajas concentraciones y difusión facilitada a altas concentraciones externas (9). Lo mismo ocurre con el transporte de aminoácidos, aunque se trataría de un sistema de especificidad amplia (10). También se ha demostrado la captación de material particulado en tripanosmatídeos. Se sabe que la habilidad de endocitar material particulado desde fluidos extracelulares es una característica general de estos flagelados. Sin embargo, la única parte de la membrana que tiene esta habilidad es la porción del bolsillo flagelar. Dado que los tripanosomatídeos también exocitan material, tal como exoantígenos, es probable que su liberación ocurra concomitantemente con este proceso de endocitos mediado por vesículas. Se ha sugerido el posible rol de las vesículas exocitadas en la patología de la enfermedad de Chagas. Después de una temprana exposición a vesículas de *T. cruzi* se induce destrucción de células huésped y una reacción inflamatoria gatillada por amastigotes intracelulares en tejido cardíaco (11). La composición de estas vesículas exocitadas son de 20-80 nm y contienen glicoproteínas de la súper familia transialidasas que participan asociadas a las membranas vía glicosilfosfatidil inositol, moléculas unidas a α galactosa y proteasas como cruzipaína (12). Existen pocos estudios sistemáticos sobre estructuras diferentes a la única mitocondria y al kinetoplasto.

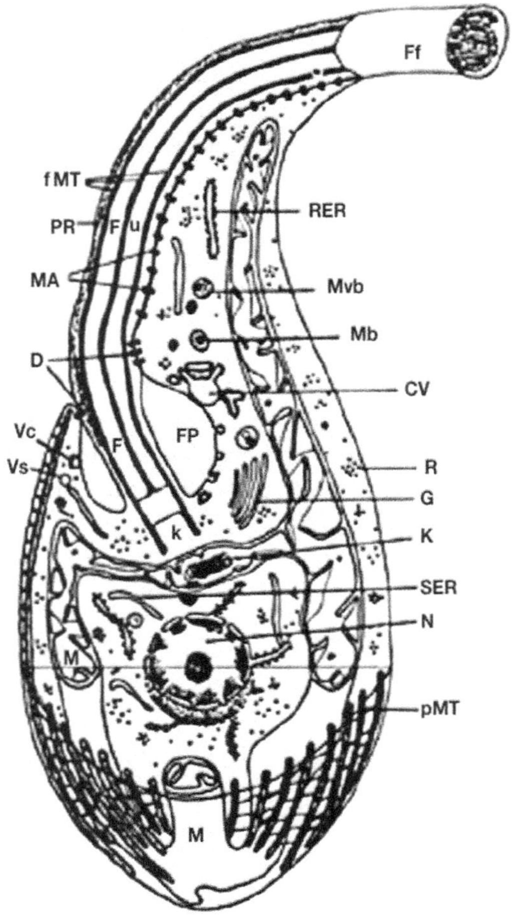

Fig 3. Diagrama de un epimastigote. CV, vacuola contráctil; D, desmosoma; F, flagelo; Ff, flagelo libre; Fu, región ondulante del flagelo; Fp, bolsillo flagelar, G, aparato de Golgi; k, red de kDNA en el kinetoplasto; k, kinetosoma; M, mitocondria; MA, mácula adherente; Mb, microcuerpo; fMT, microtúbulo flagelar, pMT, microtúbulo pedicular, N, núcleo; NL, nucléolo; PR, varilla paraaxial, R, ribosomas; RER, retículo endoplásmico rugoso, SER, retículo endoplásmico liso; Ve, vesícula revestida; Vs, vesícula alisada, Mvb, cuerpo multivesicular.

Por microscopía electrónica se muestra que el citoplasma aparace cubierto de ribosomas, algunos libres mientras que otros se muestran agrupados en polisomas o adheridos a la membrana nuclear y al retículo endoplásmico. Este último aparece moderadamente desarrollado y muestra la apariencia usual de unidad de membrana. Tanto los tipos de retículo endoplásmico rugosos como liso están presentes. También el aparato de Golgi está bien desarrollado y se localiza anterior al núcleo y cerca de la base del bolsillo flagelar. La región que rodea el aparato de Golgi contiene numerosas vesículas cubiertas y lisas (13). También se observan en el citoplasma la vacuola flagelar, que descarga su contenido allí y su abundancia es escasa con solo una unidad por célula. La vacuola contráctil está rodeada por un extenso sistema de túbulos de 60-70 nm sosteniendo el organelo y revestidas hacia la superficie citoplásmica (14). Las membranas de estos túbulos parecen continuar con la membrana contráctil y las relaciones generales sugieren que la membrana espongiforme contiene los fluidos expelidos hacia el exterior durante el sístole. Durante el diástole este fluido es transferido desde los túbulos hacia la creciente vacuola contráctil, la cual permanentemente aparece ligada a la membrana del bolsillo flagelar por un placa de adhesión. Cuando se alcanza el máximo tamaño de la vacuola contráctil, los túbulos se separan y aparecen transientes canales acuosos en la placa de adhesión, a través del cual los contenidos de las vacuolas contráctiles son exportados al bolsillo (15). Otras estructuras citoplasmáticas comunes son los microfilamentos, es decir, una variedad de vesículas unidas a membranas. La función y composición de los manojos microfilamentosos no asociados con asociaciones a membranas no se conocen. Los más abundantes cuerpos unidos a membranas y densas al microscopio electrónico suelen identificarse como microcuerpos. La morfología de estas se parece a los microcuerpos o peroxisomas de eucariotes superiores (16). Se les conoce como glicosomas, es decir, organelos donde ocurren las primeras reacciones de la vía glicolítica, los cuales además contienen superóxido dismutasas y peroxidasas, los cuales forman parte de una red de vías antioxidantes presentes en el retículo endoplásmico, mitocondria y citosol.

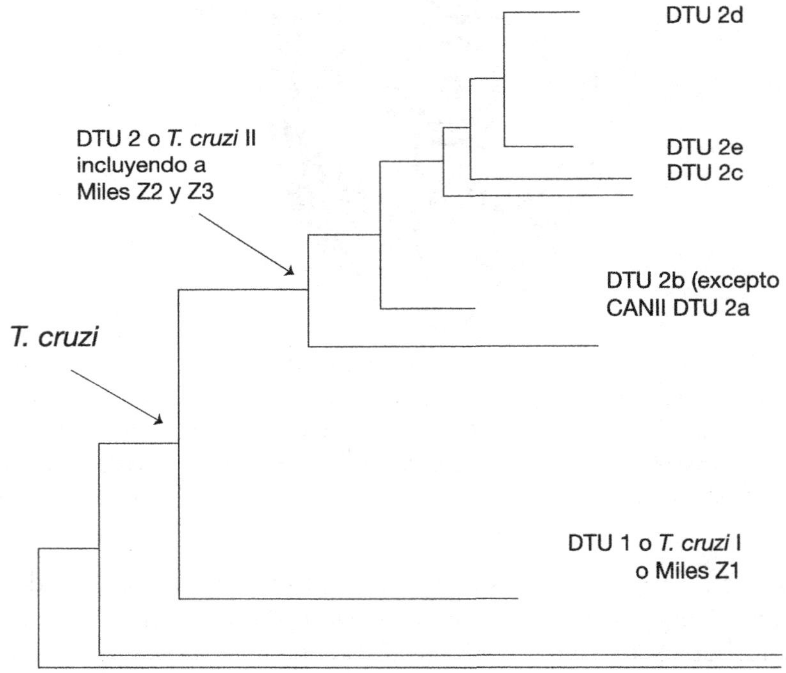

Figura 4. Dendrograma UPGMA basado en distancias genéticas de Jaccard por análisis isoenzimático de 22 loci. Se muestran las relaciones entre poblaciones de *T. cruzi* de Chile.

La presencia del kinetoplasto es diagnóstica del orden Kinetoplastida. Originalmente fue descrito como un gránulo fuertemente eosinófilo en la base del flagelo en células teñidas con tinción de Romanowsky. El kinetoplasto es hoy conocido como una región específica del mitocondrión conteniendo la red de DNA kinetoplasto, el cual representa aproximadamente el 20% del DNA total de la célula y que corresponde al DNA mitocondrial de otros eucariontes. La envoltura del kinetoplasto contiene dos membranas que son contínuas con las membranas interna y externa, tal como en otras mitocondrias. La membrana interna contiene crestas y una matriz granular fina conteniendo objetos como ribosomas, que son más pequeños y menos concentrados que los ribosomas citosólicos (17). Hoy está aceptado que este DNA consiste de dos tipos de móleculas circularmente cerradas, los minicírculos de 0.2-0.8 µm de contorno y los maxicírculos de 10 a 12 µm de largo. Mientras los primeros codifican los RNA guías participantes en el proceso de edición de los RNA mensajeros mitocondriales, los maxicírculos representan los DNA mitocondriales, es decir, codifican RNA ribosomales, citocromos, subunidades de la citocromo oxidasa y NADH deshidrogenasa entre otros (18, 19). Ambos tipos de DNA forman una red de círculos sobredesarrollados encadenados entre sí compuestas por 10 a 50 copias de maxicírculos (5% del total) y entre 5.000 a 20.000 copias (95% del total) de minicírculos por kinetoplasto según el tripanosomatídeo. En algunos tripanosomatídeos en que ha sido posible eliminar el kinetoplasto con drogas específicas como berenil y otros agentes intercalantes en DNA, se ha podido avanzar en la comprensión respecto de la función de este genoma. Poblaciones de tripanosomatídeos parcialmente diskenetoplastizados muestran una reducción en el consumo de oxigeno, de actividades enzimáticas mitocondriales respecto de las células con pleno kinetoplasto. Más aún en tripanosomas africanas como es *T. brucei* la forma sanguínea no requiere las funciones mitocondriales y posee pobre desarrollo de las membranas mitocondriales internas, ausencia del sistema de citocromos y realiza la oxidación terminal de la glucosa por glicosis exclusivamente (16). Es decir, la glicosis genera la fuente de obtención de energía que requiere esta forma sanguínea. Estos antecedentes apoyan el hecho que el kinetoplasto juega un rol en el metabolismo energético mitocondrial y con el consumo de oxigeno en algunas formas de tripanosomatídeos (20).

Fitomonas, tripanosomatídeos parásitos de plantas

Las fitomonas son muy antiguas y diversas afectando múltiples plantas en todos los continentes (21). Ellas son transmitidas en la saliva de insectos hemípteros fitófagos como *Dicracephalus agilis* (22,23). La infección por Fitomonas puede ocurrir sin aparente patogenicidad, pero también puede causar una enfermedad letal en plantas con valor económico en zonas tropicales y subtropicales, como café, coco y palmas. Una característica propia de estos tripanosomatídeos es que tienen un extremo polimorfismo morfológico. La mayoría, sin embargo, exhiben una morfología de promomastigotes. Esta heterogeneidad morfológica se correlaciona con una diversidad genotípica a nivel del genoma mitocondrial y poseen un genoma nuclear mucho mas pequeño que las *Leishmanias* y las *Tripanosomas*. (24). Más aún, poseen un set de genes codificantes consistentes en un metabolismo en plantas como células hospederas.

Leishmaniasis cutánea o del Nuevo Mundo.

El ciclo biológico es simple: amastigotes ovales de 2 a 5 μm son extraidos de la sangre de los vertebrados por moscas de la familia *Phlebotomidae* (*Lutzomia* sp. en América y *Phlebotomus* sp. en Asia y África). En estas los amastigotes originan promastigotes, unos anchos y poco móviles que se adhieren a las paredes intestinales del vector y otros delgados y libres en el lumen intestinal y la probóscide, que probablemente corresponden a las formas metacíclicas infectantes. Existen muchas especies del género *Leishmania*, que algunos autores dividen en dos subgéneros: Leishmania que se multiplica en la porción anterior del tracto digestivo, y Vianna que lo hace en la porción posterior. Sin embargo la mayoría de los autores prefiere tratar con grupos o complejos de especies. (25). La leishmaniasis es endémica de 88 países, con 12 millones de personas infectadas en todo el mundo. En América los países más afectados son Brasil y Perú. Tiene dos formas clínicas fundamentales: Leishmaniasis cutánea y visceral. La Leishmaniasis cutánea afecta piel y mucosas con lesiones únicas o múltiples eritematosas, pruriginosas y úlceras, que más tarde formarán pápulas y úlceras indoloras. La incubación puede ir de semanas a meses.

Los animales también pueden ser afectados. Se han reportado casos en perros, caballos, burros, roedores y otros animales silvestres. La Leishmaniasis visceral es conocida como Kala-Azar, y predomina en India, Sudán, Nepal, Bangladesh y Brasil. La enfermedad comienza con un granuloma primario, varios meses antes del comienzo de los síntomas. Los macrófagos parasitados se difunden por los linfáticos locales, para después invadir el hígado, bazo y médula ósea. En ellos se multiplican las leishmanias, destruyéndolos. La enfermedad cursa con fiebre, anemia, hepatomegalia, esplenomegalia, adenopatías y hemorragias. Se puede complicar con infecciones que agravan el curso de la enfermedad y pueden llevar a la muerte. El diagnóstico se basa fundamentalmente por los síntomas clínicos, sin embargo hay diagnóstico serológico que resulta poco específico porque se confunde con enfermedad de Chagas, ya que los parásitos de los géneros Leishmania y Tripanosoma comparten antígenos comunes.

La Tabla 1 muestra la diversidad de distintos tipos de Leishmanias en el Nuevo y Viejo Mundo.

Tabla 1

Complejo	Síndrome	Distribución	Reservorio	Vectores
MEXICANA L. mexicana	Cutáneo y difuso	Belice, Brasil, Guatemala, México, Venezuela	Roedores	Lutzomia olmeca
L. amazonensis		Brasil	Roedores y marsupiales	L. flaviscutellata
L. venezuelensis		Venezuela	Desconocido	L. olmeca
BRAZILIENSIS L. braziliensis	Cutáneo y mucocutáneo	Bolivia, Brasil, Colombia, Paraguay, Perú,	Roedores, perros	L. wellcomei
L. panamensis		Venezuela	Perezoso	L. trapidoi
L. guyanensis		Colombia, Costa Rica, Panamá	Perezoso	L. umbratilis
L. peruviana		Argentina, G. Francesa Guyana, Perú, Suriname	Hormiguero Perro	L. peruensis L. verrucarum
TRÓPICA L. trópica	Cutáneo y difuso	Asia, Medio Oriente, Litoral Mediterráneo	Hombre, perros	Phlebotomus sergenti, P. papatasi
L. major		África, Asia, Medio Oriente	Jerbo	P. papatasi, P. caucasicus
L. aethiópica		Etiopía, Kenya	Hiracoideos	P. longipes P. pedifer
DONOVANI L. donovani	Visceral	África, India, Nepal, Pakistán	Hombre, perros, roedores	P. argintipes P. orientales P. martini
L. infantum		Asia, China, Medio Oriente	Cánidos	P. perniciosus P. major P. caucasicus
L. infantum (= L. chagasi)		América Central y Sur	Cánidos	P. chinensis P. sergenti P. longipalpis

Existe la patología que se conoce con múltiples nombre en América: espundia, uta, úlcera de las chicleras o de Baurú. Es una enfermedad polimórfica de la piel y de las membranas mucosas. Se caracteriza por la presencia de lesiones ulcerosas indoloras, únicas y de duración limitada, o con lesiones nodulares, o lesiones monocutáneas que afectan a las membranas faríngeas después de la infección cutánea inicial. Esta última forma puede resultar mortal. El diagnóstico se hace mediante la identificación microscópica de cuerpos de *Leishman-Donovan* en frotis teñidos de material obtenido por raspado de los bordes de las lesiones. La reacción intradérmica, que representa la respuesta inmune celular o reacción de Montenegro, también es útil pues generalmente se vuelve positiva al principio de la enfermedad. La enfermedad se presenta en América desde México y todos los países de Sudamérica excepto Chile. Los agentes infecciosos son varios, siendo el más prevalente *L. brasiliensis* y *mexicana.* Son reservorios ciertos animales como roedores y perros. La transmisión ocurre en áreas rurales por picadura de flebótomos hembra infectantes o jejenes.

Tripanosomiasis africana

Trypanosoma brucei causa la enfermedad de sueño en África. En el este de África la enfermedad es aguda (Rhodesia) y en el oeste la enfermedad es más bien crónica (Gambia). Los animales domésticos y selváticos actúan como reservorios de la enfermedad y es transmitida por la mosca tsetse. Otro parásito conocido como *Trypanosoma evansi,* causa la enfermedad conocida como Surra, que tiene una distribución geográfica en todo el mundo y que exhibe variados efectos clínicos. Muchas moscas hematófagas, incluyendo Tábanos y Stomaxes actúan como vectores, transfiriendo mecánicamente por la saliva de uno a otro hospedero. Son hospederos los caballos, camellos y ganado, pero también varios animales del mundo selvático.

Tripanosomiasis americana o enfermedad de Chagas

La descripción de esta enfermedad depende de la fase del desarrollo. En la fase aguda generalmente, la cual se observa de preferencia en niños, se presenta con fiebre variable, malestar general, linfoadenopatía y hepatosplenomegalia. Puede presentarse una reacción inflamatoria en el sitio de la infección, y persistir hasta 8 semanas. El edema unilateral de los párpados (signo de Romagna-Mazza) ocurre en un porcentaje de los casos agudos. Las manifestaciones que constituyen una amenaza para la vida en esta fase son la miocarditis y la meningoencefalitis. Las manifestaciones crónicas, mientras tanto, por lo común se presentan más tarde en la vida, hasta 25 años posinfección, aunque muchas personas infectadas, el 75% de ellas, no muestran ninguna manifestación clínica. Las secuelas crónicas incluyen lesiones del miocardio con dilatación cardíaca (miocardiopatía Chagásica) y arritmias, así como complicaciones intestinales con dilatación del colon y esófago, conocidas como mega-colon y mega-esófago, respectivamente. Existen estimaciones de la carga económica global de la enfermedad de Chagas y concluyen que esa carga es equivalente a la de otras enfermedades, tales como infección por rotavirus y cáncer cervical (26). El diagnóstico en la fase aguda se establece por la demostración de parásitos en la sangre, ya que la parasitemia en esta fase es máxima. Esto se logra en pocos casos o examen directo, por cultivo, y mediante xenodiagnóstico (que consiste en alimentar triatominos infectados desde el paciente y encontrar los parásitos en sus heces varias semanas después).

En la fase crónica por el contrario el xenodiagnóstico puede ser positivo aunque la sensibilidad es baja si se utilizan pocos insectos. La técnica de PCR, sin embargo, es más sensible para detectar parásitos en la sangre en enfermos crónicos (27). Las pruebas serológicas son importantes para el diagnóstico ya que son muy sensibles y son de escaso valor en áreas geográficas donde circulan otros tripanosomatídeos que confunden el diagnóstico. La enfermedad se distribuye desde México y sur de Estados Unidos hasta Chile y Argentina en el sur de América. Son reservorios las personas infectadas y muchos animales domésticos y salvajes, como perros, gatos, conejos, cobayos, zorros y marsupiales. La transmisión es en áreas rurales por material fecal de triatominos infectados. Esta se produce a través de las conjuntivas, las membranas mucosas y abrasiones o heridas de la piel por las heces frescas de los insectos infectados. Puede transmitirse también por transfusiones de sangre, órganos transplantados, y traspaso de madre a hijo vía transplacentaria. Esto último representa un desafío para los equipos médicos de otras latitudes de América Latina para poder precisar el diagnóstico y hacer tratamiento. Hoy en día, y producto de emigraciones humanas, la enfermedad de Chagas se presenta en países no endémicos donde no existen los vectores (28). El control del recién nacido infectado por vía transplacentaria, sin embargo, tiene buen pronóstico a un tratamiento quimioterapéutico.

Otros tripanosomatídeos en América

Existen tripanosomatídeos que circulan en las mismas áreas geográficas que *T. cruzi*, y se encuentran en la sangre del hospedero, aunque no son patógenos para el hombre pero confunden el diagnóstico. Entre ellas vale la pena mencionar a *Trypanosoma rangeli*, de amplia circulación en toda América del Sur hasta Bolivia y Brasil. Es transmitido por los mismos vectores de *T. cruzi*, pero la transmisión es por via salivaria. Posee una morfometría algo mayor que *T. cruzi*, lo cual es usualmente usado como criterio de diferenciación; sin embargo no prolifera en el intestino del insecto, sino que en las glándulas salivales, de modo que el xenodiagnóstico logra diferenciar *T. rangeli* de *T. cruzi*. También existen pruebas más sensibles como PCR, que permiten diferenciar ambos parásitos por la amplificación de minicírculos con tamaños y secuencias de DNA muy diferentes (29). Otros tripanosomatídeos de la sección salivaria como *T. evansi* y *T. vivax* circulan en animales peridomésticos y por ello se confunden con *T. cruzi*. Generalmente se diferencian de *T. cruzi* por morfometría. Se trata de un *T. cruzi*-simil que no se comporta como un típico *T. cruzi* por varias pruebas clásicas, tales como infectividad en un modelo experimental murino y fallas en xenodiagnóstico. Estos tripanosomas introducidos en América, causan una enfermedad conocida como Surra y generalmente se asocian a la picadura por tábanos y circulan en áreas tropicales en ganados ovinos y bovinos preferentemente (30). Menos importantes para el hombre son otros tripanosomas introducidos en América, como *T. lewisi*, que infecta ratas, aunque no es patógena para su huésped y es transmitido por pulgas (31). También se ha encontrado tripanosomas específicos en murciélagos, los que los transmiten por mordedura. Se han identificado varias especies tales como: *Trypanosoma cruzi-marinkellei*, *Trypanosoma vespertilionis* y *Trypanosoma dionissi*.

Epidemiología molecular de *Trypanosoma cruzi*

Las variadas técnicas bioquímicas y moleculares utilizadas para tipificar y subtipificar patógenos se conocen como herramientas de epidemiología molecular. Desde sus comienzos el estudio de sistemas isoenzimáticos en las diferentes cepas de *T. cruzi* permitió distinguir pocos grandes grupos de parásitos dominantes también llamados zimodemas (32). De estos estudios se observó tempranamente un constante desequilibrio de ligamiento tanto en cepas de ciclo doméstico como selvático. También se observó una limitada variabilidad genética, aun usando un amplio rango de marcadores genéticos (22 locus isoenzimáticos), lo cual sugiere que la reproducción de *T. cruzi* y otros tripanosomatídeos sea clonal (33). La Figura 4 muestra que los linages de *T. cruzi* encontrados en Chile están distribuidos en dos grandes linages filogenéticos llamados *T. cruzi* I y *T. cruzi* II, que corresponden con la agrupación obtenida con otros marcadores moléculares tales como: reactividad con lectinas, cariotipos moleculares, y secuencias de minicírculos (32). En Chile estos dos grandes linages son *T. cruzi* I distribuidos en humanos, *M. spinolai* y animales silvestres de las regiones III, IV, V y Metropolitana, así como en *T. infestans* preferentemente de las regiones I y II, sin embargo la variabilidad observada en este grupo de *T. cruzi* es muy alta, aunque aparentemente es posible clasificarlos en subgrupos (34). El otro linage mayor o *T. cruzi* II, hoy día suele subclasificarse en TcII (DTU2b) TcIII, (DTU2a) TcIV, (DTU2c), TcV (DTU2d) y TcVI (DTU2e) (35). Estos subgrupos de parásitos se encuentran circulando en Chile en humanos, *T. infestans*, varios insectos del género *Mepraia*, animales silvestres y domésticos (36-45). A pesar de la amplia distribución de parásitos en los hospederos en ambos ciclos de transmisión, es posible encontrar una cierta adaptación de ciertos subgrupos de parásitos en determinados reservorios, tales como *T. cruzi* I en *M. spinolai*, y *T. cruzi* IId en humanos y *T. infestans*.

Referencias

1. Hamilton P.B., Gibson W.C., Stevens J.R. (2007). Patterns of co-evolution between trypanosomes and their hosts deduced from ribosomal RNA and protein-coding gene phylogenies. *Molecular Phylogenetics and Evolution* 44:15-25.
2. Clark T.B. (1959). Comparative morphology of four genera of Trypanosomatidae. J. Protozool. 6:227-232.
3. McGhee R.B., Cosgrave W.B. (1980). Biology and Physiology of the Lower Trypanosomatidae. *Microbiol. Rev. March.* p.140-173.
4. Scebeck T., Hemphill A., Lawson D. (1990). *The Cytoskeleton of Trypanosomes. Parasitol. today* 6(29:49-52.
5. Al-Abbassy S.N., Seed T.M., Kreier J.P. (1972). Isolation of the trypomastigote form of *Trypanosoma cruzi* from a mixture of the trypomastigote and epimastigote forms of the parasite by use of a DEAE-cellulose column. J. *Parasitol.* 58:631-632.
6. Jacobson R.L., Doyle R.J. (1996). Lectin-Parasite Interactions. *Parasitol. today* 12(2);55-61.
7. Schottelius J., Uhlebruck (1983). Comparative studies of *Trypanosoma cruzi* and *T. cruzi*-like stocks from different South American countries using lectins. *Z Parasitenkd* 69:727-736.

8. Lima L., Espinosa-Álvarez O., Pinto M.C., Cavazzana JR.M., Pavan A.C., Carranza J.C., Lim B.K., Campaner M., Takata C., Camargo E.P., Hamilton P.B. y Teixeira M.G. (2015). New insights into the evolution of the *Trypanosoma cruzi* clade provided by a new trypanosome species tightly linked to Neotropical Pteronotus bats and related to an Australian lineage of trypanosomes. *Parasites & Vectors* 8:657.

9. Tetunt E., Bringaud F., Chabas S., Barret M.P., Baltz T. (1994). Characterization of the glucose transport and cloning of a hexose transporter gene in *Trypanosoma cruzi*. *Proc. Natl. Acad. Sci.* USA 91:8278-8282.

10. Midgley M. (1978). The transport of α-amino isobutyrate into Crithidia fasciculata. *Biochem.* J. 174:191-202.

11. Torrecilhas A.C., Schumacher R.I., Alves M.J.M., Colli W. (2012). Vesicles as carriers of virulence factors in parasitic protozoan diseases. *Microbes Infect.* 14:1465-1474.

12. Trocoli A.C., Torrecilhas R.R., Tonelli W.R., Pavanelli J.S., Da Silva R.I., *et al.* (2009). *Trypanosoma cruzi*: parasite shed vesicles increase heart parasitism and generate an intense inflammatory response, *Microbes Infect.* 11:29-39.

13. Steinert M., Novikoff A.B. (1960). The existence of a cytostome and the occurrence of pinocitosis in the trypanosome Trypanosoma mega. J. Biophys. Biochem. *Cytol.* 8:563-569.

14. Brooker B.E. (1971). The fine structure of Crithidia fasciculata with special reference to the organelles involved in the ingestion and digestion of proteins. *Z. Zellforsch. Mikrosk. Anat.* 116:532-563.

15. Linder J. C., Staehelin A. (1979). A novel model for fluid secretion by the trypanosomatid contractile vacuole apparatus. *J. Cell. Biol.* 83:371-382.

16. Müller M. (1975). Biochemistry of protozoon microbodies: peroxisomes, α-glycerophosphate oxidase bodies, hydrogenosomes. *Ann. Rev. Microbiol.* 29:467-483.

17. Englund P.T., Hajduk S.L., Marini J. (1982). The Molecular Biology of Trypanosomes. *Ann. Rev. Biochem.* 51: 695.726.

18. Brennicke A., Marchfelder A., Binder S. (1999). RNA editing FEMS, *Microbiol. Rev.* 23:297-316.

19. Stuart K. (1991). RNA editing in mitochondrial mRNA of trypanosomatids. *TIBS* 16 (feb):68-72.

20. Ortiz S., Solari A. (2016). Trypanosome parasites and its diverse hosts: *A Review. International Journal of Environmental & Agriculture Research.* Vol-2. Issue-11. Pags. 70-75.

21. Votýpka J., Maslov D.A., Yurchenko V., Jirkü M., Kment P., Lun Z.R., Lukes J. (2010). Probing into the diversity of trypanosomatid flagellateds parasitizing insect hosts in South-West China reveals both endemism and global dispersal. *Mol Phylogenet Evol.* 54:243-253.

22. Jaskowska E., Butler C., Preston G., Kelly S. (2015). Phytomonas: Trypanosomatids adapted to plant environments. *PLoS Pathog.* 11:e1004484.

23. De Almeida Dias F., Souza Dos Santos A.L., Santos Lery L.M., Alves E Silva T.L., Oliveira M.M., Bisch P.M., Saraiva E.M., Souto-Padrón T.C., Lopez A.H. (2012). Evidence that a laminin-like insect mediates early events in the interaction of a Phytoparasite with its vector´s salivary gland. *PLoS One* 7:e48170.

24. Porcel B.M., Denoeud F., Opperdoes F., Noel B., Madoui MA., Hammarton TC., Field MC., Da Silva C., *et al.* (2014). The streamlined genome of Phytomonas spp. relative to human pathogenic kinetoplastids reveals a parasite tailored for plants. *PLoS Genet* 10:e1004007.

25. Lee B.Y., Bacon K.M., Bottazzi M.E., Hotez P.J. (2013). Global economic burden of Chagas disease: a computacional simulation model. *The Lancet February* 8, p. 1-7.

26. Solari A., Soto A., Arancibia C., Campillay R., Contreras M.C., Salinas P., Rojas A., Schenone H. (2001). Treatment of *Trypanosoma cruzi* – infected children with nifurtimox: a 3 year follow-up by PCR. *J. Antim. Chemot.* 48:515-519.

27. Arevalo J., Ramirez L., Adaui V., Zimic M., Tulliano G., Miranda-Verástegui C., Lazo M., Loayza-Muro R., De Doncker S., Maurer A., Chappuis F., Dujardin J.C., Llanos-Cuentas A. (2007). Influence of *Leishmania* (Viannia) species on the response to antimonial treatment in patient with American tegumentary leishmaniasis. *J Infect Dis* 195:1846-1851.

28. Bern C. (2015). Chagas'Disease. *N. Engl. J. Med.* 373:456-466.

29. Vallejo G.A., Macedo A.M., Chiari E., Pena S.D.J. (1994). Kinetoplast DNA from Trypanosoma rangeli contains two distint classes of minicircles with different size and molecular organization. *Mol. Biochem. Parasitol.* 67:245-253.

30. Desquesnes D., Dávila A. (2002). Applications of PCR-based tools for detection and identification of animal trypanosomes: a review and perspectives. *Vet. Parasitol.* 109:213-231.

31. Desquesnes D.S., Cuny G. (2002). PCR identification of Trypanosoma lewisi, a common parasite of laboratory rats. *Kinetoplastid Biol.* Dis. 1(1):2.

32. Barnabe C., Neubauer K., Solari A., Tibayrenc M. (2001). *Trypanosoma cruzi*: presence of the two major phylogenetic lineages and of several lesser discrete typing units in Chile and Paraguay. *Acta trop.* 78:127-137.

33. Tibayrenc M. (1998). Genetic epidemiology of parasitic protozoa and other infectious agents: the need for and integrated approach. *Int. J. Parasitol.* 28:85-104.

34. Cura CI., Mejía-Jaramillo AM., Duffy T., Burgos JM., Rodriguero M., *et al.* (2010). *Trypanosoma cruzi* I Haplogroups in American Countries Based on Spliced-Leader Intergenic Spacer Polymorphism. *Int J Parasitol* 40(14):1599-1607.

35. Zingales B., Miles M.A., Campbell S.A., Tibayrenc M., Macedo A.M., Teixeira M.M., *et al.* (2012). The revised *Trypanosoma cruzi* subspecific nomenclature: rationale, epidemiological relevance and research applications. *Infect. Genet. Evol.* 12, 240-253.

36. Coronado X., Zulantay I., Albrecht H., Rozas M., Apt W., Ortiz S., Rodriguez J., Sanchez G., Solari A. (2006). Variation in *Trypanosoma cruzi* clonal composition detected in blood patients and xenodiagnosis triatomines: implications in the molecular epidemiology of Chile. *Am. J. Trop. Med. Hyg.* 74(6) pp.1008-1012.

37. Rozas M., Botto-Mahan C., Coronado X., Ortiz S., Cattan P.E., Solari A. (2007). Coexistence of *Trypanosoma cruzi* genotypes in wild and periodomestic mammals in Chile. *Am. J. Trop. Med. Hyg.* 77(4) pp.647-653.

38. Coronado X., Rozas R., Botto-Mahan C., Ortiz S., Cattan P.E., Solari A. (2009). Molecular epidemiology of Chagas Disease in the wild transmission cycle: The evaluation in the sylvatic vector *Mepraia spinolai* from and endemic area of Chile. *Am. J. Trop. Med. Hyg* 81(4) pp. 656-59.

39. Galuppo S., Bacigalupo A., García A., Ortiz S., Coronado X., Cattan P.E., Solari A. (2009). Predominance of *Trypanosoma cruzi* genotypes in two reservoirs infected by sylvatic *Triatoma infestans* of an endemic area of Chile. *Acta trop.* 111: 90-93.

40. Bacigalupo A., Segovia V., García A., Botto-Mahan C., Ortiz S., Solari A., Acuna-Retamar M., Torres-Pérez F., Cattan P.E. (2012). Differential pattern infection of sylvatic nymphs and domiciliary adults of *Triatoma infestans* with *Trypanosoma cruzi* genotypes in Chile. *Am. J. Trop. Med. Hyg.* 87(3) pp.473-480.

41. Toledo A., Vergara F., Campos R., Botto-Mahan C., Ortiz S., Coronado X., Solari A. (2013). Short Report: *Trypanosoma cruzi* genotypes in *Mepraia gajardoi* from wild ecotypes in Northern Chile. *Am. J. Trop. Med. Hyg.* 88, 285-288.

42. Garcia A., Ortiz S., Iribarren C., Bahamonde M.I., Solari A. (2014). Congenital co-infection with different *Trypanosoma cruzi* lineages. *Parasitol. Int.* 63:138-139

43. APT W., ARRIBADA A., ZULANTAY I., SAAVEDRA M., ARAYA E., SOLARI A., ORTIZ S., ARRIAGADA K., RODRIGUEZ J. (2015). *Trypanosoma cruzi* burden, genotypes, and clinical evaluation of Chilean patients with chronic Chagas cardiopathy. *Parasitology Res.* 114, 3007-18.

44. CAMPOS-SOTO R., ORTIZ S., CORDOVA I., BRUNEAU N., BOTTO-MAHAN C., SOLARI A. (2016). Interactions between *Trypanosoma cruzi* the Chagas disease parasite and naturally infected wild Mepraia vectors of Chile. *Vector-Borne and Zoonotic Diseases.* 16, Number 3. Doi:10.1089/vbz.2015.1850.

45. ORTIZ S., CEBALLOS M.J., GONZÁLEZ C.R., REYES C., GÓMEZ V., GARCÍA A., SOLARI A. (2016). *Trypanosoma cruzi* diversity in infected dogs from areas of the north coast of Chile. *Veterinary Parasitology: Regional Studies and Reports.* 5:42-47.

Capítulo VII

Triatominos (Triatominae)

Mauricio Canals L.

Introducción

Los hemípteros (Hemiptera), del griego "hemi" mitad y "pteron" ala, son un grupo muy diverso de insectos distribuido en todo el mundo, cuyo nombre deriva de un gran grupo (Heteroptera), caracterizado por un par de alas anteriores (hemiélitros) con una mitad basal dura y una mitad basal membranosa. Tambien incluye a todo un grupo de insectos con alas enteramente membranosas (Homoptera). Tienen un aparato bucal chupador que les permite succionar savia y fluidos como la sangre y la hemolinfa. Como ejemplo, encontramos los pulgones, las cigarras y las chinches en general.

Dentro de los Hemípteros se encuentra una gran familia llamada *Reduviidae* con aproximadamente 6.800 especies, uno de los más diversos grupos de insectos depredadores. Estos se conocen como los "chinches asesinos". Son insectos hemimetabolos, es decir, con metamorfosis incompleta, que a partir del huevo desarrollan varios estadios ninfales que son muy semejantes al adulto. Su distribución es mundial y se les pueda encontrar en hábitats muy diversos, desde el desierto a las selvas de Borneo (1). Se les puede encontrar asociados a las cortezas de los árboles, en los suelos, sobre las hojas, en nidos y en cuevas, y su alimentación varía desde herbívoros y fungívoros, predadores generalistas, depredadores especialistas de milípedos, arañas, hormigas y termitas, hasta la ingestión exclusiva de sangre (hematofagia) (1).

En la familia Reduviidae encontramos a la subfamilia *Triatominae*, que puede definirse como Reduvideos hematófagos de rostros trisegmentados asociados a nidos de aves y mamíferos (1-3), aunque algunos de estos son depredadores o hematófagos facultativos. Su ciclo de vida comprende el huevo, cinco estadios ninfales y el imago o adulto, que presenta ocelos, aparato genital externo bien desarrollado y, en el caso de algunas especies, alas desarrolladas (4). La característica fundamental de este grupo es la adaptación a la hematofagia, lo que esa asociado a cambios morfológicos, conductuales y demográficos asociados con tres factores clave: 1) explotación de la sangre de vertebrados como fuente de alimentación, 2) adaptación al ambiente del hospedero, y 3) progresiva dependencia del hospedero como fuente de dispersión pasiva (5).

Hematofagia

Hay dos rutas principales en la evolución de la hematofagia en los insectos: 1) la asociación prolongada y cercana con los vertebrados y 2) la preadaptación morfológica para perforar (6). Una de las características morfológicas que han sido asociadas a la adaptación a la alimentación sobre vertebrados en el caso de los Triatominos es la capacidad del tercer segmento rostral de flexionarse hacia arriba y la presencia de estiletes agudos, lisos (7), sin embargo esta característica no es exclusiva de los triatominos. Lo que es claro es que los triatominos derivan de predadores de vida libre y se originaron entre 110 y 32Ma (1, 8-10), después de la separación de los continentes (11).

Hay argumentos para pensar que el primer paso fue la asociación con hospederos, el acercamiento a los nidos y el uso de estos como hábitat preferidos (1), después del asentamiento de los hospederos. La hematofagia al parecer ocurre después de este hecho, basados en que la morfología es muy similar entre los Triatominos y el resto de los Reduvideos, y no hay simbiontes (micetomas) que permitan la digestión de la sangre, lo que sugiere poco tiempo de divergencia (11). Además muchos Triatominos conservan la capacidad de alimentarse de la hemolinfa de otros insectos e incluso "robar" la sangre que otro ha ingerido a través de la picadura sobre este (cleptohematofagia), presente incluso en nuestros vectores de la enfermedad de Chagas (3). La hematofagia parece haber ocurrido en distintas épocas en diferentes líneas de Reduvídeos (1,3,12). Posee el beneficio de la accesibilidad y el alto contenido nutritivo que permite la mantención de poblaciones muy numerosas de estos insectos; pero, por otra parte, impone costos a nivel del tracto digestivo, como la necesidad de acidificar la sangre por el uso de catepsidas para su digestión (ya que no tienen tripsinas ni simbiontes). La consecuencia es una digestión muy lenta y un lento desarrollo de los estadios ninfales, con largos periodos preimaginales (antes de llegar a adultos) llegando a más de 6 meses en muchos casos.

La asociación a nidos de aves y vertebrados es muy conveniente para estos insectos vectores ya que el nido les proporciona un ambiente cálido y húmedo y protección contra los depredadores y eventos climáticos; además permite la agregación y contacto entre individuos facilitando la reproducción (12).

Adaptación a ambientes domésticos

Los ambientes domésticos son protegidos de menor variabilidad climática y con fuentes de alimentación predecibles, lo que los hace preferidos para estos insectos hematófagos. El ambiente doméstico y peridoméstico concentra la población humana y numerosos animales periantrópicos. En Chile, por ejemplo, se ha demostrado la sobrevivencia poblacional experimental y natural de *M. spinolai*, una de las especies silvestres (13, 14), además de *T. infestans* en ambientes habitacionales. Por otra parte, al existir una fuerte asociación con el hombre, este último se constituye en un vehículo de dispersión de la especie. Así por ejemplo, hay reportes documentados de poblaciones en trenes del norte (3). Las viviendas humanas permiten la existencia de estos insectos en lugares que de otra forma no podrían sobrevivir por las condiciones climáticas. Sin embargo esta adaptación tiene algunas consecuencias demográficas y genéticas, como le disminución de la variabilidad genética por efecto fundador (11) y también la fuerte competencia interhermanos.

Clasificación y distribución

Dependiendo de los autores, actualmente se consideran entre 140 y 144 especies de Triatominos (12) agrupados en 5 tribus:

Alberproseniini: Alberprosenia
Bolboderini: Belminus (8)
    Bolbodera (1)
    Microtriatoma (2)
    Parabelminus (2)
Cavernicolini: Cavernicola (2)
Rhodniini: Psammolestes (3)
    Rhodnius (17)
Triatomini: Dipetalogaster (1)
    Eratyrus (2)
    Hermanlentia (1)
    Linschcosteus (6)
    Panstrongilus (13)
    Paratriatoma (1)
    Triatoma (77)
    Mepraia (3)

Los tres géneros más importantes desde la perspectiva médica son Triatoma, Rhodnius y Panstrongilus, que de un modo muy general se asocian a rocas, vegetación (palmeras) y hábitats terrestres o subterráneos, respectivamente. Mientras Rhodnini se distribuye por el Amazonas, el eje Caatinga-Cerrado-Chaco y los llanos de Colombia y Venezuela, Triatomini tiene tres focos de dispersión: el llamado complejo dispar de los Andes de Colombia y Venezuela, el grupo infestans asociado al Amazonas Sur, y el grupo *dimidiata* del Yucatán al norte del Amazonas.

Clasificación epidemiológica

Desde la perspectiva epidemiológica, los triatominos se clasifican según el nivel de adaptación a las viviendas humanas: Especies: 1) silvestres, 2) intrusivas, 3) domiciliarias y 4) domésticas. Las especies silvestres son aquellas que se encuentran estrictamente en ambientes silvestres y las intrusivas son aquellas que a pesar de ser encontradas principalmente en el medio ambiente natural, ocasionalmente se encuentran dentro de viviendas humanas posiblemente atraídos por la luz o traídos a la vivienda por transporte pasivo (15). En este sentido, los ambientes domésticos y peridomésticos pueden ser considerados como focos sumideros de atracción para poblaciones silvestres (15, 16). Las especies domiciliarias son aquellas en las que se ha descrito inhabitualmente la presencia en viviendas de todos los estadios del ciclo de vida, desde huevos a adultos. Las colonias de estas especies no son muy abundantes y pueden desaparecer progresivamente de las casas sin necesidad de intervenciones (15). Las especies domésticas tienen las mismas características de las especies domiciliarias pero su hallazgo es habitual, ocupando un territorio más extenso y existe dispersión por trasporte pasivo (15).

En un estudio mediante análisis de conglomerados de las preferencias alimentarias de numerosas especies se encontraron tres grupos principales; el primero agrupando a las especies domésticas y domiciliarias, el segundo a las intrusivas y silvestres, y el tercero con especies especialistas como *Cavernicola pilosa* y *Psammolestes coreodes*. Por otra parte, este mismo análisis agrupó a las fuentes alimentarias en forma consistente con estos grupos separando las fuentes de alimentación domésticas y peridomésticas (humanos, perros, gatos, algunos artiodáctilos como vacas y cabras, y cerdos) del resto de los animales silvestres (17).

Especies más importantes

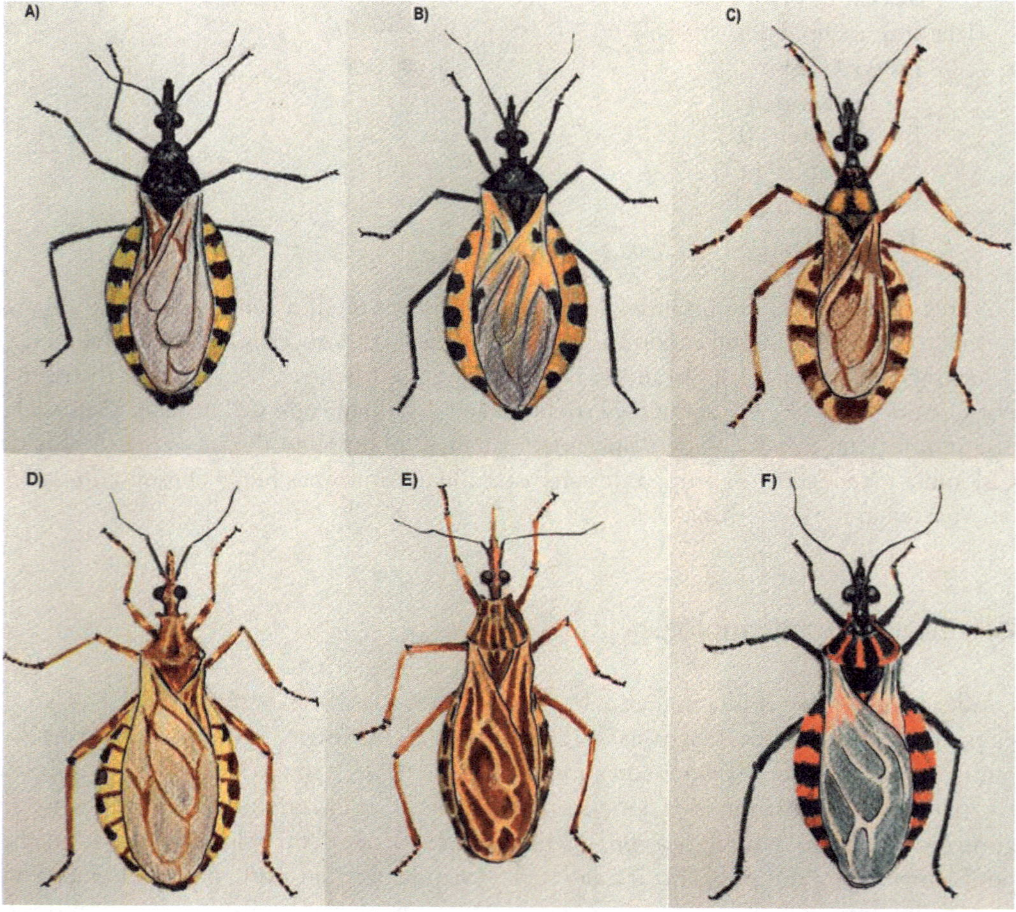

Figura 1. a) *Triatoma infestans* hembra; b) *Triatoma dimidiata* hembra; c) *Triatoma brasiliensis*; d) *Triatoma sórdida*; e) *Rhodnius prolixus*; f) *Panstongylus megistus*

Triatoma infestans (Klug 1834)

Longitud:	21-26 mm en machos y 26-29 mm en hembras.
Color:	Marrón oscuro a negro, con manchas amarillas en el conexivo corion y patas.
Distribución:	Argentina, Bolivia, Brasil, Chile, Ecuador, Paraguay, Perú y Uruguay. Desde la línea del Ecuador hasta los 46°35´S por Argentina y los 34°S por Chile. Llega a altitudes de 4.100 msnm en Bolivia.
Ecoepidemiología:	especie clasificada como doméstica, con escasos focos silvestres. Esta especie es considerada el principal vector del sur de Sudamérica. Sus hábitos son nocturnos y sus hábitats preferentes son grietas e intersticios habitacionales y entre rocas y nidos de roedores (2, 4, 18).

Triatoma dimidiata (Latreille 1811)

Longitud:	24,5-32,0 mm en machos y 24,5-35,0 mm en hembras.
Color:	Marrón oscuro a negro, con conexivo desde amarillo pálido a naranja.
Distribución:	Belice, Colombia, Costa Rica, Ecuador, Guatemala, Honduras, México, Nicaragua, Panamá, Perú, Salvador, Venezuela. Se le encuentra en altitudes bajo 500 msnm.
Ecoepidemiología:	especie clasificada como doméstica y domiciliaria, con escasos focos silvestres. Esta especie es un importante vector del norte de Sudamérica, América Central y México. Sus hábitos son nocturnos y sus hábitats preferentes son nidos de marsupiales, armadillos y roedores. Presentan conducta de camuflaje cubriéndose de partículas de polvo (2, 4, 18).

Triatoma brasiliensis (Neiva 1911)

Longitud:	22-25 mm en machos y 23-25,5 mm en hembras.
Color:	Marrón oscuro a negro, con café-amarillo en los márgenes del cuello, pronoto, patas, hemiélitros y conexivo.
Distribución:	Brasil, bajo 750 msnm.
Ecoepidemiología:	especie clasificada como doméstica, domiciliaria y silvestre, siendo un vector muy importante en el área de Caatinga, en el noroeste de Brasil. Sus hábitats preferentes son nidos de grandes roedores (2, 4, 18).

Triatoma sordida (Stal 1859)

Longitud: 14-19 mm en machos y 15-20 mm en hembras.

Color: Marrón claro, con áreas de amarillo pálido en cabeza, cuello, pronoto, patas, hemiélitros y conexivo.

Distribución: Argentina, Bolivia, Brasil, Paraguay, Uruguay. Se le encuentra hasta 1.700 msnm.

Eco-epidemiología: especie clasificada como doméstica y domiciliaria, con escasos focos silvestres. Esta especie es un importante vector del sur de Sudamérica. Sus hábitos son nidos de aves silvestres y se le encuentra frecuentemente en gallineros (2, 4, 18).

Rhodnius prolixus (Stal 1859)

Longitud: 17,5-20 mm en machos y 19,5-21,5 mm en hembras.

Color: Marrón amarillento claro, con márgenes y líneas café oscuro en el pronoto, conexivo y otras partes del cuerpo.

Distribución: Bolivia, Brasil, Colombia, Costa Rica, Ecuador, Guayana Francesa, Guatemala, Guyana, Honduras, México, Nicaragua, Panamá, El Salvador, Surinam, Venezuela. Se le encuentra hasta 2.700 msnm.

Ecoepidemiología: especie clasificada como doméstica y domiciliaria, con focos silvestres. Esta especie es un muy importante vector del norte de Sudamérica y América Central. Sus hábitos son nidos de roedores silvestres y se le encuentra frecuentemente en palmas (2, 4, 18).

Panstrongylus megistus (Burmeister 1835)

Longitud: 26-34 mm en machos y 29-38 mm en hembras.

Color: Negro, con áreas de rojo y rojo pálido en cabeza, cuello, pronoto, patas y conexivo.

Distribución: Argentina, Bolivia, Brasil, Paraguay, Uruguay. Se le encuentra hasta 1.700 msnm.

Ecoepidemiología: especie clasificada como intrusiva y silvestre, con muchos focos silvestres. Esta es un importante vector de Sudamérica. Su hábitat son nidos de aves silvestres y se le encuentra en gallineros, palmas, bromeliáceas, ágaves, entre las raíces de árboles y fisuras y grietas (2, 4, 18).

Referencias

1. Hwang WS, Weirauch C. Evolutionary history of assassin bugs (Insecta: Hemiptera: *Reduviidae*): Insights from divergence date and ancestral state reconstruction. *PLoS ONE.* 2012; 7(9): e45523.
2. Schofield C.J. Triatominae: Biology and Control. *EuroCommunica Publications*, 1994. Bersted Mews, Bognor Regis, West Sussex PO22 9RR, U.K.
3. Schofield CJ, Gorla DE. Triatominos y su control. En: *Parasitología Humana.* (Ed. Apt W) Mc Graw-Hill. México, 2013: 610-626.
4. Lent H, Wygodzinsky P. Revision of the *Triatominae* (Hemiptera, *Reduviidae*), and their significance as vectors of Chagas disease. *Bull Am Mus Nat Hist* 1979; 163:123–520.
5. Schofield CJ, Dolling W. Bedbugs and kissing-bugs (bloodsucking Hemiptera) in: *Medical Insects and Arachnids* (Ed Lane RP, Crosskey RW). Chapman & Hall, London, UK, 1993: 483-516.
6. Lehane M. *The biology of blood sucking insects*. Cambridge University Press, Cambridge. 2005.
7. Cobben R. Evolutionary trends in Heteroptera. Part 2. Mouth-part structuresand feeding strategies. *Mededlingen Landbouwhogeschool*, Wageningen 1978: 78-5; 1-407.
8. Bargues MD, Marcilla A, Ramsey JM, Dujardin JP, Schofield CJ, Mas-Coma S. Nuclear rDNA-based molecular clock of the evolution of *Triatominae* (Hemiptera: *Reduviidae*), vectors of Chagas disease. *Mem Inst Oswaldo Cruz.* 2000;95:567–573.
9. Gaunt M, Miles MA. The ecotopes and evolution of triatomine bugs (triatominae) and their associated Trypanosomes. *Mem Inst Oswaldo Cruz* 2000; 95: 5557-5565.
10. Patterson JS, Gaunt MW. Phylogenetic multi-locus codon models and molecular clocks reveal the monophyly of haematophagous reduviid bugs and their evolution at the formation of South America. *Mol Phylogen Evol.* 2010;56(2):608–621.
11. Schofield CJ, Diotaiuti L, Dujardin JP. The process of domestication in Triatominae. *Mem Inst Oswaldo Cruz* 1999; 94(1):375–378.
12. Otárola-Luna F, Pérez-Sánchez AJ, Sandoval C, Aldana E. Evolution of hematophagous habit in *Triatominae* (Heteroptera, *Reduviidae*). *Rev Chil. Hist Nat.* 2015; 88:4 DOI 10.1186/s40693-014-0032-0.
13. Canals M, Cattan P.E, Ehrenfeld M. Sobrevivencia de Triatoma spinolai en ambiente habitacional. *Parasitología al día.* 1994; 18(3):82-87.
14. Frías-Lasserre D, González C, Reyes C, De Carvalho DB, Oliveira J, Canals M, Da Rosa JA. Wing polymorphism and *Trypanosoma cruzi* infection in wild, perodomestic and domestic collections of *Mepraia spinolai* (Hemiptera: *Reduviidae*) from Chile. J. *Med Entomol.* 2017; in press.
15. Waleckx E, Gourbière S, Dumonteil E. Intrusive versus domiciliated triatomines and the challenge of adapting vector control practices against Chagas disease. *Mem Inst Oswaldo Cruz.* 2015 May; 110(3):324-38.
16. Rascalou G, Pontier D, Menu F, Gourbière S. Emergence and prevalence of human vector-borne diseases in sink vector populations. *PLoS One.* 2012; 7(5):e36858.
17. Canals M, Ehrenfeld M, Cattan PE. Situación de Mepraia Spinolai, vector silvestre de la enfermedad de Chagas en Chile, en relación con otros vectores, desde la perspectiva de sus fuentes de alimentación. *Revista Médica de Chile* 2000; 128:1108-1112.
18. Carcavallo R, Galindez I, Jurberg J, Lent H (eds) Atlas of Chagas disease vectors in the Americas. *Fiocruz*, Rio de Janeiro. 1998.

Capítulo VIII

Las especies chilenas de vinchucas (Hemiptera: Reduviidae: Triatominae), vectores de la enfermedad de Chagas.

Christian R. González, Daniel Frías-Lasserre

Introducción

La enfermedad de Chagas o Tripanosomiasis americana es una infección sistémica causada por el parásito protozoario *Trypanosoma cruzi*. Esta patología es una zoonosis en la que participa un gran número de reservorios vertebrados y transmisores triatominos. La enfermedad de Chagas se transmite a los seres humanos y a más de 150 especies de animales (perros, gatos, cobayos, roedores, marsupiales, entre otros), principalmente por hemípteros hematófagos redúvidos.

Durante 1999 Chile obtuvo la certificación al lograr la interrupción de la transmisión vectorial de la enfermedad de Chagas (1), certificación realizada por una comisión de expertos de la Iniciativa de Control de la transmisión por *T. infestans* y transfusional de la enfermedad de Chagas de los países del Cono Sur (incosur-Chagas) y de la ops/oms, convirtiendo a Chile en el segundo país de la región, después de Uruguay, en lograr este objetivo (2).

En Latinoamérica, según la Organización Mundial de la Salud (3), existen más de ocho millones de personas infectadas con la enfermedad de Chagas, causando más de 10.000 muertes anualmente (4). Esta enfermedad es transmitida por insectos hematófagos de la familia *Reduviidae*, subfamilia *Triatominae*, siendo todas las especies de triatominos potenciales vectores del *Trypanosoma cruzi* (5,6).

En la actualidad el impacto de esta enfermedad no se limita a las zonas rurales. Las migraciones de la población humana, a gran escala, a las zonas urbanas en Latinoamérica y a otras regiones del mundo han aumentado la distribución geográfica y cambiado la epidemiología de la enfermedad de Chagas (7). En Estados Unidos, y en otras regiones donde está presente la enfermedad, aunque no a niveles endémicos, las estrategias de control se concentran en prevenir la transmisión causada por transfusiones de sangre, trasplantes de órganos y la transmisión transplacentaria (8).

La presentación de la enfermedad de Chagas se encuentra estrechamente relacionada con el área de distribución de sus vectores, la cual abarca desde México al cono sur de Sudamérica, aunque, como se ha señalado, se ha extendido a otras regiones del planeta.

Ahora bien, como se presentan reducidas estrategias terapéuticas para tratar esta patología, la mayoría de los esfuerzos, de lucha contra la enfermedad, se han orientado al control de sus vectores con la aplicación de una amplia gama de insecticidas sistémicos (9), principalmente piretroides. Aunque, producto de la sostenida aplicación de insecticidas, en algunas regiones ha aparecido resistencia a insecticidas, situación que estaría contribuyendo a la imposibilidad de eliminar focos residuales de algunas especies vectoras en Sudamérica (10). La detección de poblaciones resistentes, particularmente en *T. infestans*, demuestra el potencial de los triatominos para desarrollar altos niveles de resistencia (11).

El orden Hemiptera es un dominante grupo de insectos exopterigotos que agrupa más de 85.000 especies en el planeta, y cuyo rasgo más característico es su especializada armadura bucal adaptada para extraer contenidos líquidos desde plantas, otros insectos y vertebrados. El orden Hemiptera se subdivide en tres subórdenes: Sternorrhyncha (pulgones, conchuelas, chanchitos blancos), Auchenorrhyncha (chicharras, cicadélidos, membrácidos) y Heteroptera (mulitas de agua, chinches). La gran mayoría de los Hemiptera son terrestres y fitófagos, y solo dentro del suborden Heteroptera se encuentran formas carnívoras y grupos acuáticos (belostómidos, notonéctidos). El suborden Heteroptera se caracteriza por varias sinapomorfias que apoyan su monofilia, tales como: labio insertado en el frente del prosterno con una región gular esclerotizada, región clipeal reducida, con dos ocelos como máximo, venación alar reducida, alas acopladas por un aparato formado por setas o una zona tuberculada bajo la vena anal fusionada del ala anterior y conexivo dorsal desarrollado; reúne 75 familias que se distribuyen en todos los continentes, excepto la Antártica; una de estas familias es Reduviidae, la cual agrupa especies predadoras y hematófagas. La familia Reduviidae, caracterizada, entre otros caracteres, por ojos protuberantes y grandes, cabeza detrás de los ojos usualmente elongada y con 2 ocelos, antenas generalmente con segmentos flagelares fusiformes, labio usualmente con 3, raramente 4, segmentos, prosterno usualmente con surco estridulador, laterotergitos dorsal y ventral presentes, espiráculo 1 presente, espiráculos 2-8 ubicados en el medioesternito; es una de las más grande y morfológicamente más diversas dentro de Heteroptera. La familia está conformada por 22 subfamilias, 930 géneros y más de 6.500 especies (12); en Chile reúne 7 subfamilias, 17 géneros y 27 especies (13); siendo una de las subfamilias de Reduviidae Triatominae conformada por seis tribus, 16 géneros y 147 especies (5) y caracterizado por labio elongado, casi recto, con una conexión membranosa flexible entre los segmentos 3 y 4, segmento antenal 2, en los adultos, llevando 3 a 7 trichobotrios, cabeza no estrechada detrás de los ojos, conexivo ampliamente membranoso. Las 147 especies de Triatominae son, primariamente, de distribución americana, aunque unas pocas especies de la tribu Triatomini alcanzan, en su distribución, regiones de India y Australia (14). Dentro de Triatominae, las tribus más diversificadas, a nivel específico, corresponden a Triatomini y Rhodniini, agrupando más de 130 especies conocidas (5); estas tribus han evolucionado en Sudamérica, estrechamente asociadas a los cambios geológicos y climáticos que ha experimentado el continente debido, por ejemplo, al levantamiento de la cordillera de los Andes (15).

Para Chile se han descrito 4 especies de Triatomini, agrupadas en dos géneros: *Triatoma* Laporte y *Mepraia* Mazza, Gajardo y Jorg, todas ellas potenciales vectores de *T. cruzi*.

Las especies de vinchucas de Chile

Chile se ubica, en gran parte de su extensión, en la denominada Área Andina en el sentido de Morrone (16). Esta área, que se extiende desde los 26°S al sur, presenta un alto nivel de endemismos que se reflejan en distintos taxones. El Área Andina también se superpone con la Región Neotropical, en la llamada Zona de transición Sudamericana (17). Las particularidades de esta zona quedan también reflejadas en los insectos, donde se halla un alto grado de endemismos, en los distintos niveles taxonómicos, incluso con familias endémicas para Chile, en plantas (18) o insectos (19), por ejemplo. Esta particular entomofauna es el resultado de procesos históricos dinámicos marcados por cambios climáticos, extensos periodos de aislamiento y variaciones en el nivel del mar, así como cambios tectónicos que, en extensos periodos, mantuvieron al continente Sudamericano, y a Chile en particular, completamente aislados. Estos procesos modelaron un particular clima y, por consiguiente, las características de la biota de la región y también del país.

Según Torres-Pérez *et al.* (20), las poblaciones de *T. infestans* de Chile tendrían un probable origen debido a dos rutas migratorias, a partir de poblaciones de Bolivia y del norte de Argentina. Mientras que las poblaciones de las especies de Mepraia, según Campos *et al.* (21), habrían evolucionado con anterioridad a la llegada de *T. infestans* a Chile e influenciadas por distintos factores orográficos y climáticos.

El género Triatoma Laporte, con más 80 especies conocidas (5), presenta una amplia distribución en la región Neotropical, alcanzando algunas de sus especies hasta Estados Unidos, mientras que unas pocas se distribuyen en regiones de India y Nueva Guinea (12). Lent & Wywodzinky (14) reconocen distintas agrupaciones taxonómicas, dentro del género, destacando el complejo "Infestans", el cual incluye 17 especies que se distribuyen exclusivamente en Sudamérica, excepto en las áreas boscosas del norte del continente. Dentro de este complejo se reconoce el Subcomplejo "Infestans" el cual reúne tres especies: *T. delpontei* Romaña y Abalos, *T. infestans* Klug y *T. platensis* Neiva.

La única especie del género distribuida en Chile es *Triatoma infestans* (Klug, 1834), especie que ha sido prácticamente erradicada de los domicilios, o se detecta en baja abundancia, aunque tanto en las regiones Metropolitana, de Valparaíso y Atacama, han sido detectados focos silvestres (22) que plantean nuevos desafíos a los programas de control.

Triatoma infestans (Klug, 1834)

En la fase adulta *T. infestans* es un insecto de aproximadamente 20 a 30 mm, de coloración general negruzca a café-negruzco con tonalidades amarillentas en el corium, patas y el conexivo abdominal (Fig. 1A y B).

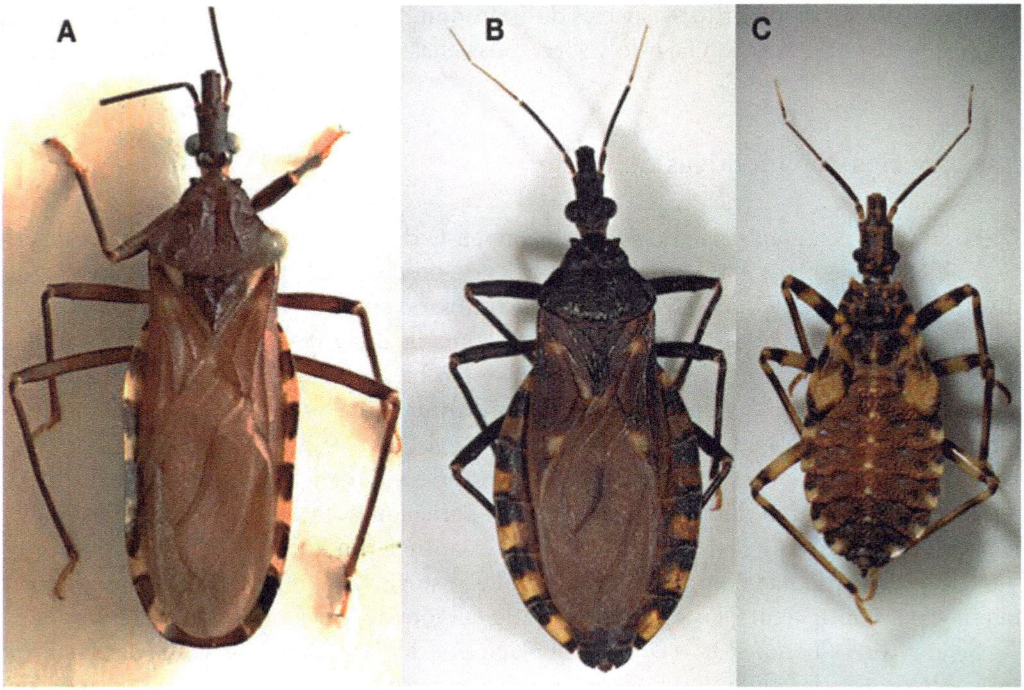

Figura.1. Adultos y ninfa de *T. infestans*. (A) Macho, (B) Hembra, (C) Ninfa de V estado.

Cabeza: alargada, casi tan larga como el pronoto, rugosa y con presencia de granulaciones. Ojos sobresalientes, en vista dorsal, y dispuestos en la parte baja de la cabeza, en vista lateral. Clípeo ensanchado en la parte posterior; genas redondeadas. Antenas negruzcas; primer segmento antenal alcanzando casi el ápice del clípeo; segundo segmento cerdoso. Rostro alargado, cerdoso, dispuesto en posición ventral y sobrepasando la posición de los ojos. Cuello negruzco con manchas amarillentas laterales.

Tórax: pronoto negruzco brillante, porción anterior con dos pequeños tubérculos proyectados anteriormente y con los ápices generalmente amarillentos; zona posterior rugosa. Escutelo completamente negruzco brillante, rugoso y con un proceso distal elongado y cónico. Hemiélitros oscuros, aunque la región central del ala (corio) negra pero con la membrana café; parte inferior del ala negra pero con presencia de manchas amarillentas. Venas de la membrana alar negruzcas. Patas largas y delgadas, negruzcas con el primer segmento (trocánter) y la base del fémur amarillos; fémur anterior y medio con pequeños dentículos subapicales.

Abdomen: dorsalmente convexo, ligeramente comprimido en la línea media, ventralmente oscuro a negruzco; espiráculos respiratorios ubicados cerca de la sutura conexival. Conexivo negro y cada segmento con grandes áreas amarillentas que se extiende hasta la zona ventral (urotergito).

Genitalia. Pigóforo semiglobular con la cápsula fuertemente esclerotizada y con el borde posterior con proyección media en forma de espina. Parámeros clavados y con el extremo distal variable en forma. Phallus oval llevando un falosoma externo y el endosoma.

Huevos. Forma general elipsoidal de entre 2,00 mm de largo y 1,0 mm de diámetro. Corion ligeramente traslúcido, de coloración variable, aunque conforme el embrión madura, adquieren una coloración anaranjada.

Ninfas: presentan característicos patrones de coloración amarillenta y café en el tórax y las patas. Integumento con pequeños tubérculos setas del cuerpo marcadamente espinulosas. Pronoto desarrollado, metanoto reducido. Patas con escasas setas y tarsos de dos segmentos. Urotergitos con dos corridas transversas de setas. Las ninfas de V estado (Fig. 1C) concuerdan con los caracteres generales de los adultos, aunque la coloración es marcadamente diferente y, por ejemplo, existe ausencia de ocelos.

Ciclo biológico: T. infestans es un insecto hemimetábolo, lo cual significa que su ciclo biológico comprende los estados de huevos, ninfas (cinco estadios) y adultos. Es una especie doméstica y peridoméstica, aunque también ha sido encontrada en focos silvestres en Bolivia (23), Argentina (24), Paraguay (25) y Chile (22, 26). Presenta hábitos crepusculares y nocturnos, alimentándose preferentemente en la noche de una amplia variedad de hospederos incluyendo al hombre. Los cinco estados ninfales son hematófagos y potencialmente vectores de *T. cruzi*; se diferencian de los adultos en que su genitalia y las alas no están completamente desarrolladas. Su ciclo biológico completo depende de la disponibilidad de alimento y la temperatura y, en promedio, la fase ninfal puede completarse, en condiciones de laboratorio, en 158 días; los adultos logran vivir, bajo condiciones de laboratorio, unas 26 semanas los machos y alrededor de 16 semanas las hembras (27).

Distribución: Esta especie se distribuye preferentemente en el cono sur de América del Sur extendiéndose a algunas zonas de Brasil y en Argentina con reportes que alcanzan a los 46°S (Provincias de Chubut y Santa Cruz) (28). En Chile el área tradicionalmente endémica, por la presencia de este vector, se extendía entre la región de Arica y Parinacota por el norte (18°S), a la región de O'Higgins por el sur (34°S). Sin embargo, luego de las intensas campañas de control, desde la década de los años 1980, mediante la aplicación de insecticidas, su rango de distribución actual se ha reducido comprendiendo zonas de la Región de Tarapacá (sector Huarasiña) hasta la Región Metropolitana (áreas de Calera de Tango), particularmente con la detección de focos silvestres de esta especie asociados a *Bromeliáceas* (26)

El género *Mepraia* Mazza, Gajardo & Jorg es endémico de Chile y reúne 3 especies: *M. gajardoi* Frías, Henry y González, *M. parapatrica* Frías-Lasserre y *Mepraia spinolai* (Porter).

Si bien es cierto se trata de especies silvestres, ocasionalmente invaden el domicilio y el peridomicilio, específicamente *M. gajardoi* y *M. spinolai* (29). En *M. parapatrica* no se ha determinado si es transmisora de *T. cruzi* (30, 31).

Las especies de *Mepraia* presentan un característico patrón morfológico. Sin embargo son fácilmente diferenciables con base en sus características morfológicas externas, de su genitalia (30, 32) (Tabla 1) y por la morfología externa de los huevos (Fig. 2).

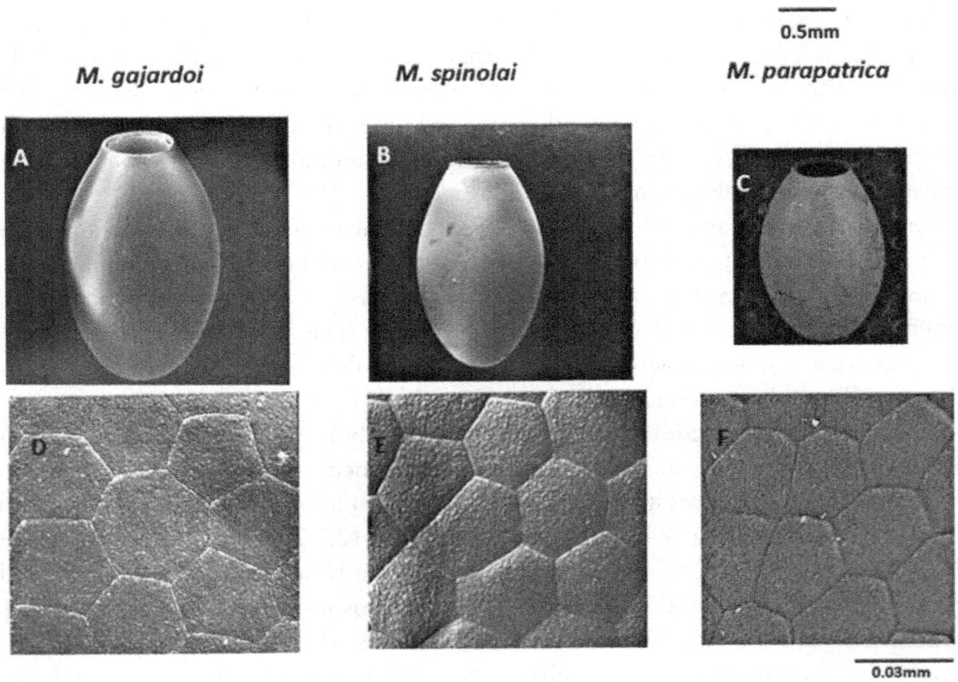

Figura 2. Huevos y superficie del corion vistos al microscopio de barrido de las especies de *Mepraia*: (A y D) *M. gajardoi*, (B y E) *M. spinolai*, *M. parapatrica* (C y F).

Tabla 1. Diferencias morfológicas entre las especies de *Mepraia*.

Carácter	*M. gajardoi*	*M. parapatrica*	*M. spinolai*
Manchas del II urotergitos en las hembras	Pequeñas o ausentes, rojizas o café	Dos manchas rojas separadas.	Una banda anaranjada continua.
Urotergitos II a VII en las hembras	Con pequeñas manchas café en los márgenes de los urotergitos.	Con pequeñas manchas rojas en los márgenes de los urotergitos	Con una banda continua roja o naranja en los márgenes de los urotergitos.
Color del conexivo en las hembras	Café oscuro	Café oscuro	Rojizo
Color de los urosternitos en las hembras	Uniformemente café oscuro.	Negro con pequeñas manchas rojas en los márgenes de los uroesternitos II a IV.	Café oscuro con pequeñas manchas rojas en los uroesternitos II a VII.
Largo de hemiélitros en los machos	Siempre braquípteros	Braquípteros y macrópteros	Macrópteros, braquípteros y micrópteros

Mepraia gajardoi Frías, Henry y González, 1998 (33)

M. gajardoi es una especie de una longitud de entre 20,0-22,5 las hembras y 19,5-21,0 los machos, de coloración general negruzca y con pequeñas manchas laterales rojizas en la parte dorsal de conexivo. Machos braquípteros (Fig. 3A), hembras micrópteras (Fig. 3B), hemiélitro nunca alcanzando o sobrepasando el ápice del abdomen como el macho macróptero de *M. spinolai*.

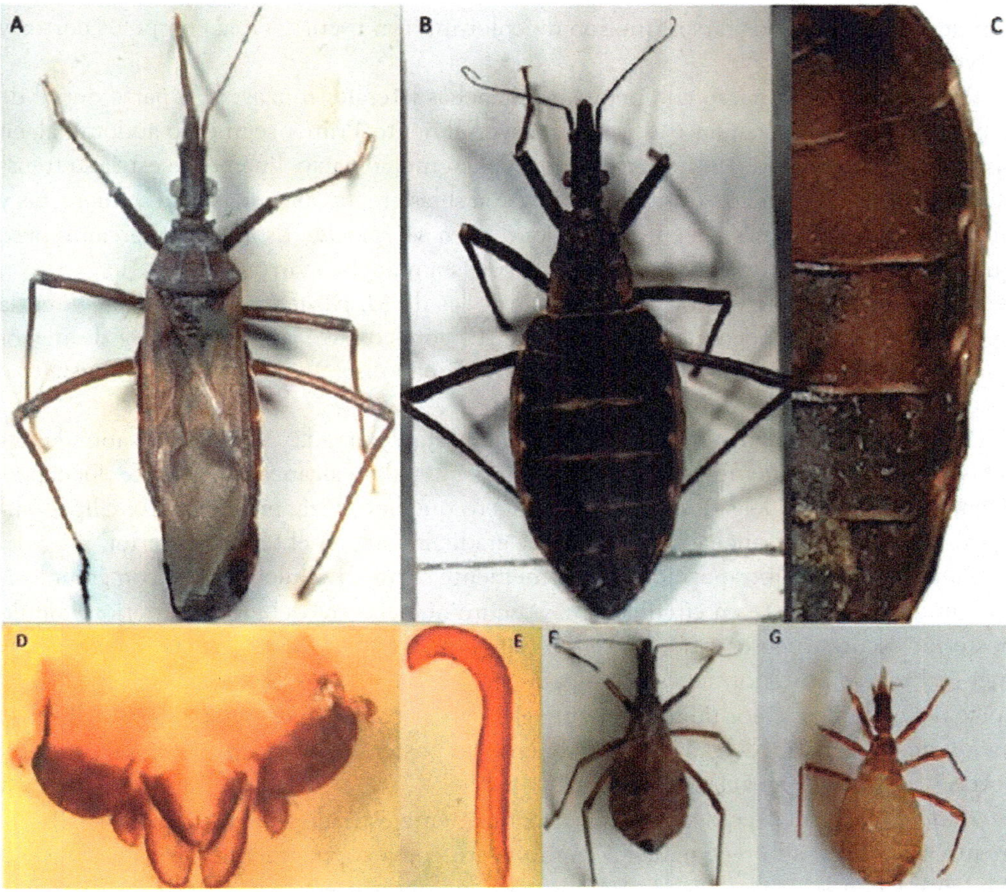

Figura 3. Macho, hembra, genitalia y ninfas de *M. gajardoi*. (A) Macho. (B) Hembra. (C) Mitad derecha del abdomen de una hembra, en vista ventral, mostrando las manchas del conexivo. (D) Genitalia de la hembra en vista ventral. (E) Parámero del macho en vista lateral. (F) Ninfa de III estado en vista dorsal. (G) Ninfa de III estado diafanizada con KOH.

Hembra: Cabeza negra, fuertemente granulada. Antenas negras con largas setas, en todos los segmentos. Rostro negro con segmentos rostrales delgados. Ojos pequeños, nunca alcanzando el nivel inferior de la cabeza.

Tórax: Pronoto subtrapezoidal uniformemente negro. Lóbulo anterior débilmente granulado. Lóbulo posterior rugoso. Las proyecciones anterolaterales son romas anulares y más largas que en *M. spinolai*. Escutelo subtriangular, negro sobre esclerito semicircular; Proceso posterior reducido. Mesoesterno con una cresta recta transversal. Microélitro alcanzando hasta el primer segmento del abdomen. Patas uniformemente negras, con la excepción de los tarsos que son de color marrón oscuro. Tibia con pelos cortos y curvos.

Abdomen: ovoide, negro con pequeñas manchas laterales rojizas en la parte dorsal de conexivo (Fig. 3C); finamente estriado transversalmente. Primer segmento abdominal, en vista dorsal, redondeado en margen posterior. Esterno convexo, finamente estriado transversalmente y sin manchas en el conexivo y con setas erectas alargadas y no semierectas y menos numerosas en el segmento posterior que en *M. spinolai*. Espiráculos cercanos pero que no alcanzan la sutura conexiva y encerrados en mancha marrón claro.

Genitalia. Se diferencia de las genitalias de las de *M. parapatrica* y *M. spinolai* en la morfología de los gonocoxitos y gonapófisis. El gonocoxito 9 es más largo y de mayor amplitud que las otras dos especies. Además, la gonapófisis 9 es mucho más robusta que las de *M. parapatrica* y *M. gajardoi*.

Macho: Cabeza rugosa, con pilosidad negra corta y curvada. Antenas con abundantes setas, parecidas a las hembras. Primer segmento antenal no alcanzando el ápice del clípeo. Segmentos rostrales delgados. Cuello más ligero que la cabeza, marrón claro. Clípeo angosto, ligeramente ensanchado en el ápice y gradualmente en el tercio posterior.

Tórax: pronoto subtrapezoidal, uniformemente oscuro. Lóbulo anterior con granulosidad limitada, dispuesto en círculos y más oscuro que el resto del lóbulo anterior. Lóbulo posterior oscuro, rugoso, estriado transversalmente. Escutelo subtriangular, fuertemente rugoso. Proceso posterior del escutelo pequeño y cónico. Hemiélitro nunca alcanzando el ápice del abdomen, color uniformemente gris oscuro con el ápice agudo. Patas uniformemente negras, largas y delgadas, especialmente las posteriores. Tibia muy setosa, con setas cortas y largas entremezcladas.

Abdomen: ovoide. Tergo negro, cóncavo, finamente estriado transversalmente. VII segmento abdominal sub rectangular. Esterno negro convexo; finamente estriados transversalmente y con los setas erectas alargadas, más numerosos en segmentos posteriores. Espiráculos cercanos, pero no adyacentes a la sutura conexiva y encerrados en una mancha marrón claro. Conexivo con pequeñas manchas rojizas.

Genitalia. El aedagus posee una longitud entre 1,27 a 1,40 mm. Placa basal del aparato articulatorio es moderadamente esclerotizada y más corta que 0,65 mm; placa de la faloteca moderadamente esclerotizada y redondeada en su parte posterior; proceso del endosoma cónico en su parte anterior; parámeros moderadamente curvos en la región anterior, romboide y ligeramente esclerotizado en el ápice (Figs. 3D y E).

Huevos: blancos. Morfología del corion, por fotografía de microscopio electrónico, se muestra en la Fig. 2. Los huevos de *M. gajardoi* (Fig. 2A) son más largos y anchos que los de *M. spinolai* (Fig. 2B) y los de *M. parapatrica* (Fig. 2C) son más cortos y anchos que los de *M. spinolai*. Vistos al microscopio electrónico de barrido, la superficie del corion es bastante más lisa en *M. parapatrica* (Fig. 2F) que aquellas de *M. gajardoi* y *M. spinolai* (Figs. 2D y E, respectivamente). Se ha observado que las hembras de estas especies presentan diferencias en sus lugares de oviposición. *M. gajardoi* lo hace en los nidos de aves marinas y también en pilas de piedras donde habitan principalmente lagartos; mientras que *M. parapatrica* deposita sus huevos también en nidos y lugares de reposo de aves marinas. *M. spinolai* deposita sus huevos principalmente en nidos de pequeños mamíferos silvestres y en corrales de piedras de animales domésticos.

Ninfas. Coloración general negruzca en la cabeza, antenas, tórax y patas (Figs. 3F y G), mientras que el abdomen varía en color desde el café rojizo a café claro y, por lo general, con los últimos segmentos abdominales negruzcos. En las ninfas de quinto estado los urotergitos se observan café claro. Los machos muestran esbozos alares solo en las ninfas de IV y V estadio. Estos esbozos alares están siempre ausentes en la hembra.

Distribución. *M. gajardoi* se distribuye a lo largo de la costa norte de Chile entre los 18° y 26°S.

Mepraia parapatrica Frías-Lasserre, 2010 (tomado de Frías-Lasserre, 2010)

M. parapatrica es una especie negruzca de 18,4 a 22,4 mm de largo, en la cual las hembras son micrópteras, mientras que los machos son braquípteros y macrópteros (Figs. 4A y B). Tórax negro y conexivo abdominal del segundo urotergito con dos manchas rojizas separadas, urotergitos III a VII con pequeñas manchas rojizas en la intersección de la sutura intersegmental.

Hembras: Cabeza: largo entre 4,22-4,78 mm, ancho entre 2,00-2,55 mm, negra, fuertemente granulada; primer y segundo segmento antenal negro, primer segmento con setas cortas y curvas, segundo segmento con largas setas; tercero y cuarto, café con setas largas y cortas. Rostrum negro, segmentos rostrales delgados. Ojos gris metálicos, nunca alcanzando el margen inferior de la cabeza. Ocelos pequeños, diámetro 0,16-0,21 mm, rojizos o blanquecinos. Cuello negro brillante.

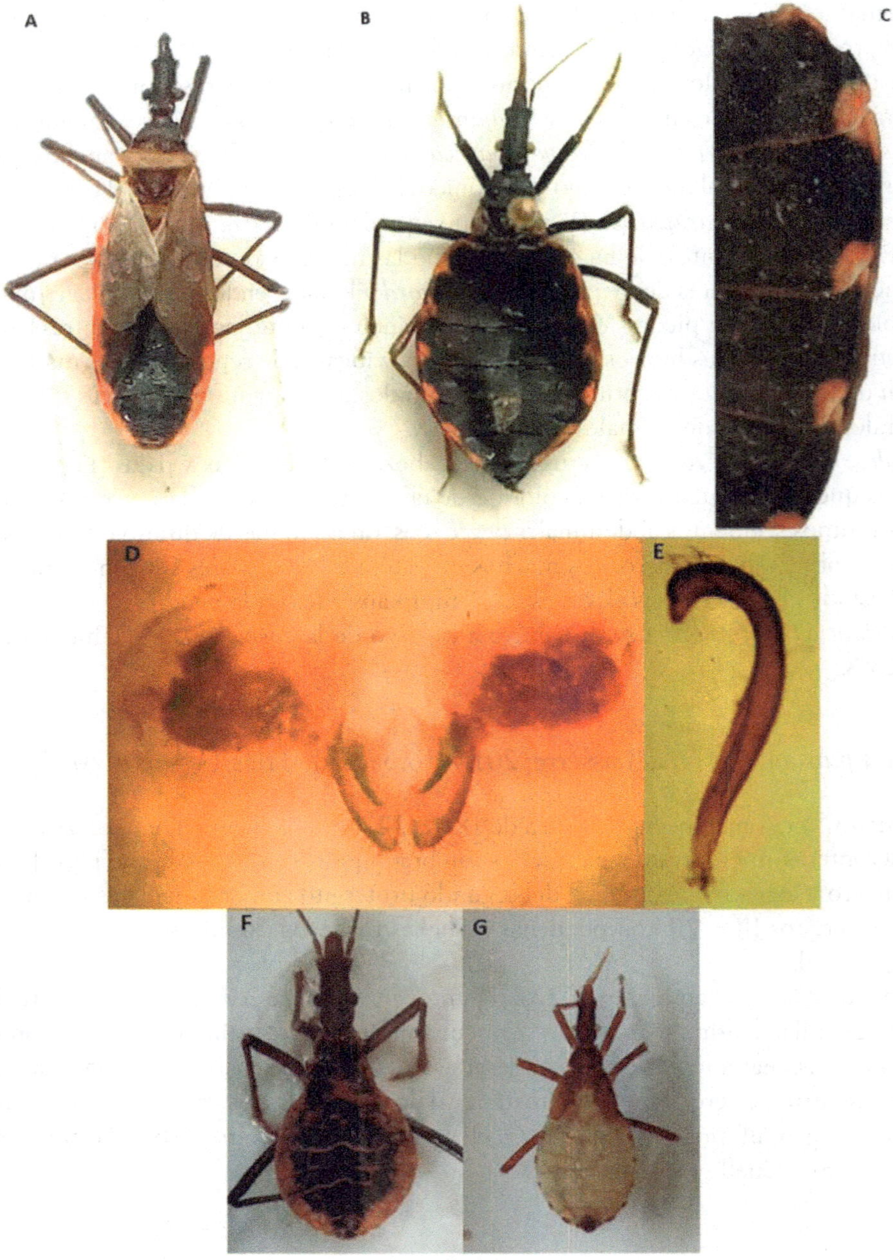

Figura 4. Macho, hembra, genitalia y ninfas de M. parapatrica. (A) Macho. (B) Hembra. (C) Mitad derecha del abdomen de una hembra, en vista ventral, mostrando las manchas del conexivo. (D) Genitalia de la hembra en vista ventral. (E) Parámero del macho en vista lateral. (F) Ninfa de III estado en vista dorsal. (G) Ninfa de III estado diafanizada con KOH.

Tórax: pronoto subtrapezoidal, negro, 2,00-3,00 mm largo, ancho 2,23-3,53 mm, lóbulo anterior muy convexo, lóbulo posterior rugoso, más corto que el lóbulo anterior, húmero y margen posterior del pronoto redondeado. Proyecciones anterolaterales del pronoto cónicas, collar curvo. Escutelo triangular, más ancho que largo, fuertemente rugoso, con concavidad media. Largo del hemiélitro entre 1,00-1,51 mm, escleritos sobovales reducidos a pequeños esbozos alares. Patas uniformemente negras, excepto los tarsos que son café oscuros; fémur con cortas setas curvas; tibias con cortas setas erectas y curvas, tarsos con largas y erectas setas.

Abdomen: ovoidal, negro, largo entre 11,00-14,00 mm, ancho 7.00-10.00 mm; dorsalmente con el primer urotergito negro (Fig. 4C), convexivo del segundo urotergito con 2 manchas rojas separadas, urotergitos III a VII con pequeñas manchas rojas en la intersección de la sutura intersegmental, urotergitos VII, IX y X negros, en vista ventral, urosternitos I, II y III negros o con pequeñas manchas rojas, membrana conexival café oscuro.

Genitalia. Negruzca (Fig. 4D y E), y más pequeña que en *M. spinolai* y *M. gajardoi*. Gonocoxito 8 redondeado con numerosas cerda negras, gonapófisis 9 (G 9) 0,60-0,70 mm de largo, negra, ligeramente cóncava posteriormente, curva anteriormente, con largas cerdas, aguzada y bifurcada en el ápice; gonapófisis 8 (G 8) triangular, con largas cerdas, gonocoxito 9 (Gc 9) 0,90-1,00 mm de largo, cóncavo, con el margen externo más oscuro que el área central, redondeado en el ápice y con numerosas y largas cerdas anteriormente. En *M. spinolai* y *M. gajardoi* estas estructuras son muy diferentes, en particular las gonapófisis 8 y 9 (tomado de Frías-Lasserre, 2010).

Macho braquíptero. Negro, largo entre 15,50-19,00 mm.

Cabeza: negra, largo entre 3,10-3,60 mm, ancho 2,3-2,7 mm de ancho, fuertemente granulada, en general de tamaño más pequeño que el de *M. spinolai* y *M. gajardoi*. Primer y segundo segmentos antenales negros, tercero y cuarto segmentos café, primer segmento con algunas setas cortas y curvas, segundo, tercero y cuarto segmentos con largas y cortas setas entremezcladas. Rostro café con segmentos rostrales delgados. Ojos negro metálicos o grisáceos, nunca alcanzando el margen inferior de la cabeza. Ocelos prominentes, rojizos o blanquecinos, diámetro 0,19-0,27 mm. Cuello café oscuro brillante.

Tórax: pronoto subtrapezoidal, negro, largo entre 2,00-2,38 mm, ancho 3,00-3,53 mm, lóbulo anterior convexo, lóbulo posterior rugoso, más largo que el lóbulo anterior, márgenes posteriores del pronoto y húmeros redondeados. Proyecciones anterolaterales del pronoto cónicas, collar curvo. Escutelo triangular, tan ancho como largo, y fuertemente rugoso con concavidad media prominente. Hemélitros más cortos que el abdomen, largo 7,00-9,00 mm, redondeados en el ápice. Patas uniformemente negras, excepto los tarsos que son café oscuro, fémur del primer, segundo y tercer par de patas con cortas setas, tibia y tarso con largas setas.

Abdomen: negro, ligeramente ovoide, largo entre 8,70-10.00 mm, ancho entre 4.20-5.70 mm; conexivo con pequeñas manchas rojas en los urotergitos II a VII extendiéndose sobre las suturas intersegmentales, negro en vista ventral con pequeñas manchas rojas. Espiráculos negros, parámeros y pigoforo, área media de los parámeros espiniforme fuertemente curvado en su parte anterior, en forma de rombo y fuertemente esclerotizado en el ápice, placa basal del aparato articulatorio del falo levemente esclerotizada, falosoma más pequeño que en *M. gajardoi* y más grande que en *M. spinolai*. Placa de la faloteca esclerotizada, posteriormente redondeada y en forma de rombo, mientras que en *M. spinolai* es cilíndrica y en *M. gajardoi* cónica.

Macho macróptero. Similar al macho braquíptero en su color, pero más grande en longitud, 19,00-20,00 mm. Ancho del pronoto 4,19-4,61 mm; hemiélitros más largos que los de los machos braquípteros, entre 12,00 mm y 13,00 mm, alcanzando o sobrepasando el abdomen. Collar recto o ligeramente curvo, en vistas ventral, espiráculos rojizos. Genitalia similar a la de los machos braquípteros.

Ninfas. Coloración general café oscuro en la cabeza, antenas, tórax y patas; mientras que el abdomen varía en color desde el café rojizo a café claro y, por lo general, con los últimos segmentos abdominales café oscuros (Figs. 4F y G). En las ninfas de quinto estado los urotergitos se observan café claro. Los machos muestran esbozos alares solo en las ninfas de IV y V estadio (Fig. 4G). Estos esbozos alares están siempre ausentes en la hembra.

Distribución. *M. parapatrica* se distribuye a lo largo de la costa norte del país entre los 25° y 26°S.

Mepraia spinolai (Porter, 1934)

Mepraia spinolai fue descrita por el destacado naturalista Carlos E. Porter en 1934 (34), como *Triatoma spinolai*, a partir de ejemplares capturados en las cercanías de Vicuña (Región de Coquimbo). Unos años después Usinger en 1939 (35) describió a *Triatoma chilena*. Posteriormente, Mazza, Gajardo y Jorg en 1940 (36) crearon el género *Mepraia* en base a *T. spinolai* al observar el polimorfismo alar en esta especie. Casi al mismo tiempo, Neiva y Lent (37), con base en hembras y machos ápteros de *T. spinolai*, describieron un nuevo género y especie denominándolos *Triatomaptera porteri*. Lent y Wygodzinsky (14) sinonimizan *Mepraia spinolai*, *Triatoma chilena* y *Triatomaptera porteri*. Finalmente, Lent *et al.* en 1994 (38) revalidaron el género *Mepraia* basados en el marcado polimorfismo alar, el tipo de conexivo observado en la hembra, además de diferencias presentes en la genitalia del macho respecto de *Triatoma*.

Características morfológicas

M. spinolai mide entre 18 a 22 mm de largo, coloración general negruzca a café-negruzca con tonalidades anaranjadas o rojizas en el conexivo abdominal y en parte de los escleritos adyacentes (Fig. 5A). En esta especie se presenta un marcado polimorfismo alar, en donde las hembras son siempre micrópteras mientras que los machos son micrópteros, macrópteros o braquípteros, una característica que se encuentra asociada a los genes dispuestos en el cromosoma Y, y su expresión particularmente en las poblaciones que ocupan zonas más áridas (32).

Los principales caracteres morfológicos que diferencian a *Mepraia spinolai* son los siguientes:

Adultos. Cabeza: completamente negruzca, alargada, mucho más larga que el pronoto, rugosa y con presencia de granulaciones dorsales. Ojos sobresalientes, en vista dorsal, y dispuestos en la parte baja de la cabeza, en vista lateral. Clípeo con cerdas en la parte anterior, ensanchando su diámetro hacia posterior; genas redondeadas. Ocelos con bordes rojizos. Antenas negruzcas; primer segmento antenal sobrepasando ligeramente el ápice del clípeo; segundo segmento con abundantes cerdas. Rostro alargado, cerdoso, dispuesto en posición ventral y sobrepasando la posición de los ojos. Cuello negruzco, más claro que el color de la cabeza, con débiles manchas amarillentas laterales.

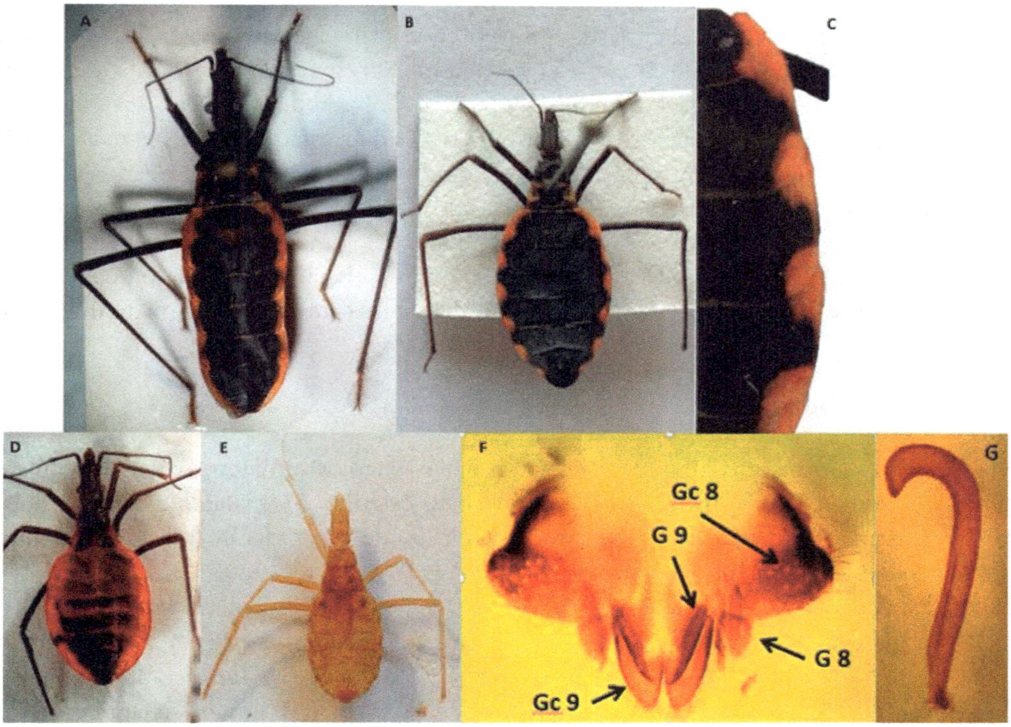

Figura 5. Macho, hembra, genitalia y ninfas de *M. spinolai*. (A) Macho micróptero. (B) Hembra. (C) Mitad derecha del abdomen de una hembra, en vista ventral, mostrando las manchas del conexivo. (D) Genitalia de la hembra en vista ventral. (E) Parámero del macho en vista lateral. (F) Ninfa de III estado en vista dorsal. (G) Ninfa de III estado diafanizada con KOH.

Tórax: pronoto negruzco brillante, algo más claro que el resto del cuerpo, porción anterior granulosa, sin tubérculos discales ni laterales; zona posterior rugosa. Escutelo completamente negruzco brillante y rugoso, con proceso distal pequeño en ejemplares macrópteros y braquípteros o ausente en micrópteros. Hemiélitros café-negruzcos en toda su extensión. Patas largas y delgadas, uniformemente negruzcas; fémur y especialmente tibia y tarsos cubiertos con pilosidad de diferente tamaño.

Abdomen: dorsalmente convexo, ligeramente comprimido en la línea media, café-negruzco, con delicadas setas mayoritariamente distribuidas en los segmentos posteriores; espiráculos respiratorios no adyacentes a la sutura conexival. Conexivo rojo-anaranjado extendido a lo largo de toda la sutura intersegmental o principalmente dorsal.

Genitalia del macho (Figs. 5D y E). Aedagus posee una longitud entre 1,29 a 1,31 mm. Placa basal del aparato articulatorio moderadamente esclerotizada y más corta que 0.65 mm; placa de la faloteca muy esclerotizada y cóncava en su parte posterior; proceso del endosoma cilíndrico en su parte anterior; parámeros muy curvos en la región anterior, romboide y ligeramente esclerotizado en el ápice.

Huevos. Miden entre 3 mm de largo y 1,5 mm de ancho, de coloración blanca pasando a rosada. Opérculo de 0,85 mm (Figs. 2B y E).

Ninfas (Figs. 5F y G). Miden desde 4,8 mm en el primer estadio hasta 15 mm en el quinto estadio. Ojos de menor diámetro que en adultos respecto del ancho de la cabeza. Tubérculo antenífero en línea con la mitad inferior del ojo. Abdomen café-rojizo claro en la parte dorsal central, característico de la ninfa de primer estadio, el que es más oscuro en las de segundo estadio; en ninfas de tercer estadio aparecen manchas negras laterales abdominales, las que desaparecen en el cuarto estadio, donde además aparecen los esbozos alares. Las ninfas de quinto estadio presentan abdomen plomizo, pasando a negruzco en la parte terminal (39). En su hábitat silvestre adquieren el color del sustrato debido a las partículas de polvo que se adhieren a su cuerpo, lo que las camufla con su microambiente.

Antecedentes biológicos

M. spinolai es un insecto hemimetábolo, con cinco estadios ninfales previos a la emergencia del adulto. Hematófago estricto en todos sus estadios. *M. spinolai* habita en zonas áridas y semiáridas ocupando hábitat rocosos en donde se observan deslizamientos de piedras, nidos de aves, madrigueras, bromeliáceas (*Puya sp.*) y pircas (3, 40). Generalmente las poblaciones se encuentran asociadas a micromamíferos nativos tales como el ratón orejudo de Darwin (*Phyllotis darwini*), el degú (*Octodon degus*), el ratón oliváceo (*Abrothrix olivaceus*), el ratón de cola larga (*Olygorizomis longicaudatus*), el ratón chinchilla común (*Abrocoma benetti*) y la yaca (*Thylamys elegans*), pero también se han detectado en gallineros y corrales de cabras (41, 42).

Presenta hábitos preferentemente diurnos y su ciclo biológico está relacionado con la humedad, temperatura, cantidad de sangre ingerida y fuente de alimentación, parámetros que influyen directamente en su desarrollo, rendimiento reproductivo y por tanto en su dinámica poblacional (39,43,44).

Distribución. Se distribuye entre los 26°S (Región de Atacama) y los 34°S (Región de O'Higgins), desde las zonas costeras hasta los 3.000 msnm (39, 45).

Importancia médica de las especies de vinchucas de distribución en Chile

Gran parte de las especies agrupadas bajo la subfamilia Triatominae presentan hábitos de vida silvestres. Sin embargo, son solo unas pocas especies del grupo (por ejemplo *Triatoma infestans* (Klug), *T. dimidiata* (Latreille), *T. brasiliensis* Neiva, *Rhodnius prolixus* Stal, y *Pastrongylus megistus* (Burmeister) las que, en toda Sudamérica, tienen ciclos domésticos y peridomiciliarios y, por consiguiente, tienen un efecto relevante sobre la mantención de la Enfermedad de Chagas (7). Una de estas especies es *T. infestans*, la cual tiene gran incidencia en el cono sur del continente por su cercanía con el hombre; sin embargo ha sido también involucrada, en algunos países, al participar en ciclos silvestres alimentándose de una amplia diversidad de animales.

T. infestans es el principal vector de *T. cruzi* en Chile. Presenta adaptaciones y comportamientos, tales como defecación sobre el hospedero y un corto periodo después de picar (42), los cuales optimizan el proceso de picada, y, con esto, la posible transmisión del patógeno al hospedero. Ahora bien, considerando que la enfermedad de Chagas es más frecuente en áreas rurales (6% de la población total del país), que la transmisión vectorial de la enfermedad se encuentra interrumpida, y que actualmente se realiza control de la transmisión transfusional en todos los servicios de sangre del país, la prevalencia de la enfermedad ha disminuido desde un 16,7%, registrada en los años 1980 (46) a 0,7% según datos de la Encuesta Nacional de Salud 2009-2010 en población chilena ≥15 años (47). Sin embargo es necesario considerar que, de igual manera, se mantienen altos porcentajes de infección por *T. cruzi* en ejemplares de *T. infestans* de las regiones de Atacama (39, 9), Coquimbo (47, 9), Valparaíso, oficina provincial de Aconcagua (41, 1) y Región Metropolitana (70, 4), con un índice nacional de 49,2 (48, 49).

Como se ha señalado, a pesar del avance en la eliminación de la infestación domiciliaria, se mantienen focos residuales en localidades de las regiones de Antofagasta y Coquimbo; se observa, además, el fenómeno de intrusión de *T. infestans* desde focos silvestres a las viviendas, en sectores rurales de las regiones de Valparaíso (22) y Metropolitana (26). Recientemente en el país se ha reportado la presencia de perros seropositivos a *T. cruzi* en el sector costero de la zona norte (Iquique), asociado a triatominos silvestres (29), lo que constituye un factor de riesgo para la población debido al rol de estos cánidos como reservorios y centinelas, situación que debe ser considerada y evaluada en otras zonas del país con presencia de *T. infestans*.

Mepraia spinolai es una especie silvestre. No obstante, debido a la urbanización de sectores silvestres, a las actividades laborales y recreacionales desarrolladas en su hábitat natural y a los buenos resultados obtenidos en el control de *T. infestans*, puede cobrar importancia epidemiológica como vector de la Enfermedad de Chagas, en la medida que su densidad poblacional aumente y que el hombre empiece a formar parte de su dieta habitual (50, 51). Así mismo, cabe considerar que *M. spinolai* posee una amplitud de nicho superior a *T. infestans*, pudiendo adaptarse a hábitats peridomiciliarios alimentándose no solo de los animales que habiten en él, sino que también del hombre (51, 52).

De acuerdo con los resultados obtenidos por el laboratorio de referencia nacional, Laboratorio de Entomología Médica del Instituto de Salud Pública, durante el periodo 2005-2016, se recibieron 1.994 ejemplares de *M. spinolai*, tanto ninfas como imagos, para la búsqueda de *T. cruzi* mediante la técnica de PCR, provenientes desde la región de Atacama hasta la región del Libertador General Bernardo O'Higgins. De las 1.994 muestras recibidas se analizaron 1.977, obteniendo un porcentaje de infección general por *T. cruzi* de 26,56%. Sin embargo las regiones Metropolitana y de Coquimbo arrojaron porcentajes de infección superiores, con un 40,74% y un 34,78% respectivamente (Gráfico 1). Estos resultados coinciden con lo descrito por Botto-Mahan *et al.* (45), que obtuvieron una tasa de infección de 38,3-54,1% en los distintos estadios ninfales de *M. spinolai* provenientes de la Reserva Nacional Las Chinchillas, en la región de Coquimbo.

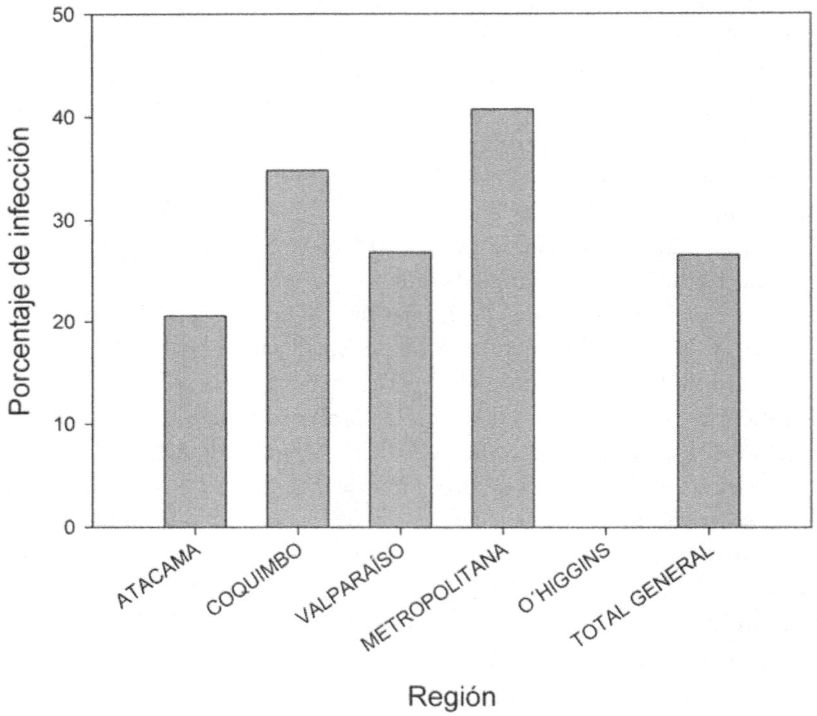

Figura 6. Distribución de los porcentajes de infección por *T. cruzi* en *M. spinolai* según región durante el periodo 2005-2016.

Debido a que este triatomino silvestre es menos eficiente en la transmisión del protozoo que *T. infestans*, puesto que posee un tiempo de picada inferior y una defecación retardada, y a que el hombre no forma parte de su dieta habitual, *M. spinolai* no se considera un vector importante de *T. cruzi* para el hombre (39, 52). Sin embargo los triatominos silvestres cumplen un rol fundamental en la mantención del ciclo silvestre de *T. cruzi* en Chile (53). Por lo tanto, tomando en cuenta que los porcentajes de infección por *T. cruzi* en *M. spinolai* son elevados y que el hombre se ha introducido en el hábitat natural de esta especie, el contacto de *M. spinolai* con el hombre supone un riesgo de transmisión de la Enfermedad de Chagas.

Por lo anterior, resulta importante mantener la continuidad de los Programas de Vigilancia de la enfermedad de Chagas en las regiones del país donde se distribuye este vector. Recientemente se ha encontrado que los machos alados son los más abundantes en el interior de las habitaciones humanas en comparación a los colectados en peridomicilio y lugares silvestres; allí buscan alimentación y refugio de las altas temperaturas del verano; las formas aladas corresponderían a la fase dispersiva de esta especie (54).

Agradecimientos

A la Dirección de Investigación de la Universidad Metropolitana de Ciencias de la Educación proyecto FGI 26-17 DIUMCE, y a Carolina Reyes (Instituto de Salud Pública de Chile) por la asistencia en las fotografías que acompañan este trabajo.

Referencias

1. Lorca M., García A., Bahamonde M.I., Fritz A., Tassara R. Certificación serológica de la interrupción de la transmisión vectorial de la Enfermedad de Chagas en Chile. *Rev. Médica de Chile* 2001; 129(3): 264-269.
2. Pinto J.C. Southern Cone Initiative for the elimination of domestic populations of *Triatoma infestans* and the interruption of transfusional Chagas disease. Historical aspects, present situation, and perspectives. *Mem. Inst. Oswaldo Cruz* 2007; 102:11-18.
3. World Health Organization, 2015. Chagas Disease (American Trypanosomiasis). Week. Epidemiol. Rec. 90, 33-44.World Health Organization, 2015. Chagas Disease (American Trypanosomiasis). Week. Epidemiol. Rec. 90, 33-44.
4. Stanaway JD, Roth G. The burden of Chagas disease: estimates and challenges. *Glob Heart.* 2015; 10:139-144.
5. Schofield C.J., Galvao C. Classification, evolution, and species groups within the Triatominae. *Acta Tropica* 2009; 110: 88-110.
6. Galvão C., 2014. Vetores da doença de chagas no Brasil [online]. Curitiba: Sociedade Brasileira de Zoologia, 2014, 289 p. Zoologia: guias e manuais de identificação series. ISBN 978-85-98203-09-6.Available from *SciELO Books* <http://books.scielo.org>.
7. Balouz V., Agüero F., Buscaglia C.A. Chagas disease diagnostic applications: present knowledge and future steps. *Advances in parasitology.* 2017; 97:1-45.
8. Ministerio de Salud Chile. 2011. Departamento de Epidemiología. Circular B 51/17 de Vigilancia de Enfermedad de Chagas.
9. Gourbière S., Dorn P., Tripet F., Dumonteil E. Genetics and evolution of triatomines: from phylogeny to vector control. *Heredity*. 2012; 108(3):190-202. doi:10.1038/hdy.2011.71.
10. Mougabure-Cueto G. & Picollo M.I. Insecticide resistance in vector Chagas disease: evolution, mechanisms and management. *Acta Tropica* 2015; 149: 70-85. doi: 10.1016/j.actatropica.2015.05.014

11. Sierra I., Capriotti N., Fronza G., Mougabure-Cueto G., Ons S. Kdr mutations in *Triatoma infestans* from the Gran Chaco are distributed in two differentiated foci: Implications for pyrethroid resistance management. *Acta Tropica* 2016; 158: 208-213.

12. Schun R.T. y J. Slater J.A. 1995. True bugs of the World (Hemiptera: Heteroptera). Classification and natural history. *Cornell University Press*, Ithaca, Londres

13. Melo M.C. y Faúndez E. Synopsis of the family Reduviidae (Heteroptera: Cimicomorpha) from Chile. *Rev. Soc. Entomol.* Argentina 2015; 74(3-4): 153-172.

14. Lent, H., Wygodzinsky P. Revision of the Triatominae (Hemiptera: Reduviidae), and their significance as vectors of Chagas Disease. Bull Am Museum Nat Hist. 1979; 163: 123-520.

15. Justi S.A., Galvão C., Schrago C.G. Geological changes of the Americas and their influence on the diversification of the Neotropical kissing bugs (Hemiptera: Reduviidae: Triatominae). *PLoS Negl Trop Dis* 2016; 10(4): e0004527. doi:10.1371/ journal.pntd.0004527

16. Morrone J.J. Biogeographical regionalisation of the Andean region. *Zootaxa* 2015; 3936 (2): 207-236

17. Morrone J.J. (2010). América do Sul e geografia da vida: Comparação de algumas propostas de regionalização. In: Carvalho, C.J.B. & Almeida, E.A.B. (Eds.), *Biogeografia da América do Sul: Padroes e processos.* Editora Roca Limitada, São Paulo, pp. 14-40.

18. Moreira, A. 2011. Plant geography of Chile. *Springer*, Santiago. 343 págs.

19. Yeates D., Irwin M.E. & Wiegmann B.M. Evocoidae (Diptera: Asiloidea), a new family name for Ocoidae, based on *Evocoa*, a replacement name for the Chilean genus *Ocoa* Yeates, Irwin, and Wiegmann 2003. *Systematic Entomology* 2006; 31: 373.

20. Torres-Pérez F., Acuna-Retamar M., Cook J.A., Bacigalupo A., García A., Cattan P.E. Statistical phylogeography of Chagas disease vector *Triatoma infestans*: Testing biogeographic hypotheses of dispersal. *Infection, Genetics and Evolution*. 2011.

21. Campos R., Torres-Pérez F., Botto-Mahan C., Coronado X. y Solari A. High phylogeographic structure in sylvatic vectors of Chagas disease of the genus Mepraia (Hemiptera: Reduviidae). *Infection, Genetics and Evolution* 2013; 19: 280-286.

22. Bacigalupo A., Torres-Pérez F., Segovia V., García A., Correa J.P., Moreno L., Arroyo P, Cattan P.E. Sylvatic foci of the Chagas disease vector *Triatoma infestans* in Chile: description of a new focus and challenges for control programs. *Mem. Inst. Oswaldo Cruz* 2010; 105(5): 633-641.

23. Noireau F., Flores R., Gutiérrez T., Abad-Franchm F., Flores E., Vargas F. Natural ecotopes of *Triatoma infestans* dark morph and other sylvatic triatomines in the Bolivian Chaco. *Trans. R. Soc. Trop. Med. Hyg.* 2000; 94: 23-27.

24. Ceballos L.A., Piccinali R.V., Berkunsky I., Kitron U., Gürtler R.E. 2009. First finding of melanic sylvatic *Triatoma infestans* (Hemiptera: Reduviidae) colonies in the Argentine Chaco. *J. Med. Entomol.* 46: 1195-1202.

25. Velásquez C.J., González G. 1959. Aspectos de la enfermedad de Chagas en Paraguay. *Rev. Goiana Med.* 1959; 5: 357-373.

26. Bacigalupo A., Segura J.A., García A., Hidalgo J., Galuppo S., Cattan P.E. Primer hallazgo de vectores de la enfermedad de Chagas asociados a matorrales silvestres en la Región Metropolitana, Chile. *Rev. Med. Chile* 2006; 134: 1230-1236.

27. Rabinovich J.E. Vital statistics of Triatominae (Hemiptera: Reduviidae) under laboratory conditions. I. *Triatoma infestans* Klug. *J. Med. Entomol.* 1972; 9(4): 351-370.

28. Carcavallo R.U., Curto de Casas S.I., Sherlock I.A., Girón I.G., Jurberg J., Galvao C., Mena Segura C.A., Noireau F. 1999. Geographical distribution and alti-latitudinal dispersion. In: Carcavallo R.U., Girón I. G., Jurberg J., Lent H. (Eds.), Atlas of Chagas Disease Vectors in the Americas, vol. 3. Editora fiocruz, Rio de Janeiro, pp. 747-792.

29. González C.R. Reyes C. *Triatoma infestans* (Klug) (Hemiptera: Reduviidae: Triatominae) en Chile: antecedentes distribucionales y epidemiológicos. *Revista Parasitología Latinoamericana* 2015; 64 (3): 52-55.

30. Frías-Lasserre D. A new species and karyotype variation in the bordering distribution of *Mepraia spinolai* (Porter) and *Mepraia gajardoi* Frías *et al.* (Hemiptera: Reduviidae: Triatominae). *Neotropical Entomology* 2010; 39:572-583.

31. Botto-Mahan C., Correa J.P., Bacigalupo A., Campos-Soto R., Cattan P.E., Solari A. Ecología de los triatominos endémicos de Chile. *Parasitol. Latinoam.* 2015; 64(3): 12-19.

32. Frías D, Atria J. Chromosomal variation, macroevolution and possible parapatric speciation in *Mepraia spinolai* (Porter) (Hemiptera: Reduviidae). *Genet. Mol. Biol.* 1998; 21(2): 179-184.

33. Frías D., Henry A.A., González C.R. *M. gajardoi*: a new species of Triatiminae (Hemiptera: Reduviidae) from Chile and its comparison with *Mepraia spinolai*. *Revista Chilena de Historia Natural* 1998; 71:177-188.

34. Porter C.E. Una Triatoma nueva chilena. *Rev. Chilena Hist. Nat.* 1934; 37: 192-193.

35. Usinger R.L. Descriptions of new Triatominae with a key to genera (Hemiptera, Reduviidae). *University of California Publications in Entomology* 1939; 7:33-56.

36. Mazza S., Gajardo-Tobar R. y Jörg M.E. *Mepraia* novum genus de Triatomidae, *Mepraia spinolai* (Porter, 1933), nov. comb. redescripción del macho y descripción de Ia hembra. *Misión de Estudios de Patología Regional Argentina,* Publicación 1940; 44:3–30, figs. l–27.

37. Neiva A. y Lent H. Sobre un nuevo Triatomideo chileno: *Triatomaptera porteri*. Nota previa. Brasil-Medico 1940; 54: 265-267

38. Lent H., Jurberg J., Galvao C. Revalida ão do género Mepraia Mazza, Gajardo & Jorg, 1940 (Hemiptera, Reduviidae, Triatominae). *Mem. Inst. Oswaldo Cruz* 1994; 89: 347–352.

39. Frías D., Martínez H., Wallace A. Algunos aspectos taxonómicos de *Triatoma spinolai* Porter (Hemiptera: Triatominae). *Acta Entomol. Chilena* 1987; 14: 155–170.

40. Canals M., Ehrenfeld M., Solís R., Cruzat L., Pinochet A., Tapia C., Cattan P.E. Biología comparada de *Mepraia spinolai* en condiciones de laboratorio y terreno: cinco años de estudio. *Parasitol. dia.* 1998; 22(3-4):72-78.

41. Botto-Mahan C., Cattan P.E., Canals M., Acuña M. Seasonal variation in the home range and host availability of the blood-sucking insect *Mepraia spinolai* in wild environment. *Acta Tropica* 2005a; 95(2): 160-163.

42. Campos R., Botto-Mahan C., Ortiz S., Acuña M., Cattan P.E., Solari A. *Trypanosoma cruzi* detection in blood by xenodiagnosis and polymerase chain reaction in the wild rodent Octodon degus. *Am. J. Trop. Med. Hyg.* 2007; 76(2): 324-326.

43. Canals M., Bustamante R.O., Ehrenfeld M., Cattan P.E. Assessing the impact of disease vectors on animal populations. *Acta Biotheoretica.* 1999; 46: 337-345.

44. Alzamora A., Correa P., Gaggero E., Acuna-Retamar M., Cattan P.E. Conducta de picada y defecación de *Mepraia spinolai* en dos hospederos frecuentes en su hábitat. *Parasitol. Latinoam.* 2007; 62: 112-117.

45. Botto-Mahan C., Ortiz S., Rozas M., Cattan P.E., Solari A. dna evidence of *Trypanosoma cruzi* in the Chilean wild vector *Mepraia spinolai* (Hemiptera: Reduviidae). *Mem. Inst. Oswaldo Cruz* 2005b; 100(3): 237-239.

46. Schenone H., Contreras M. del C., Borgoño J.M., Maturana R., Salinas P., Sandoval L., Rojas A., Tello P., Villarroel F. Panorama general de la epidemiología de la enfermedad de Chagas en Chile. *Bol Chil Parasitol* 1991; 46: 19-30.

47. Ministerio de Salud de Chile, 2014. Departamento de Enfermedades Transmisibles. Norma General Técnica: Control y prevención nacional de la Enfermedad de Chagas. Febrero 2014. Disponible http://www.saludohiggins.cl/attachments/2196_NTG0162Chagas2014.pdf

48. Jercic M.I., González C.R., Oyarce A., Cancino B., Mac-Lean M. La enfermedad de Chagas en Chile: componente vectorial y serología en menores de 5 años durante el periodo 2005-2010. *El Vigía* 2012; 13(27): 7-11.

49. Boletín Instituto de Salud Pública isp. 2014. Vigilancia de Enfermedad de Chagas 2005-2013: Componente vectorial. Vol.4, No.6. Junio. Disponible http://www.ispch.cl/sites/default/files/Chagas%2023-06-2014_0.pdf

50. Canals M., Solís R., Tapia C., Ehrenfeld M., Cattan P.E. Comparison of some behavioral and physiological feeding parameters of *Triatoma infestans* Klug, 1834 and *Mepraia spinolai* Porter, 1934, vectors of Chagas Disease in Chile. *Mem. Inst. Oswaldo Cruz* 1999; 94(5): 587-692.

51. Canals M., Ehrenfeld M., Cattan P.E. Situación de *Mepraia spinolai*, vector silvestre de la Enfermedad de Chagas en Chile, en relación con otros vectores desde la perspectiva de sus fuentes de alimentación. *Rev. Med. Chile.* 2000; 128(10): 1108-1112.

52. Canals M., Cruzat L., Molina M.C., Ferreira A., Cattan P.E. Blood host sources of *Mepraia spinolai* (Heteroptera: Reduviidae), wild vector of Chagas disease in Chile. *J. Med. Entomol.* 2001; 38(2): 303-307.

53. Ministerio de Salud de Chile. 2016. Departamento de Enfermedades Transmisibles. Informe Programa Nacional Integral de Enfermedad de Chagas. Julio 2016. Disponible: http://diprece.minsal.cl/programas-de-salud/programas-enfermedades-transmisibles/chagas-2/informacion-para-equipos-de-salud-chagas/

54. Frías-Lasserre D., González C.R., C. Reyes Valenzuela C., Blanco de Carvalho D., Oliveira J., Canals M. & Aristeu Da Rosa J. Wing polymorphism and *Trypanosoma cruzi* infection in wild, peridomestic, and domestic collections of *Mepraia spinolai* (Hemiptera:Reduviidae) from Chile. *J. Med. Entomol.* 2017; Doi:10.1093/jme/tj06

Capítulo IX

Situación taxonómica del género *Mepraia*

Ricardo Campos Soto

Introducción

Para el buen entendimiento de la clasificación taxonómica es crucial entender los procesos de especiación e historia evolutiva de los taxa a clasificar. La historia biogeográfica e identificación de los reservorios y vectores de patógenos pueden proveer información crítica para el entendimiento, manejo y control de las enfermedades zoonóticas. La enfermedad de Chagas es una de las zoonosis mediadas por vectores más importantes en América Latina afectando aproximadamente 10 a 12 millones de personas (3). El agente etiológico es el protozoo flagelado *Trypanosoma cruzi*, transmitido por insectos hematófagos de la subfamilia Triatominae. Estos vectores presentan una gran variedad en morfología, conducta y distribución en diversos hábitats silvestres, incluyendo ambientes peridomésticos y domésticos. Es en los focos silvestres de estos insectos donde ocurre la dispersión hacia otros nichos en los distintos paisajes ecológicos de Sudamérica. *Mepraia* es un género endémico de Chile responsable de transmitir *T. cruzi* en el ciclo silvestre. En este capítulo se abordarán aspectos morfológicos y filogenéticos moleculares que permiten entender la situación sistemática o taxonómica del género *Mepraia*.

Antigüedad y orígenes de Reduviidae: Triatominae

Los vectores de la enfermedad de Chagas pertenecen al orden Hemiptera, familia Reduviidae, subfamilia Triatominae. La familia Reduviidae es muy ancestral, con registros de fósiles que sugieren que las primeras formas depredadoras pueden haber derivado de hemípteros fitófagos durante el Periodo Pérmico – Triásico hace 230 millones de años (Ma) (4). Sin embargo, evidencia molecular estima una antigüedad más reciente de 170 Ma (5). Los especímenes depredadores fueron anteriores a los hematófagos, ya que los mamíferos y aves más antiguos aparecen recién en el periodo Jurásico, 50 Ma más tarde. Debido a que existe controversia respecto de la datación de un registro fósil del género Triatoma en ámbar, los orígenes de la subfamilia Triatominae se pueden estimar entre el Eoceno tardío y Mioceno medio hace 40 a 15 Ma (6, 7); análisis más reciente a través de datos moleculares calibrados con registro fósil estimaron los orígenes durante el Oligoceno hace

33 Ma (5). La conducta de hematofagia de la subfamilia derivaría de un hábito depredador, tal vez de insectos que depredaban invertebrados que vivían en nidos o madrigueras, seguido de un hábito hematófago facultativo sobre los vertebrados que habitaban estas madrigueras. Una prueba de esto se sustenta en el comportamiento de canibalismo que tienen algunas especies de triatominos y que puede ser visto como un hábito ancestral transitorio entre la depredación y la hematofagia (8-10). De hecho, existen sorprendentes similitudes morfológicas entre algunos Reduviidae depredadores y Triatominae hematófagos, llevándolos incluso a ser erróneamente clasificados (11). Algunos Triatominae no han desarrollado eficientes adaptaciones fisiológicas, salivales y de su aparato bucal. Debido a esto la picadura suele ser bastante dolorosa, incluso se han reportado casos humanos de shock anafiláctico. Todas estas observaciones sugieren que la conducta de hematofagia se ha desarrollado recientemente en la subfamilia (12-14). La mayoría de los géneros de la subfamilia Triatominae está en América y solo un pequeño número en África y Asia. Existen 144 especies descritas, las cuales se agrupan en 15 géneros y cinco tribus (15, 16). Estas habitan áreas principalmente silvestres en asociación estrecha con sus hospederos vertebrados de los cuales se alimentan, aunque hay algunas que se acercan al ambiente peridoméstico y otras que pudieron colonizar las viviendas humanas (12, 15, 17).

Sobre el origen de la subfamilia existen autores que sostienen un origen monofilético, principalmente basado en caracteres relacionados con el hábito hematófago (18). Posteriormente la monofilia de la subfamilia fue apoyada con un estudio filogenético molecular inferido con genes mitocondriales (19). Por otro lado, existen estudios que sostienen que la subfamilia es polifilética, originándose de reduvidos ancestrales diferentes no relacionados filogenéticamente que se habrían adaptado a la hematofagia de manera independiente, y repetidas veces dentro de Triatominae (15, 20). Otros autores muestran evidencia de parafilia, es decir, en donde uno de los descendientes del grupo no pertenece a la subfamilia (5). En los últimos años se han publicado varios artículos que apoyan la hipótesis de la Monofilia (7, 16, 21); sin embargo la hipótesis de la parafilia no se puede descartar aún dada la posibilidad de que no se hayan incluido todos los taxa, y por las limitaciones de las inferencias filogenéticas asociadas al número de marcadores usados para realizar las reconstrucciones (5, 16, 22, 23) .

Género *Mepraia*, complejo *spinolai* y sus relaciones filogenéticas

El género *Mepraia* fue descrito por Maza en 1940 (24) posteriormente fue revalidado por Lent *et al.* (25), quienes lo describieron como un género monotípico constituido solo por *Mepraia spinolai*. Lent y Wygodzinsky (1979) describieron al complejo spinolai integrado por *Triatoma eratyrusiformis* Del Ponte 1929, *Triatoma breyeri* Del Ponte 1929 y *Triatoma (Mepraia) spinolai*, el cual correspondería a un grupo de especies taxonómica y geográficamente aislado que habita regiones semiáridas de América del Sur; geográficamente, *T. eratyrusiformis* y *T. breyeri* están separadas de T(M), spinolai por la cordillera de los Andes (18). Estas especies forman un grupo monofilético, originado de un ancestro que se habría dividido con el surgimiento de la cordillera de los Andes durante el Mioceno hace unos 20 a 25 Ma (16, 26-28). El hallazgo de copias compartidas de genes mitocondriales entre *Mepraia* y *T. eratyrusiformis* es una fuerte evidencia de la estrecha relación de estos taxa(29). Existen autores que sugieren incluir a todas las especies del complejo *spinolai* en el género *Mepraia* (16, 19).

El complejo *spinolai* esta incluido en la tribu Triatomini, dentro del grupo (clado) del hemisferio sur; las relaciones filogenéticas entre el complejo *spinolai* y otros triatominos de este grupo no son muy claras en los distintos estudios. Existen estudios que muestran que el complejo *spinolai* sería un taxón hermano del complejo infestans (16, 20). Sin embargo, otros estudios muestran inferencias filogenéticas donde el complejo *spinolai* tiene una posición ancestral dentro de todo el clado del sur, y debido a esto y a las politomias (sin solución filogenética) que existen al interior del clado del sur es que no se aprecia una relación filogenética resuelta entre complejos (19, 26). El más reciente estudio realizando con genes mitocondriales y nucleares muestra que el complejo *spinolai* no sería un grupo hermano de los Triatoma del sur como tradicionalmente ha sido descrito sino que, por el contrario, estaría más emparentado con los clados geniculatus y rubrofasciata (21). Las posiciones del complejo *spinolai* en las distintas reconstrucciones filogenéticas carecen de un claro sustento, por lo que a pesar de los estudios realizados aún permanecen muchas situaciones no resueltas entre el complejo *spinolai* y los demás representantes de Triatominae.

Especies del género *Mepraia* y polimorfismo alar

Antes del año 2010 el género *Mepraia* estaba constituido por dos especies que se distribuían en zonas costeras y el interior de los valles de Chile: *M. gajardoi* habita zonas netamente costeras del norte grande (18°30' y 26°30'S), y *M. spinolai* se puede encontrar tanto en la costa como al interior entre las regiones de Atacama y Metropolitana (26°30' y 34°20'S) en cúmulos de piedras, pircas y grietas de rocas, asociados a sitios de descanso y nidos de diferentes aves y mamíferos (30). En el año 2010 un estudio basado en caracteres morfológicos postuló que los insectos provenientes de las áreas intermedias entre *M. gajardoi* y *M. spinolai* (Región de Antofagasta y sector norte de la Región de Atacama) representan una nueva especie que fue denominada *Mepraia parapatrica* (27). Otro estudio mostró en los ejemplares de esa zona una incongruencia filogenética entre genes nucleares y mitocondriales. En ese estudio los ejemplares de zonas intermedias entre la distribución de *M. gajardoi* y *M. spinolai* se encontrarían más relacionados al linaje *M. spinolai* al considerar la evidencia de un marcador nuclear, pero más cercanamente relacionados con el linaje *M. gajardoi* al usar un marcador mitocondrial. Esta incongruencia fue explicada como resultado de introgresión mitocondrial debido a pasados eventos de hibridación, o a la retención de polimorfismos ancestrales (31). Posteriormente una reconstrucción filogenética realizada con dos genes mitocondriales evidenció claramente la existencia de tres clados soportados, congruente con las especies descritas; sin embargo las relaciones de ancestralidad de estos tres linaje no quedó resuelta mostrando una incongruencia entre la hipótesis filogenética (árbol filogenético) con la estimación de la antigüedad de cada linaje (Figura 1) (32).

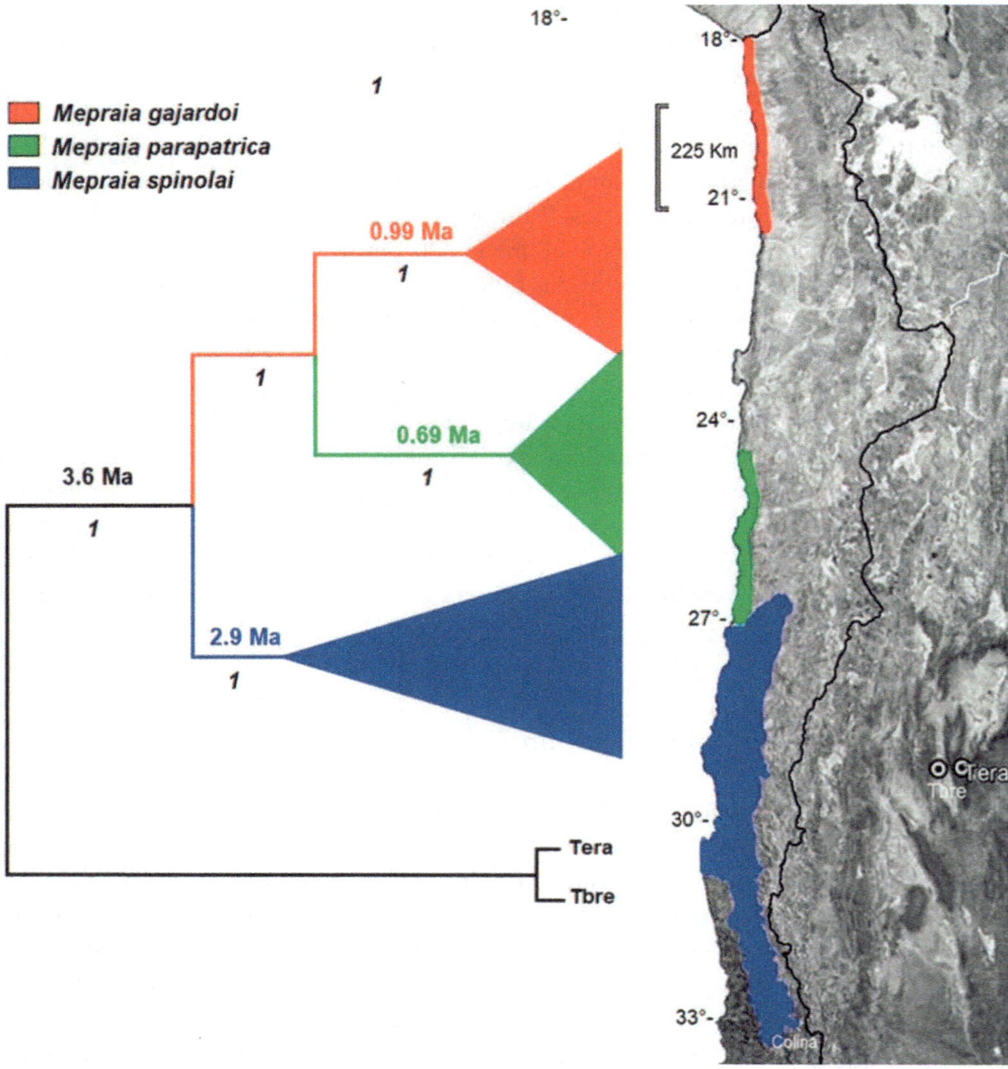

Figura 1. Filogeografía del género *Mepraia*. Reconstrucción filogenética bayesiana inferida con el método de máxima verosimilitud usando secuencias concatenadas de los genes mitocondriales COI y Cyt b. Los números en cursiva indican los valores de soporte de los nodos que fueron calculados mediante bootstrap con 1.000 réplicas. Los colores representan los tres linajes (especies) del género Mepraia y su distribución geográfica (27, 30, 32). Los números en color representa la antigüedad estimada del clado en millones de años, según Campos *et al.* (32). Tera y Tbre representan las especies usadas como grupo externo *Triatoma eratyrusiformis* y *Triatoma breyeri* respectivamente.

El género *Mepraia* muestra un polimorfismo único en la subfamilia Triatominae, todas las hembras son ápteras mientras que los machos pueden ser: braquípteros (alas hasta el largo del abdomen Figura 2 A, D), macrópteros (alas más largas que el abdomen Figura 2 E) y micrópteros (sin alas Figura 2 C). Los machos de *M. gajardoi* son todos braquípteros (30, 33) (Figura 2A). Los machos de *M. parapatrica* pueden ser macrópteros o braquípteros (27) y los machos de *M. spinolai* pueden ser macrópteros, braquípteros o micrópteros (30, 33) (Figura 2 C, D y E). Debido a que las alas están presentes solo en machos se sugirió, con base en caracteres citogenéticos, que el carácter presencia de alas está ligado al cromosoma Y (33).

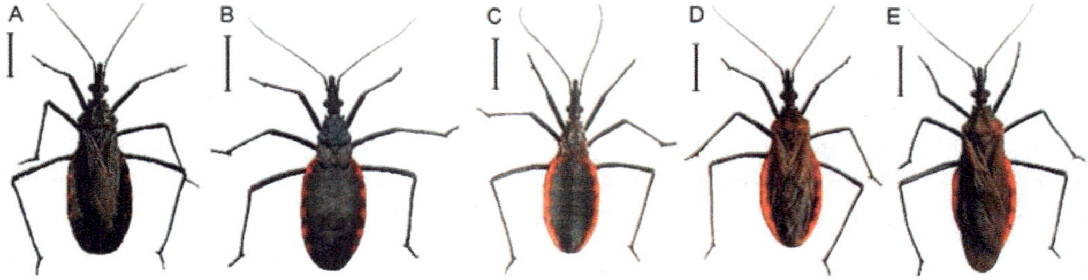

Figura 2. Polimorfismo alar en machos del género *Mepraia*. La barra indica 5 milímetros de escala.

Un estudio a través de morfometría geométrica en alas de ejemplares de diversas zonas del país permitió la identificación significativa de dos grupos en concordancia con *M. gajardoi* y *M. spinolai;* sin embargo, se informó la presencia de alas vestigiales en los insectos provenientes de las zonas intermedias donde se distribuye *M. parapatrica*. Dichos ejemplares mostraron alas pequeñas que apenas sobresalían el comienzo del abdomen (Figura 2 B). Se sugirió que dicha morfología alar con características intermedias podría ser debido a un proceso de hibridación entre *M. gajardoi* y *M. spinolai* (34). Para entender esta hipótesis y la situación taxonómica de las especies recién descritas es necesario comprender el contexto biogeográfico por el que pasaron; por consiguiente, a continuación se discutirán los procesos evolutivos y biogeográficos que moldearon la actual distribución de las especies.

Historia biogeográfica de *Mepraia*

Frías (2010) al describir *M. parapatrica* propuso un origen y dispersión latitudinal (Norte a Sur) del género, siguiendo un modelo de especiación parapátrica (27). Así, *M. gajardoi* correspondería a la especie más septentrional, y la más ancestral. Esta especie se habría separado de *T. eratyrusiformis* (distribuida en Argentina) por el surgimiento de la cordillera de los Andes. Luego, la formación del Desierto de Atacama en el Plioceno tardío (35) habría aislado las poblaciones del lado occidental hacia las regiones costeras. Subsecuentemente, esta especie se habría dispersado por la costa hacia el Sur, diferenciándose en el tiempo para dar origen a *M. parapatrica*. Este proceso se habría caracterizado por la heterocromatinización de los telómeros en M. parapátrica (27). Frías (2010) reporta machos adultos alados para ambos linajes (todos braquípteros en *M. gajardoi*, macrópteros o braquípteros en M. parapátrica); sin embargo la posterior dispersión hacia zonas meridionales habría sido acompañada de importantes cambios morfológicos y cromosómicos, como la aparición de individuos micrópteros (sin alas) asociado a un quiebre del cromosoma Y (33). La adquisición de estos caracteres en las últimas poblaciones formaría la especie *M. spinolai*, la cual sería la especie más derivada (reciente) del género (ver flechas negras en Figura 3). Sin embargo, el reporte de individuos con alas vestigiales en la zona intermedia de la distribución del género correspondiente al linaje *M. parapatrica* (34), podría ser considerado un carácter intermedio entre braquípteros y micrópteros, lo que permitiría postular que el carácter del tamaño alar es más bien un rasgo continuo y no asociado a un evento cromosómico sexual en particular. Un estudio reciente con base en cruzamientos experimentales demostró que los dos linajes más divergentes, es decir, *M. gajardoi* y *M. parapatrica* pueden dejar híbridos fértiles, concluyendo que si bien existen barreras reproductivas entre estas dos especies no son extremadamente fuertes. Este trabajo además muestra clara evidencia que no apoya la hipótesis del fenotipo alar ligado al cromosoma Y, ya que se obtuvieron en la F1 híbridos machos alados descendientes de padres sin alas (36). Tanto los rasgos morfológicos (34), moleculares (31) como de cruzamientos experimentales (36) apoyarían la hipótesis de un posible origen híbrido de *M. parapatrica*. Esta hipótesis es sustentada en otros estudios en la subfamilia, donde se han descrito varios casos de hibridación entre especies bajo condiciones de laboratorio (37-39) y naturales (40, 41). De esta manera la hibridación podría ser un fenómeno causante de divergencia entre poblaciones explicando el origen de algunas especies en esta subfamilia (38, 41). Otro estudio basado en genes mitocondriales postula la existencia de tres linajes soportados congruente con las especies descritas (32). En este estudio se estimó que el linaje *M. spinolai* sería el más ancestral del grupo con una antigüedad de 2.9 Ma seguido de *M. gajardoi* con 0.99 Ma y finalmente *M. parapatrica* como el más reciente con 0.69 Ma (Figura 1). Estimaciones posteriores estiman antigüedades más recientes pero con el mismo orden. Estas estimaciones no son congruentes con la hipótesis propuesta por Frías (2010) (27), por lo que se sugiere que existen al menos dos propuestas alternativas a la sugerida por este autor.

Una de ellas es que la dispersión de las poblaciones y subsecuente diferenciación y especiación podría haber ocurrido latitudinalmente desde el centro hacia el Norte de Chile (ver flechas rojas Figura 3). Siguiendo esta lógica, *M. spinolai*, que sería la especie más ancestral, se habría dispersado por la costa hacia el norte donde se distribuye *M. gajardoi*. Las poblaciones de la zona intermedia se habían extinguido probablemente producto de las fluctuaciones del nivel del mar (42), luego poblaciones del linaje de *M. gajardoi* habrían recolonizado las zonas intermedias esta vez con dirección sur originando a *M. parapatrica* (ver flecha roja cortada Figura 3). La otra hipótesis alternativa explicaría la dispersión desde los Andes de dos grandes linajes (Norte y Sur) de manera independiente (ver flechas azules Figura 3). Posteriormente, luego de sus respectivas dispersiones (hacia el norte *M. spinolai*, hacia el sur *M. gajardoi*) se podría haber formado una zona de hibridación en las áreas donde se solaparon estas dos líneas evolutivas, es decir, donde se distribuye actualmente *M. parapatrica* (ver óvalo violeta Figura 3).

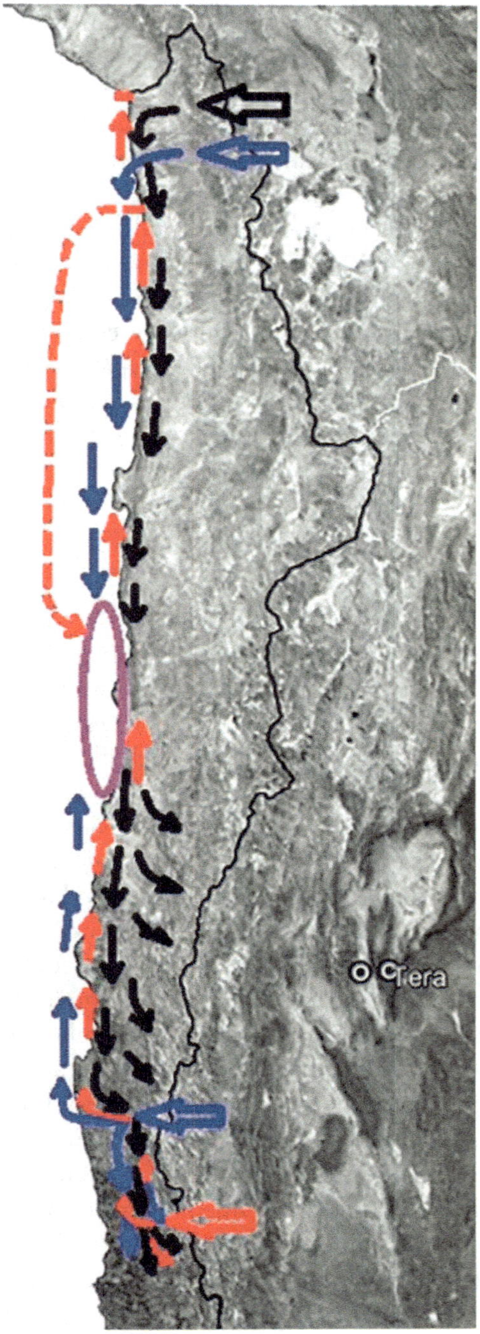

Figura 3. Hipótesis biogeográficas de dispersión. Flechas negras: hipótesis biogeográfica desde el norte hacia el sur (27). Flechas rojas: hipótesis alternativa desde el centro sur hacia el norte. Flechas azules: hipótesis alternativa de dos entradas independientes. Óvalo violeta: posible zona de hibridación para la hipótesis de las flechas azules o posible extinción para las flechas rojas. Flechas rojas entrecortadas: recolonización de la zona intermedia.

En los cruzamientos experimentales realizados en Campos-Soto *et al.* (36) los híbridos se obtuvieron al cruzar madres *M. gajardoi*, con padres *M. spinolai* y no al contrario; por consiguiente, si estos cruzamientos ocurrieron naturalmente en el pasado existiría en los genes mitocondriales una menor distancia entre el linaje *M. parapatrica* y *M. gajardoi*. Esto dado que *M. parapatrica* habría sido un linaje heredero de mitocondrias de *M. gajardoi*, que luego de su aislamiento habría acumulado mutaciones. Esto se demostró mediante una red de haplotipos realizada con genes mitocondriales, donde se observa una menor distancia genética entre estos linajes(32). En el marco de la hipótesis biogeográfica de dos linajes independientes originados desde los Andes es posible plantear otro escenario en el que el origen de *M. parapatrica* no es híbrido y, como lo indica su nombre, correspondería al resultado del proceso de dispersión parapátrica del gran linaje *M. gajardoi*. Dependiendo del grado de divergencia entre estos dos taxa y de los criterios operacionales para diferenciarlas, no es erróneo sugerir que *M. parapatrica* pueda alternativamente ser considerada una subespecie de *M. gajardoi*.

Presencia de *Mepraia* en islas costeras

Se han reportado ejemplares del género *Mepraia* habitando la isla Pan de Azúcar en la Región de Atacama (27, 30), y en la isla Santa María (Antofagasta). Las poblaciones de la isla Pan de Azúcar están clasificadas en el linaje de *M. parapatrica* (27) mientras que las de Santa María serían *M. gajardoi* y no han sido incluidas en los análisis filogeográficos. Respecto de los orígenes de estas poblaciones, Sagua *et al.* sugieren en isla Pan de Azúcar que estos ejemplares podrían haber sido transportados desde el continente por aves marinas (43). Otra hipótesis es la vicarianza, es decir que las poblaciones antiguamente estaban conectadas y que los cambios tectónicos y del nivel del mar (42) formaron la isla con la consecuente separación de las poblaciones. Tomando en cuenta las características ecológicas de la isla Pan de Azúcar y que similares condiciones también están presentes en otras islas de Chile, se puede inferir que estos insectos también pueden estar presentes en otras islas como Damas y Choros en la región de Coquimbo y Chañaral en la Región de Atacama. La incorporación de ejemplares de estas zonas a nuevos análisis filogeográficos puede ser muy útil para evaluar la migración hacia las islas (flujo génico) y estimar tiempos de divergencia con las poblaciones del continente. Si bien el estudio de Campos *et al.* (32) permite separar claramente tres linajes, existe una gran extensión de aproximadamente 640 km en la región de Antofagasta que no tiene ejemplares secuenciados (Figura 1). En una región tan amplia sin muestrear es probable que haya información crucial para dilucidar los orígenes de *M. parapatrica*, ya que en esta extensión se encuentra el límite entre el linaje *M. parapatrica* y *M. gajardoi*. Algunos datos (48) muestran que ejemplares de la Isla Santa María no tienen una clara relación filogenética con los lugares previamente descritos, lo que podría indicar la existencia de otro linaje poblacional existente en el género (32). Es necesario incluir la información aportada por las zonas insulares y continentales a nuevos análisis que permitan aclarar la situación taxonómica y sugerir la hipótesis biogeográfica más probable que explicaría los orígenes de las especies del género *Mepraia*.

Conclusión

La literatura expuesta permite sugerir que *Mepraia* es un género bastante ancestral integrado por tres especies, y que existen varias hipótesis biogeográficas que explicarían sus orígenes. A pesar de los estudios realizados aún permanecen muchas situaciones no resueltas que debieran ser dilucidadas incorporando la información de zonas no muestreadas y usando metodologías integrativas, por ejemplo, incluyendo distintos datos moleculares nucleares, mitocondriales y morfológicos. Los estudios taxonómicos y biogeográficos históricos de estos vectores han permitido contribuir al entendimiento epidemiológico, del ciclo silvestre y a la identificación del vector y los orígenes de estos.

Agradecimientos

Al incondicional apoyo de la Dra. Carezza Botto-Mahan, Dr. Aldo Solari y Dr. Fernando Torres-Pérez. Al financiamiento otorgado por CONICYT programa FONDECYT, en especial al proyecto N° 3150289.

Referencias

1. Pérez-Losada M, Cabezas P, Castro-Nallar E, Crandall K A. Pathogen typing in the genomics era: MLST and the future of molecular epidemiology. *Infect Genet Evol.* 2013;16:38-53. doi:10.1016/j.meegid.2013.01.009.
2. Lloyd-Smith JO, George D, Pepin KM, *et al.* Epidemic dynamics at the human-animal interface. *Science.* 2009;326(5958):1362-1367. doi:10.1126/science.1177345.
3. Hotez PJ, Fenwick A, Savioli L, Molyneux DH. Rescuing the bottom billion through control of neglected tropical diseases. *Lancet.* 2009;373(9674):1570-1575. doi:10.1016/S0140-6736(09)60233-6.
4. Evans J. Palaeozoic and Mesozoic hemiptera (Insecta). *Aust J Zool.* 1956;4(2):165-258. doi:10.1071/ZO9560165.
5. Hwang WS, Weirauch C. Evolutionary history of assassin bugs (insecta: hemiptera: Reduviidae): insights from divergence dating and ancestral state reconstruction. *PLoS One.* 2012;7(9):e45523. doi:10.1371/journal.pone.0045523.
6. Poinar G. Triatoma dominicana sp. n. (Hemiptera: Reduviidae: Triatominae), and *Trypanosoma antiquus* sp. n. (Stercoraria: Trypanosomatidae), the first fossil evidence of a triatomine-trypanosomatid vector association. *Vector Borne Zoonotic Dis.* 2005;5(1):72-81. doi:10.1089/vbz.2005.5.72.
7. Patterson JS, Gaunt MW. Phylogenetic multi-locus codon models and molecular clocks reveal the monophyly of haematophagous reduviid bugs and their evolution at the formation of South America. *Mol Phylogenet Evol.* 2010;56(2):608-62. doi:10.1016/j.ympev.2010.04.038.
8. Sandoval CM, Joya MI, Gutiérrez R, Angulo VM. Cleptohaematophagy of the Triatomine bug Belminus herreri. *Med Vet Entomol.* 2000;14(1):100-101.
9. Ryckman R. Recent Observations of Cannibalism in Triatoma (Hemiptera: Reduviidae). *J Parasitol.* 1951;37(5):433-434.

10. Sandoval CM, Duarte R, Gutíerrez R, *et al.* Feeding sources and natural infection of *Belminus herreri* (Hemiptera, Reduviidae, Triatominae) from dwellings in Cesar, Colombia. *Mem Inst Oswaldo Cruz.* 2004;99(2):137-140. doi:10.1590/S0074-02762004000200004.

11. Lent H. Microtriatoma pratai sherlock & Guitton, 1982 é sinônimo do Hemíptero predador Aradomorpha Championi Lent & Wygodzinsky, 1944 (Reduviidae, Reduviidae): notas. *Mem Inst Oswaldo Cruz.* 1982;77(4):449-451. doi:10.1590/S0074-02761982000400013.

12. Schofield CJ. *Trypanosoma cruzi* – The Vector-parasite Paradox. *Mem Inst Oswaldo Cruz.* 2000;95(4):535-544.

13. Stevens L, Dorn PL, Schmidt JO, Klotz JH, Lucero D, Klotz SA. Kissing bugs. The vectors of Chagas. *Adv Parasitol.* 2011;75:169-192.

14. Otálora-Luna F, Pérez-Sánchez AJ, Sandoval C, Aldana E. Evolution of hematophagous habit in Triatominae (Heteroptera: Reduviidae). *Rev Chil Hist Nat.* 2015;88 (February):1-13. doi:10.1186/s40693-014-0032-0.

15. Schofield CJ, Galvão C. Classification, evolution, and species groups within the Triatominae. *Acta Trop.* 2009;110:88-100. doi:10.1016/j.actatropica.2009.01.010.

16. Justi SA, Russo CAM, Mallet JRDS, Obara MT, Galvão C. Molecular phylogeny of Triatomini (Hemiptera: Reduviidae: Triatominae). *Parasit Vectors.* 2014;7:149. doi:10.1186/1756-3305-7-149.

17. Dujardin JP, Panzera P, Schofield CJ. Triatominae as a Model of Morphological Plasticity under Ecological Pressure. *Mem Inst Oswaldo Cruz.* 1999;94:223-228.

18. Lent H, Wygodzinsky P. Revision of the Triatominae (Hemiptera, Reduviidae), and their significance as vectors of Chagas disease. *Bull Am Museum Nat Hist.* 1979;163(3):123-520.

19. Hypša V, Tietz DF, Zrzavý J, Rego ROM, Galvao C, Jurberg J. Phylogeny and biogeography of Triatominae (Hemiptera: Reduviidae): Molecular evidence of a New World origin of the Asiatic clade. *Mol Phylogenet Evol.* 2002;23(3):447-457.

20. De Paula AS, Diotaiuti L, Schofield CJ. Testing the sister-group relationship of the Rhodniini and Triatomini (Insecta : Hemiptera : Reduviidae : Triatominae). *Mol Phylogenet Evol.* 2005;35:712-718. doi:10.1016/j.ympev.2005.03.003.

21. Justi SA, Galvão C, Schrago CG. Geological Changes of the Americas and their Influence on the Diversification of the Neotropical Kissing Bugs (Hemiptera: Reduviidae: Triatominae). *PLoS Negl Trop Dis.* 2016;10(4):1-22. doi:10.1371/journal.pntd.0004527.

22. Weirauch C, Munro JB. Molecular phylogeny of the assassin bugs (Hemiptera: Reduviidae), based on mitochondrial and nuclear ribosomal genes. *Mol Phylogenet Evol.* 2009;53(1):287-299. doi:10.1016/j.ympev.2009.05.039.

23. Patterson JS, Schofield CJ, Dujardin JP, Miles MA. Population morphometric analysis of the tropicopolitan bug *Triatoma rubrofasciata* and relationships with old world species of Triatoma: evidence of New World ancestry. *Med Vet Entomol.* 2001;15(4):443-451.

24. Mazza S, Gajardo R, Jörg M. *Mepraia* novum genus de Triatominae. *Mepraia spinolai* (Porter) 1933, redescripción del macho y descripción de la hembra. *mepra Publicación.* 1940;44:3-30.

25. Lent H, Jurberg J, Galvão C. Revalidação do gênero Mepraia, Mazza, Gajardo & Jorg, 1940 (Hemiptera, Reduviidae, Triatominae). *Mem Inst Oswaldo Cruz.* 1994;89(3):347-352. doi:10.1590/S0074-02761994000300008.

26. Campos R, Botto-Mahan C, Coronado X, Catala SS, Solari A. Phylogenetic relationships of the *spinolai* complex and other Triatomini based on mitochondrial dna sequences (Hemiptera: Reduviidae). *Vector borne zoonotic Dis.* 2013;13(1):73-76. doi:10.1089/vbz.2011.0954.

27. Frías D. A new species and karyotype variation in the bordering distribution of *Mepraia spinolai* (Porter) and *Mepraia gajardoi* Frías *et al.* (Hemiptera: Reduviidae: Triatominae) in Chile and its parapatric model of speciation. *Neotrop Entomol.* 2010;39(4):572-583.

28. Moreno ML, Gorla D, Catalá S. Association between antennal phenotype, wing polymorphism and sex in the genus *Mepraia* (Reduviidae: Triatominae). *Infect Genet Evol.* 2006;6(3):228-234. doi:10.1016/j.meegid.2005.06.001.

29. Campos-Soto R, Torres-Pérez F, Solari A. Phylogenetic incongruence inferred with two mitochondrial genes in Mepraia spp. and Triatoma eratyrusiformis (Hemiptera, Reduviidae). *Genet Mol Biol.* 2015;38(3):390-395. doi:http://dx.doi.org/10.1590/S1415-475738320140301.

30. Frías D, Henry A, González C. *Mepraia gajardoi*: a new species of triatominae (Hemiptera: Reduviidae) from Chile and its comparison with *Mepraia spinolai*. *Rev Chil Hist Nat.* 1998;71:177-188.

31. Calleros L, Panzera F, Bargues MD, *et al.* Systematics of *Mepraia* (Hemiptera-Reduviidae): Cytogenetic and molecular variation. *Infect Genet Evol.* 2010;10(2):221-228.

32. Campos R, Torres-Pérez F, Botto-Mahan C, Coronado X, Solari A. High phylogeographic structure in sylvatic vectors of Chagas disease of the genus *Mepraia* (Hemiptera: Reduviidae). *Infect Genet Evol.* 2013;19:280-286. doi:10.1016/j.meegid.2013.04.036.

33. Frías D, Atria J. Chromosomal variation, macroevolution and possible parapatric speciation in *Mepraia spinolai* (Porter) (Hemiptera: Reduviidae). *Genet Mol Biol.* 1998;21(2):179-184.

34. Campos R, Botto-Mahan C, Coronado X, Jaramillo N, Panzera F, Solari A. Wing shape differentiation of *Mepraia* species (Hemiptera: Reduviidae). *Infect Genet Evol.* 2011;11(2):329-333. doi:10.1016/j.meegid.2010.11.002.

35. Hartley AJ, Chong G. Late Pliocene age for the Atacama Desert: Implications for the desertification of western South America. *Geology.* 2002;30(1):43.

36. Campos-Soto R, Panzera F, Pita S, Lages C, Solari A, Botto-Mahan C. Experimental crosses between *Mepraia gajardoi* and *M. spinolai* and hybrid chromosome analyses reveal the occurrence of several isolation mechanisms. *Infect Genet Evol.* 2016;45:205-212. doi:10.1016/j.meegid.2016.09.001.

37. Pérez R, Hernández M, Quintero O, *et al.* Cytogenetic analysis of experimental hybrids in species of Triatominae (Hemiptera-Reduviidae). *Genetica.* 2005;125(23):261-270.

38. Costa J, Peterson AT, Dujardin JP. Morphological evidence suggests homoploid hybridization as a possible mode of speciation in the Triatominae (Hemiptera, Heteroptera, Reduviidae). *Infect Genet Evol.* 2009;9:263-270. doi:10.1016/j.meegid.2008.12.005.

39. Correia N, Almeida CE, Lima-Neiva V, *et al.* Cross-mating experiments detect reproductive compatibility between *Triatoma sherlocki* and other members of the *Triatoma brasiliensis* species complex. *Acta Trop.* 2013;128(1):162-167.

40. Martínez-Hernández F, Martínez-Ibarra JA, Catalá S, *et al.* Natural crossbreeding between sympatric species of the *phyllosoma* complex (Insecta: Hemiptera: Reduviidae) indicate the existence of only one species with morphologic and genetic variations. *Am J Trop Med Hyg.* 2010;82(1):74-82. doi:10.4269/ajtmh.2010.09-0272.

41. Costa J, Bargues MD, Neiva VL, *et al.* Phenotypic variability confirmed by nuclear ribosomal DNA suggests a possible natural hybrid zone of *Triatoma brasiliensis* species complex. *Infect Genet Evol.* 2016;37:77-87. doi:10.1016/j.meegid.2015.10.025.

42. Ortlieb L, Zazo C, Goy JL, Hillaire Marcel C, Ghaleb B, Cournoyer L. Coastal deformation and sea-level changes in the northern Chile subduction area (23 degrees S) during the last 330 ky. *Quat Sci Rev.* 1996;15:819-831. doi:10.1016/S0277-3791(96)00066-2.

43. Rives-Blanchard N, Torres-Pérez F, Ortiz S, Solari A, Campos-Soto R. *Trypanosoma cruzi* over the ocean: Insular zones of Chile with presence of infected vector *Mepraia* species. *Acta Trop.* 2017;172:229-231. doi: 10.1016/j.actatropica.2017.05.020

44. Sagua H, Araya Rojas J, González Cortés J, Neira Cortés I. *Mepraia spinolai* in the Southeastern Pacific Ocean coast (Chile) – first insular record and feeding pattern on the Pan de Azúcar island. *Mem Inst Oswaldo Cruz.* 2000;95(2):167-170. doi:10.1590/s0074-02762000000200006

45. Binnie A. Dunai TJ, Binnie SA, Victor P, González G, Bolten A. Accelerated late quaternary uplift revealed by 10Be exposure dating of marine terraces. Mejillones Peninsula northern Chile. *Quat Geochronol.* 2016;36:12-27. doi:10.1016/j.quageo.2016.06005

46. Pedoja K, Husson L, Johnson ME, *et al.* Earth-Science Reviews Coastal staircase sequences reflecting sea-level oscillations and tectonic uplift during the Quaternary and Neogene. *Earth Sci Rev.* 2014;132:13-38. doi:10.1016/j.earscirev.2014.01.007

47. Quezada J. González G, Dunai T, Jensen A, Juez-Larré J. Alzamiento litoral Pleistoceno del norte de Chile: edades 21Ne de la terraza costera más alta del área de Caldera-Bahía Inglesa. *Rev. geológica Chile.* 2007;34(1):81-96. doi:10.4067/S0716-02082007000100005

48. Campos-Soto R, Rodríguez-Valenzuela E, Díaz-Campusano G, Torres-Pérez F. Hipótesis de orígenes y antigüedad de los linajes del género Mepraia. FLAP XXIV Congreso Latinoamericano de Parasitología. *Parasitol Latinoam.* 2017;66(3):140. https://sociedadchilenaparasitologia.cl/wp-content/uploads/2018/04/PLA-66-3.pdf

CAPÍTULO X

Ecología, conducta y distribución de *Triatoma infestans*

ANTONELLA BACIGALUPO, CATALINA MUÑOZ-SAN MARTÍN, PEDRO E. CATTAN

Conducta, crecimiento y regulación poblacional

Triatoma infestans es un insecto nocturno. La actividad motriz diaria de esta especie muestra dos componentes principales: uno durante la segunda hora de la escotofase (fase de oscuridad) y el segundo al inicio de la fotofase (fase de luz). El primero está relacionado con la búsqueda de alimento al atardecer –componente exploratorio– , y el segundo a la búsqueda de refugio al amanecer, con una respuesta de aversión a la luz que está bajo control endógeno, la cual es particularmente sensible a la luz durante la escotofase, donde ocurre el pico de actividad. La temperatura ambiental modula el nivel de actividad, siendo mayor la locomoción a 25°C y disminuyendo a temperaturas menores y mayores (1,2).

Los insectos hematófagos, como *T. infestans*, utilizan como guía hacia sus hospederos diferentes señales sensoriales, tanto olfativas como visuales y térmicas (3). La humedad aumentó la tendencia de *T. infestans* de orientarse hacia fuentes de calor (3). Los estímulos para la orientación y acercamiento a una presa potencial, como la temperatura, provocan el despliegue de un patrón de movimientos antenales, movimiento locomotor y extensión de la proboscis (4).

Triatoma infestans presenta un ritmo diario de orientación hacia el dióxido de carbono (CO_2) –es decir, hacia una potencial fuente de alimento– solo al inicio de la fase de oscuridad (5).

Los receptores basicónicos y *grooved peg* en las antenas responden a los olores de los hospederos, entre ellos el nonanal, presente en la lana de oveja y plumas de pollo, y el ácido isobutírico, componente del olor del conejo. El nonanal causa activación de las ninfas, y el ácido isobutírico causa anemotaxis –desplazamiento hacia la fuente de aire– cuando contiene este compuesto a bajas dosis (6). Algunos ácidos grasos de cadena corta, cuando fueron combinados provocaron una respuesta de atracción; cuando además se agregó ácido láctico-L, con CO_2 a bajas concentraciones, provocó una respuesta similar en intensidad a la que induce la presencia de un ratón vivo (7).

En contacto con la presa, *T. infestans* introduce su proboscis succionando sangre, pudiendo cuadruplicar su peso en una sola ingestión, incluso llegando al 618% de incremento de peso (8). El volumen de sangre ingerido se estima entre 30 y 70 mg cuando se alimenta sobre una especie irritable como el hámster (*Mesocricettus auratus*) (9). *Triatoma infestans* se alimenta rápidamente, obteniendo 28 mg de sangre por minuto al picar una paloma, y 21,3 mg/min al alimentarse de ratón, con ambos hospederos restringidos de movimiento (10). Cuando se probó utilizando un pollo vivo sin restricción de movimiento, se comprobó que un gran porcentaje de la población sufría depredación por parte del pollo (21-56%); por otro lado, gran parte de los individuos que sobrevivieron fueron exitosos alimentándose del ave (11).

En general, se ha visto que la accesibilidad a un hospedero es el factor preponderante que define las fuentes de alimentación de los triatominos (12). En Argentina, un estudio arrojó que la mayoría de los *T. infestans* analizados se habían alimentado de gallinas, con poca participación en su dieta de perros y humanos, y ninguna de gatos (13). Sin embargo, otro estudio entregó resultados muy disímiles, indicando que *T. infestans* prefiere alimentarse de perros más que de gallinas y gatos (14). En Bolivia, un estudio comparó la dieta de individuos silvestres y domésticos/peridomésticos, encontrando que había conectividad entre las áreas, puesto que los individuos silvestres, además de alimentarse de especies silvestres mostraban perfiles que incluían animales domésticos; por otro lado, los *T. infestans* capturados en ambientes domésticos o peridomésticos se habían alimentado también de especies silvestres. De hecho, en el total de individuos silvestres analizados, las fuentes de sangre más comunes fueron dos especies de roedores endémicos y luego la sangre humana; en cambio, en aquellos provenientes de ambientes domésticos o su vecindad, la fuente más común fue gallina, luego cabra, y especies de mamíferos silvestres, incluyendo también sangre humana en los perfiles (15).

En Chile se ha descrito a *T. infestans* como más antropofílico en sus preferencias hematófagas que los otros triatominos presentes en el país (16); otro estudio detectó en la dieta de *T. infestans*, además de sangre humana, sangre de cabra, gallina, gato y perro (17).

Triatoma infestans en general defeca durante el acto alimentario. De 8 ejemplares, todos evacuaron sobre el hospedero (100%); la picada se demoró 19,5 min, y la latencia media entre el comienzo de la picada y la evacuación fue de 3,62 min (8). Otro estudio reportó que el tiempo promedio de defecación de esta especie fue de 6,2 min, donde el 58% de los individuos analizados defecó dentro de los primeros 5 minutos luego de la ingesta(18). El tiempo de defecación afecta directamente la probabilidad de transmisión de *Trypanosoma cruzi* a los hospederos mamíferos; en *T. infestans* el tiempo de defecación se reduce al aumentar la cantidad de sangre ingerida, y aumenta acorde con el periodo de inanición del individuo y con el peso inicial de este (19).

Las ninfas de *T. infestans* son atraídas por compuestos volátiles provenientes de sus propias deyecciones. Uno de estos compuestos es amoníaco (NH_3), el cual también se encuentra en la orina de sus hospederos. Fue probado experimentalmente que el NH_3 hace que se orienten y caminen hacia la fuente de amoníaco (20).

La conducta de agregación de esta especie es modulada por señales químicas provenientes de sus deyecciones y por la calidad espectral de la luz asociada a refugios. Sin embargo, las deyecciones fueron el atractor principal. En ausencia de ellas, *T. infestans* siempre se agregó en sitios oscuros (21). Al probar ofreciendo refugios con y sin deyecciones, los refugios que tenían deyecciones fueron preferidos. De hecho, se encuentra una alta concentración de deposiciones fecales en los accesos de los refugios; además, se ha descrito que *T. infestans* sale de los refugios para defecar (22).

En un ambiente con fuentes de alimento (hospederos) constante hay una competencia densidad-dependiente por la sangre. A medida que la densidad de *T. infestans* aumenta, el acceso a la fuente de alimento se restringe por interferencia, y baja el estado nutricional de los individuos. Esto causa una pequeña disminución en la fecundidad y longevidad de las hembras, y un aumento en el tiempo de desarrollo de las ninfas. La combinación de estos factores reduce la tasa neta de crecimiento de la población, causando una reducción de la densidad poblacional. Esta disminución de la densidad causa la reversión de los factores mencionados, con lo que aumenta nuevamente la tasa neta de crecimiento. Por otro lado, la temperatura ambiental funciona como un factor limitante de la densidad en caso de temperaturas muy bajas o muy altas (23).

La densidad poblacional de *T. infestans* en sectores domésticos y peridomiciliarios se ha estimado generalmente a través del número de individuos capturados en un tiempo determinado por una persona (índice triatomino) (24). En un trabajo del año 1993 en Chile se estimaron las densidades domiciliarias en 4,92 y 39,12 vinchucas/hora-hombre, con un promedio nacional de 25,9 en zonas de riesgo (25). En Argentina se ha estudiado la densidad domiciliaria en zonas rurales: esta se relaciona de forma positiva con el agrietamiento de paredes interiores y con la presencia de gallinas al interior de la vivienda; por otra parte, se asocia de forma negativa con el uso de insecticidas domésticos y el tipo de paja utilizado en los techos (26). La densidad de triatominos al interior de viviendas también se ha relacionado con la presencia de perros; en particular, con los perros que duermen al interior del domicilio, y con el número de personas más los perros que conviven en la habitación, además de las condiciones de techo y paredes (27).

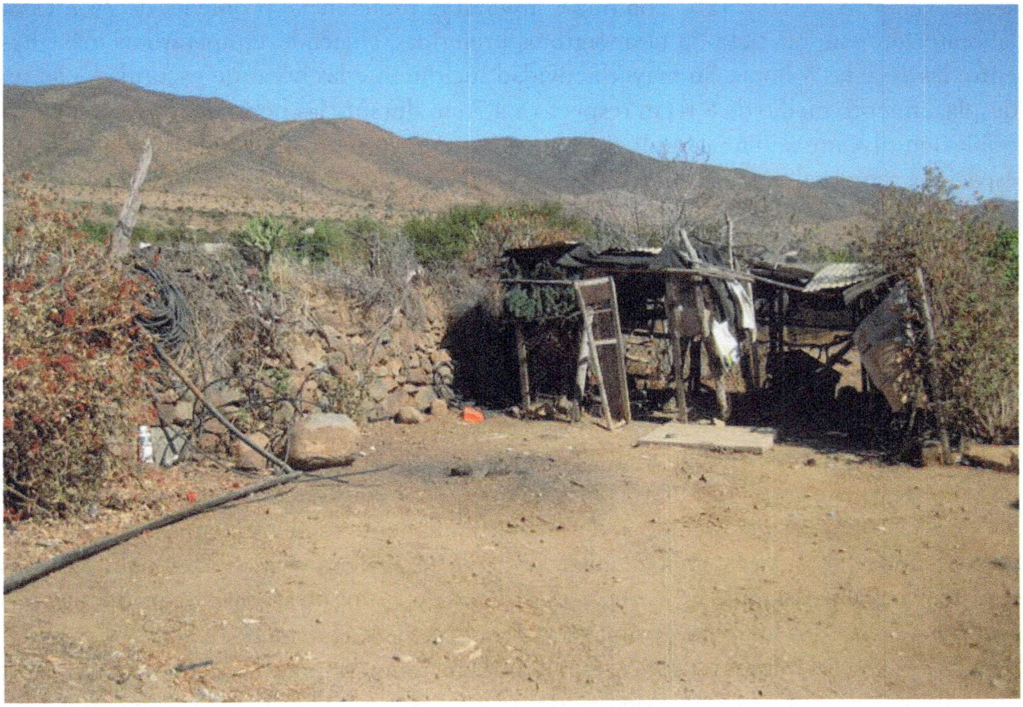

Figura 1. Hábitat típico de *Triatoma infestans.*

Actualmente *T. infestans* ha sido controlado al interior de las viviendas en Chile. El Instituto de Salud Pública de Chile (ISPCH) reporta solo ocasionalmente colonización de estas; es decir, presencia de reproducción al interior de un domicilio, lo cual se ve reflejado en el hallazgo de estadios ninfales o huevos de esta especie al interior de la vivienda. Más de un 70% de los hemípteros recibidos por el ISPCH corresponden a *T. infestans*. La gran mayoría de las capturas corresponden a individuos adultos, por lo que la fuente de estos insectos se supone externa al domicilio, ya sea peridomiciliaria o silvestre (28).

En condiciones constantes de temperatura, humedad y fotoperiodo en laboratorio, *T. infestans* presenta fluctuaciones de la fecundidad, con mínimos en abril y máximos en octubre y noviembre, y además varía la mortalidad, con mínimos en junio y julio y máximos en noviembre a marzo (29). En condiciones constantes, *T. infestans* demora 4,7 meses en llegar a estado adulto –periodo preimaginal– , pero se incrementa a 14,3 meses en condiciones variables (30, 31). En condiciones constantes, los adultos viven en promedio 6,2 meses; hay diferencias entre sexos, donde los machos viven más que las hembras: 6,5 versus 4,1 meses (30). En viviendas de Brasil, un estudio longitudinal mostró que la emergencia de los adultos ocurría principalmente entre enero y mayo, con un segundo aumento menor durante septiembre, por lo que coincide con los 6 meses de desarrollo de huevo a adulto que se registran usualmente en estudios de laboratorio (23).

El análisis de poblaciones naturales en Argentina mostró que la tasa de crecimiento es afectada tanto por mortalidad denso-dependiente como denso-independiente. Las densidades poblacionales fluctúan a lo largo del año por el efecto de la temperatura mínima mensual como causa de mortalidad denso-independiente (32). *Triatoma infestans* se mueve entre los 18 y 42°C con una temperatura preferencial promedio de 24,2°C en laboratorio; tiene un ciclo de temperaturas preferidas, eligiendo temperaturas más altas entre las 16 y las 4 horas. Su mayor actividad fue durante las horas de oscuridad, con un desplazamiento medio de 8,6 cm respecto a 4,7 cm durante las horas de luz (33). En una población silvestre andina de Bolivia se vio que *T. infestans* mantiene una gran estabilidad espacial y temporal durante el año; algunas ninfas y hembras adultas fueron recapturadas luego de 5 meses después de la primera captura, y las hembras fueron recapturadas dos veces más que los machos. La dispersión en ese lugar ocurriría en la temporada lluviosa, que en esa área coincide con la época con temperaturas mínimas más elevadas (34).

Estudios utilizando trampas de luz ultravioleta han evaluado la dispersión mediante el vuelo en varias zonas. En el norte de Argentina la mayoría de los individuos que volaron hacia la trampa arribaron durante la primera hora luego de la puesta de sol (35); esto coincide con lo reportado en laboratorio, donde ambos sexos iniciaron el vuelo principalmente durante la hora inmediatamente siguiente al inicio de la oscuridad (36). En terreno, los individuos voladores se capturaron mayoritariamente con temperatura ambiental entre 22 y 28°C; además, su contenido abdominal generalmente fue inexistente, por lo que los individuos que volaban estarían en inanición (35). Se ha demostrado estacionalidad en las capturas mediante trampas de luz en zonas rurales del noroeste argentino, siendo mayores en verano respecto a invierno y primavera; cuando el viento fue menor a 5 km/hr, el arribo de *T. infestans* a las trampas se asoció con la máxima temperatura y humedad relativa (37). Un estudio experimental bajo condiciones climáticas naturales en Argentina con individuos colectados en terreno demostró que la probabilidad de inicio del vuelo de esta especie es mucho mayor a lo previamente reportado, alcanzando hasta 57% en machos y 76% en hembras, siendo significativamente distinta entre sexos; responde de forma sigmoídea al aumento de temperatura, gatillando el inicio del vuelo con un umbral de temperatura alrededor de los 23°C. Además, la edad de los adultos fue un factor preponderante: 3 a 5 semanas luego de la muda desde estadio quinto a adulto se produciría la probabilidad más alta de vuelo (38). Algunos adultos nunca iniciaron vuelo, mientras que otros lo hicieron repetidamente; en los primeros, aproximadamente la mitad no tenía músculos de vuelo desarrollados, lo cual fue más frecuente en machos que en hembras, siendo más relevante para el inicio del vuelo que la razón peso/largo total (39). En zonas peridomésticas del Chaco argentino la dispersión ocurriría mediante vuelo y caminata (40). Se ha propuesto que *T. infestans* no se dispersaría mediante el vuelo cuando se encuentra a grandes altitudes en Bolivia (2.750 msnm), sino que en esos casos su dispersión activa sería caminando (41). En el caso de las hembras caminantes en Argentina, tendrían mejor estado nutricional que aquellas que se dispersan mediante el vuelo, lo que permitiría que ocurriera una colonización exitosa en su destino. El estado nutricional bajo (relación peso corporal/largo total <8 mg/mm) se ha asociado con la dispersión por vuelo en *T. infestans* (40). En laboratorio la proporción de individuos que iniciaron el vuelo dependió de su estado nutricional, siendo mayor 12 a 18 días después de la alimentación (36). En ecotopos peridomésticos del noroeste de Argentina *T. infestans* tendría una alta probabilidad de iniciar el vuelo en verano en corrales de cerdos o cabras, pero no en gallineros, dado que en estos últimos su estado nutricional era más alto. Por otro lado, esta probabilidad de vuelo sería insignificante en otoño y primavera en todos los ecotopos evaluados (42). Al analizar la infestación en viviendas en primavera se determinó que tanto los gallineros como las cocinas eran las fuentes clave de hembras, que permitirían la rápida reinfestación de viviendas (43). La falta de disponibilidad de hospederos estaría relacionada con una mayor probabilidad de dispersión, como se demostró en laboratorio al remover los cuyes que alimentaban a los triatominos, respecto al grupo que mantuvo a sus hospederos en el sitio constantemente (44).

En cuanto a la probabilidad de colonización, bajo condiciones de estatus nutricional en declinación, aproximadamente el 50% de los huevos son puestos después de que las hembras han volado. Esto estaría mediado por un control activo de la oviposición, que es retardado por periodos variables hasta después del vuelo (45), por lo que es probable que las hembras fecundadas sean efectivamente colonizadoras de nuevos sitios.

Hábitat de *Triatoma infestans*

La existencia de poblaciones silvestres de *T. infestans* en el Cono Sur de América fue detectada inicialmente por Berg en Argentina (46), encontrando ninfas entre piedras y maderas. Luego, Barrera habría hallado a la especie en nidos de pájaros ocupados por roedores en Mendoza, Argentina (47). Posteriormente Mazza habría hallado ejemplares en nidos de pájaros ubicados en la eco-región del Chaco de Santiago del Estero, Argentina (48). Se han reportado nuevos hallazgos de adultos y ninfas en situación silvestre en Argentina (49-51) incluyendo formas melánicas de *T. infestans* en el Chaco (52).

Por otro lado, Torrico (53) encontró a *T. infestans* en un sitio a 15 km al sur de la ciudad de Cochabamba, Bolivia, junto con otro triatomino, *Triatoma sordida*, en piedras apiladas donde habitaban pequeños roedores. Otras prospecciones han generado nuevos hallazgos, por lo que se han reportado dos tipos de focos silvestres en Bolivia: los andinos, en los departamentos de Cochabamba, La Paz, Chuquisaca y Potosí, que se ubican en la eco-región de los Bosques Secos Interandinos (54-56) y los no-andinos, en el Chaco boliviano, caracterizados por una coloración más oscura, y por localizarse en árboles huecos (54,57,58). En Paraguay existen algunos reportes de focos silvestres (59,60) y en Brasil, donde fue encontrado en palmeras y en huecos de árboles, a veces conviviendo con otras especies de triatominos (61-65). En general estos hallazgos han sido bajo piedras, troncos de árboles caídos o huecos, debajo de cortezas, en madrigueras de marsupiales o roedores y en nidos de aves (66-68).

En Chile, en Amolanas, Región de Atacama, se encontraron dos ninfas y un huevo de *T. infestans* en un nido de ave paseriforme encontrado en un eucalipto (*Eucaliptus globulus*), el cual presentaba individuos adultos bajo la corteza (69). Por otro lado, en las comunas de Calera de Tango y Talagante, Región Metropolitana se detectaron focos silvestres de *T. infestans* asociados a bromeliáceas terrestres del género *Puya* (70). Luego se reportaron nuevos focos asociados a pircas –muros de piedras apiladas– en la comuna de Putaendo, Región de Valparaíso (71). Recientemente, en Quebrada de la Plata, Región de Atacama, se capturaron ninfas de la especie, también en pircas (72), y en Valle Hermoso, Región de Coquimbo, se reportó la captura de ninfas de primer estadio en una pirca que conformaba un corral de cabras (73).

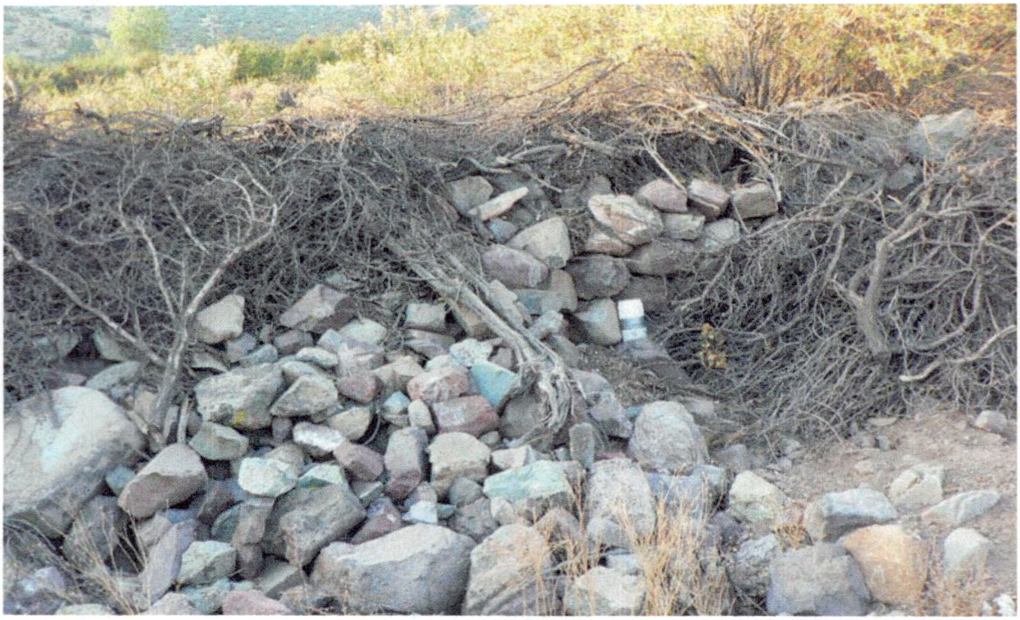

Figura 2. Pirca en Putaendo, hábitat silvestre de *Triatoma infestans*.

Triatoma infestans habita en distintos tipos de refugio –ecotopos–. En el sur de Perú, Bolivia y en el noroeste de Argentina, *T. infestans* ocupa ecotopos peridomésticos tales como gallineros, cuyeros y corrales de cabras (74). En una localidad de Argentina, los domicilios tuvieron la mayor prevalencia de infestación (38,7% de las viviendas); sin embargo, al sumar los ecotopos peridomésticos, estos tuvieron una mayor infestación que las viviendas. Los gallineros tuvieron mayor abundancia de individuos que los corrales de cerdos y cabras (43).

Respecto a las características microclimáticas en ecotopos domésticos y peridomésticos, se ha comprobado que la habitación humana amortigua las temperaturas extremas, aumentando la temperatura mínima respecto al exterior y reduciendo la temperatura máxima. El interior de los corrales de cerdos y de gallineros amortiguaron menos que la vivienda, y el corral de cabras casi no amortiguó las temperaturas (75).

Una reciente modelación de su distribución potencial en Chile asoció la presencia de esta especie a factores climáticos, y las variables más significativas fueron la temperatura máxima del mes más cálido del año, y la precipitación durante el mes más seco (76).

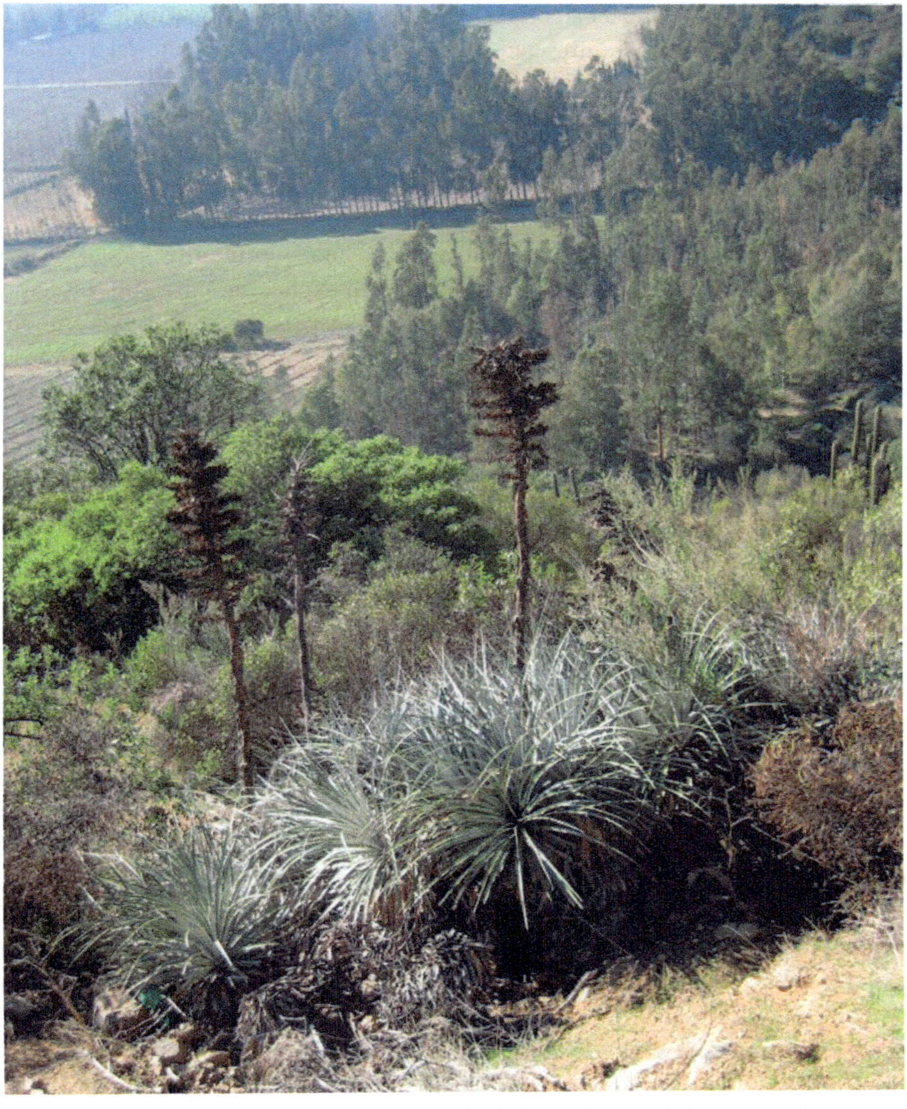

Figura 3. Chaguales (*Puya chilensis*), parte del hábitat silvestre de *Triatoma infestans*.

Historia evolutiva y distribución

Este insecto se difundió por casi la mitad del continente sudamericano, favorecido por la asociación con migraciones humanas (74). A mediados de la década de los años 1980 la distribución de *T. infestans* fue muy amplia, incluyendo vastas regiones de Argentina, Bolivia, Brasil, Chile, Paraguay, sur de Perú, y Uruguay (77). Esta gran distribución estaría explicada en términos fisiológicos por su gran tolerancia a la variación térmica, con una temperatura crítica máxima de 53,4°C y una temperatura crítica mínima de 0,6°C; sin embargo, *T. infestans* se encuentra en sitios donde la temperatura mínima mensual es menor a la temperatura crítica mínima (78), por lo que las condiciones microclimáticas de su hábitat probablemente evitan que la temperatura alcance ese límite donde se refugia. Dada esta amplia distribución, conocer su origen e historia de colonización puede proveer de datos clave para su dispersión y límites geográficos de la transmisión vectorial asociada (79).

Se ha propuesto que las tierras altas de Bolivia serían el centro de origen de *T. infestans*, y que las hipótesis biogeográficas de dispersión comprendieron dos vías (80): una vía a través de las regiones andinas de Bolivia y Perú, y la otra vía por las tierras bajas de Argentina, Paraguay, Uruguay, Brasil y Chile, vías cuya base biológica fue sustentada en estudios nucleares y mitocondriales, los que arrojaron como resultado la existencia de linajes andinos y no-andinos (77,80,81). Estos dos linajes primarios colonizaron Chile por dos vías: en el norte el linaje andino se encuentra exclusivamente en las Regiones de Arica y Parinacota y de Tarapacá, y se agrupa con las muestras de Bolivia y Perú; por otro lado, el linaje no-andino se encuentra en Chile centro-norte, incluyendo individuos desde la Región de Antofagasta hasta la Región Metropolitana, y se agrupa con las muestras de Argentina y Uruguay (79). Las poblaciones silvestres de esta especie en Chile (70,71) se agruparon en el linaje no-andino (79).

Es necesario destacar que la hipótesis del origen boliviano de la especie aún no ha sido probada, puesto que podría tener un origen fuera de ese país, o provenir de sitios de Bolivia que no han sido muestreados aún (79). De hecho, un estudio mostró que en el área del Chaco boliviano las poblaciones de *T. infestans* se componían de una mezcla de linajes andinos y no-andinos (82).

La aparición de la especie en Sudamérica se ha calculado como previa a la colonización humana del continente, por lo que la dispersión inicial de *T. infestans* no habría sido mediada por humanos; posteriormente, las personas habrían tenido un rol importante en el transporte pasivo de la especie, iniciando con las tribus andinas, seguido con la colonización europea (83). Al comparar genéticamente individuos bolivianos silvestres con domésticos, se pudo inferir que habrían ocurrido múltiples eventos de domesticación o domiciliación –proceso de adaptación y sobrevivencia en sectores donde habitan las personas– en áreas andinas y no-andinas, en vez de un evento único en los Andes bolivianos, como se había propuesto previamente (84).

Actualmente la distribución de *T. infestans* se ha reducido, y de acuerdo con lo reportado por la comisión intergubernamental de la Iniciativa del Cono Sur, actualmente el área de infestación alcanzaría solo 913.485 km2, dado que la transmisión vectorial por esta especie se declaró interrumpida en Uruguay en 1997, en Chile en 1999, en Brasil en 2006 y se han reducido las áreas de transmisión en Argentina, Bolivia y Paraguay (85).

El área de distribución de *T. infestans* en Chile abarcó las regiones más septentrionales del país, entre los paralelos 18° y 34° latitud Sur (86), desde la actual Región de Arica y Parinacota por el extremo norte hasta la Región del Libertador General Bernardo O'Higgins por el sur; sin embargo, los Servicios de Salud de las regiones en los extremos de la distribución no han capturado ni recibido ejemplares (28), por lo que la especie habría reducido parcialmente su distribución en la zona norte y centro de Chile. A pesar de que clásicamente se describe que se puede encontrar en grietas de las paredes de adobe o de "quincha" (ramas entramadas revestidas con barro), techos de ramas, habitáculos y gallineros de la zona peridoméstica (24), actualmente en Chile se ha avanzado en la eliminación de la infestación domiciliaria, existiendo focos residuales en localidades de Antofagasta y Coquimbo; además se observa el fenómeno de intrusión de triatominos desde focos silvestres a las viviendas en las Regiones de Valparaíso y Metropolitana (28).

Infección y transmisión de *Trypanosoma cruzi*

La infección del vector con el parásito se produce cuando los triatominos ingieren sangre de un hospedero mamífero infectado, y los vectores transmiten *T. cruzi* a los mamíferos cuando las formas infectantes (tripomastigotes metacíclicos) del parásito, presentes en las deyecciones del triatomino invaden las células mamíferas (87).

Los reportes del porcentaje de infección de *T. infestans* con *T. cruzi* ha variado según lugar de captura y técnica de detección. En Argentina, un estudio en La Rioja en sitios peridomésticos encontró solo un 0,8% de *T. infestans* positivos al parásito analizados mediante microscopía óptica (88). En Arequipa, Perú, se detectó que un 19,3% de las viviendas analizadas presentaban *T. infestans* infectados con *T. cruzi*, analizados con la misma técnica anterior (89). En Bolivia se analizaron ejemplares provenientes de viviendas del Chaco, encontrando entre un 9,4% y un 18,4% de prevalencia, según la técnica utilizada, siendo la microscopía óptica la técnica menos sensible, y la reacción en cadena de la polimerasa (PCR) la más sensible (90). Otro estudio que trabajó con muestras de *T. infestans* silvestres de Bolivia, detectó un 71,7% de los especímenes andinos positivos a *T. cruzi* mediante PCR, donde el genotipo TcI fue dominante (99,1% de las muestras positivas) (91).

En Chile, en el 40,9% de los *T. infestans* silvestres capturados en la Región Metropolitana se detectaron infectados con *T. cruzi* por PCR (70), mientras que en los individuos silvestres de la Región de Valparaíso se detectó un 36,5% de infección (71). En cuanto a los genotipos de *T. cruzi* presentes, se ha detectado la presencia de TcI, TcII, TcV y TcVI en *T. infestans*, con una mayor prevalencia de TcI, en individuos silvestres y en adultos hallados en domicilios de la Región Metropolitana; los primeros presentaron un 57,7% y los últimos un 68,6% de infección por PCR (92). En el año 2013, los *T. infestans* recibidos desde viviendas presentaron un 48,9% de infección por *T. cruzi* (28). Entre 2014 y 2017 la infección reportada por el ISPCH fue de un 36,5% (93).

A través de xenodiagnóstico –prueba que utiliza triatominos libres de infección que se alimentan del paciente y, luego de un periodo, se analizan sus deyecciones en búsqueda de tripomastigotes– se ha observado que existe una amplificación selectiva de TcV en

T. infestans (94,95). Se ha demostrado que esta especie de triatomino no transmite los diferentes genotipos de *T. cruzi* con la misma eficiencia, encontrándose algunos de baja transmisibilidad (96-98).

En condiciones de laboratorio con alimentación diaria, al comparar la mantención de *T. infestans* infectados a dos temperaturas (20°C v/s 28°C), se observó que los epimastigotes de *T. cruzi* se empiezan a multiplicar inmediatamente en ambas condiciones, pero la población de parásitos aumenta más lentamente a temperaturas más bajas. Por otra parte, la aparición de tripomastigotes metacíclicos en el recto y en las deyecciones se retardó a temperatura más baja; sin embargo la densidad de estos fue similar en ambas temperaturas (99).

Por otra parte, el estudio de la microbiota (especies de microorganismos presentes en el tubo digestivo) de triatominos ha ganado relevancia en los últimos años, debido a su posible papel en la competencia vectorial y su uso como posible estrategia de control. Se ha descrito que la microbiota tiene una baja diversidad intraindividual, y una alta variación interindividual dentro de la misma especie de triatomino. La infección con *T. cruzi* afecta fuertemente la composición de la microbiota, por lo que las enterobacterias podrían afectar la infección por *T. cruzi* de los triatominos (87).

Otro punto importante es que se ha descrito a *T. infestans* con una mayor eficiencia vectorial que *M. spinolai*; es decir, con una mayor probabilidad de transmitir a *T. cruzi* a su hospedero mamífero, debido a un menor lapso entre la alimentación y la emisión de las deyecciones de *T. infestans*(8).

Por ende, la infección y transmisión del parásito por parte de *T. infestans* depende tanto de condiciones ambientales como del genotipo de *T. cruzi* involucrado y las condiciones propias del vector, como la microbiota; y la prevalencia reportada a su vez está condicionada por el método de detección del parásito ocupado.

Agradecimientos

Agradecemos a todos los estudiantes y asistentes de investigación que han participado en actividades de terreno y laboratorio; el apoyo de MINSAL (Oficina de Zoonosis y Vectores), SEREMI de Salud y de Educación de la Región de Coquimbo, de Valparaíso y Metropolitana. Los autores son actualmente financiados por la Comisión Nacional de Investigación Científica y Tecnológica, CONICYT-FONDECYT Regular 1180940 (AB, CM-SM, PEC), CONICYT-FONDECYT Posdoctorado 3170799 (CM-SM) y CONICYT-Beca de Doctorado en el Extranjero Becas Chile, Convocatoria 2019 (AB).

Referencias

1. Reisenman CE, Lazzari CR, Giurfa M. Circadian control of photonegative sensitivity in the haematophagous bug *Triatoma infestans*. *J Comp Physiol A*. 1998; 183: 533-541.
2. Lazzari CR. Circadian organization of locomotion activity in the haematophagous bug *Triatoma infestans*. *J Insect Physiol*. 1992; 38(11): 895-903.
3. Barrozo RB, Manrique G, Lazzari CR. The role of water vapour in the orientation behaviour of the blood-sucking bug *Triatoma infestans* (Hemiptera, Reduviidae). *J Insect Physiol*. 2003; 49: 315-321.
4. Wigglesworth VB, Gillet JD. The function of the antennae in Rhodnius prolixus (Hemiptera) and the mechanism of orientation of the host. *J Exp Biol*. 1934; 11: 120-138.
5. Barrozo RB, Minoli SA, Lazzari CR. Circadian rhythm of behavioural responsiveness to carbon dioxide in the blood-sucking bug *Triatoma infestans* (Heteroptera: Reduviidae). *J Insect Physiol*. 2004; 50: 249-254.
6. Guerenstein PG, Guerin PM. Olfactory and behavioural responses of the blood-sucking bug *Triatoma infestans* to odours of vertebrate hosts. *J Exp Biol*. 2001; 204: 585-597.
7. Barrozo RB, Lazzari CR. Orientation behaviour of the blood-sucking bug *Triatoma infestans* to short-chain fatty acids: synergistic effect of L-lactic acid and carbon dioxide. *Chem Senses*. 2004; 29: 833-841.
8. Canals M, Solís R, Tapia C, Ehrenfeld M, Cattan PE. Comparison of some behavioral and physiological feeding parameters of *Triatoma infestans* Klug, 1834 and *Mepraia spinolai* Porter, 1934, vectors of Chagas disease in Chile. *Mem Inst Oswaldo Cruz*. 1999; 94(5): 687-692.
9. Schofield CJ. Population dynamics and control of *Triatoma infestans*. *Ann Soc Belg Med Trop*. 1985; 65(Suppl 1): 149-164.
10. Guarneri AA, Diotaiuti L, Gontijo NF, Gontijo AF, Pereira MH. Comparison of feeding behaviour of *Triatoma infestans*, *Triatoma brasiliensis* and *Triatoma pseudomaculata* in different hosts by electronic monitoring of the cibarial pump. *J Insect Physiol*. 2000; 46: 1121-1127.
11. Wisnivesky-Colli C, Pietrokovsky S, Bottazzi V, Haedo A, Solarz N, Schweigmann N, Canale D, Rossell O. Laboratory comparison of feeding success among *Triatoma infestans*, *T. guasayana*, and *T. sordida* (Hemiptera: Reduviidae). *J Med Entomol*. 1995; 32(5): 583-587.
12. Rabinovich JE, Kitron UD, Obed Y, Yoshioka M, Gottdenker N, Chaves LF. Ecological patterns of blood-feeding by kissing-bugs (Hemiptera: Reduviidae: Triatominae). *Mem Inst Oswaldo Cruz*. 2011; 106(4): 479-494.
13. López A, Crocco L, Morales G, Catalá S. Feeding frequency and nutritional status of peridomestic populations of *Triatoma infestans* from Argentina. *Acta Trop*. 1999; 73: 275-281.
14. Gürtler RE, Ceballos LA, Ordóñez-Krasnowski P, Lanati PA, Stariolo R, Kitron U. Strong host-feeding preferences of the vector *Triatoma infestans* modified by vector density: implications for the epidemiology of Chagas disease. *PLoS Negl Trop Dis*. 2009; 3(5): e447.
15. Buitrago R, Bosseno M-F, Depickère S, Waleckx E, Salas R, Aliaga C, Barnabé C, Brenière SF. Blood meal sources of wild and domestic *Triatoma infestans* (Hemiptera: Reduviidae) in Bolivia: connectivity between cycles of transmission of *Trypanosoma cruzi*. *Parasit Vectors*. 2016; 9: 214.
16. Canals M, Ehrenfeld M, Cattan PE. Situación de *Mepraia spinolai*, vector silvestre de la enfermedad de Chagas en Chile, en relación con otros vectores desde la perspectiva de sus fuentes de alimentación. *Rev Med Chil*. 2000; 128(10): 1108-1112.

17. Knierim F, Castro M, Villarroel F, Schenone H. Estudio preliminar sobre la fuente de alimentación de *Triatoma infestans* y *Triatoma spinolai* mediante la reacción de doble difusión en gel. *Bol Chil Parasitol.* 1976; 31: 34-36.

18. Rodríguez CS, Carrizo SA, Crocco LB. Comparison of feeding and defecation patterns between fifth-instar nymphs of *Triatoma patagonica* (Del Ponte, 1929) and *Triatoma infestans* (Klug, 1934) under laboratory conditions. *Rev Soc Bras Med Trop.* 2008; 41(4): 330-333.

19. Trumper EV, Gorla DE. Density-dependent timing of defaecation by *Triatoma infestans*. *Trans Roy Soc Trop Med Hyg.* 1991; 85: 800-802.

20. Taneja J, Guerin PM. Ammonia attracts the haematophagous bug *Triatoma infestans*: behavioural and neurophysiological data on nymphs. *J Comp Physiol A.* 1997; 181(1): 21-34.

21. Reisenman CE, Lorenzo Figueiras AN, Giurfa M, Lazzari CR. Interaction of visual and olfactory cues in the aggregation behaviour of the haematophagous bug *Triatoma infestans*. *J Comp Physiol A.* 2000; 186: 961-968.

22. Lorenzo MG, Lazzari CR. The spatial pattern of defaecation in *Triatoma infestans* and the role of faeces as a chemical mark of the refuge. *J Insect Physiol.* 1996; 42(9): 903-907.

23. Schofield CJ. Density regulation of domestic populations of *Triatoma infestans* in Brazil. *Trans Roy Soc Trop Med Hyg.* 1980; 74(6): 761-769.

24. Apt W, Reyes H. Algunos aspectos de la enfermedad de Chagas en Latinoamérica. *Parasitol Día.* 1990; 14: 23-40.

25. Canals M, Cattan PE, Ehrenfeld M. Algunas estimaciones numéricas de la importancia epidemiológica de los vectores de la enfermedad de Chagas en Chile. *Parasitol Día.* 1993; 17: 79-86.

26. Cecere MC, Gürtler RE, Chuit R, Cohen JE. Factors limiting the domestic density of *Triatoma infestans* in north-west Argentina: a longitudinal study. *Bull World Health Org.* 1998; 76(4): 373-384.

27. Gürtler RE, Cecere MC, Rubel DN, Schweigmann NJ. Determinants of the domiciliary density of *Triatoma infestans*, vector of Chagas disease. *Med Vet Entomol.* 1992; 6: 75-83.

28. Instituto de Salud Pública de Chile. Vigilancia de enfermedad de Chagas 2005-2013: Componente vectorial. *Boletín ispch* 2014; 4(6): 1-16.

29. Canals M, Cattan PE, Valderas J. Biología de poblaciones de *Triatoma infestans*: Fluctuaciones de la fecundidad y la mortalidad. *Rev Med Chil.* 1991; 119: 979-983.

30. Rabinovich JE. Vital statistics of Triatominae (Hemiptera: Reduviidae) under laboratory conditions. *J Med Entomol.* 1972; 9(4): 351-370.

31. Canals M, Cattan PE, Ehrenfeld M, Torres P. Poblaciones experimentales de *Triatoma infestans*: Efectos de condiciones ambientales variables. *Parasitol Día.* 1992; 16: 72-77.

32. Gorla DE. Population dynamics and control of *Triatoma infestans*. *Med Vet Entomol.* 1992; 6: 91-97.

33. Canals M, Solís R, Valderas J, Ehrenfeld M, Cattan PE. Preliminary studies on temperature selection and activity cycles of *Triatoma infestans* and *T. spinolai* (Heteroptera: Reduviidae), Chilean vectors of Chagas' disease. *J Med Entomol.* 1997; 34(1): 11-17.

34. Brémond P, Salas R, Waleckx E, Buitrago R, Aliaga C, Barnabé C, Depickère S, Dangles O, Brenière SF. Variations in time and space of an Andean wild population of *T. infestans* at a microgeographic scale. *Parasit Vectors.* 2014; 7: 164.

35. Vazquez-Prokopec G, Ceballos LA, Kitron U, Gürtler RE. Active dispersal of natural populations of *Triatoma infestans* (Hemiptera: Reduviidae) in rural northwestern Argentina. *J Med Entomol.* 2004; 41(4): 614-621.

36. Lehane MJ, Schofield CJ. Flight initiation in *Triatoma infestans* (Klug) (Hemiptera: Reduviidae). *Bull Entomol Res.* 1982; 72: 497-510.

37. Vazquez-Prokopec GM, Ceballos LA, Marcet PL, Cecere MC, Cardinal MV, Kitron U, Gürtler RE. Seasonal variations in active dispersal of natural populations of *Triatoma infestans* in rural north-western Argentina. *Med Vet Entomol.* 2006; 20: 273-279.

38. Gurevitz JM, Ceballos LA, Kitron U, Gürtler RE. Flight initiation of *Triatoma infestans* (Hemiptera: Reduviidae) under natural climatic conditions. *J Med Entomol.* 2006; 46(2): 143-150.

39. Gurevitz JM, Kitron U, Gürtler RE. Flight muscle dimorphism and heterogeneity in flight initiation of field-collected *Triatoma infestans* (Hemiptera: Reduviidae). *J Med Entomol.* 2007; 44(2): 186-191.

40. Abrahan LB, Gorla DE, Catalá SS. Dispersal of *Triatoma infestans* and other Triatominae species in the arid Chaco of Argentina – Flying, walking or passive carriage? The importance of walking females. *Mem Inst Oswaldo Cruz.* 2011; 106(2): 232-239.

41. Richer W, Kengne P, Rojas Cortez M, Perrineau MM, Cohuet A, Fontenille D, Noireau F. Active dispersal by wild *Triatoma infestans* in the Bolivian Andes. *Trop Med Int Health.* 2007; 12: 759-764.

42. Ceballos LA, Vazquez-Prokopec GM, Cecere MC, Marcet PL, Gürtler RE. Feeding rates, nutritional status and flight dispersal potential of peridomestic populations of *Triatoma infestans* in rural northwestern Argentina. *Acta Trop.* 2005; 95: 149-159.

43. Gürtler RE, Cecere MC, Fernández MdP, Vazquez-Prokopec GM, Ceballos LA, Gurevitz JM, Kitron U, Cohen JE. Key source habitats and potential dispersal of *Triatoma infestans* populations in northwestern Argentina: implications for vector control. *PloS Negl Trop Dis.* 2014; 8(10): e3238.

44. Castillo-Neyra R, Barbu CM, Salazar R, Borrini K, Naquira C, Levy M. Host-seeking behavior and dispersal of *Triatoma infestans*, a vector of Chagas disease, under semi-field conditions. *PloS Negl Trop Dis.* 2015; 9(1): e3433.

45. McEwen PK, Lehane MJ. Relationships between flight initiation and oviposition in *Triatoma infestans* (Klug) (Hem., Reduviidae). *J Appl Entomol.* 1994; 117: 217-223.

46. Berg C. Hemiptera Argentina: Ensayo de una monografía de los hemípteros, heterópteros y homópteros de la República, Argentina. *An Soc Cient Argent.* 1879; 7: 266-267.

47. Barrera JM. Contribución al conocimiento de la peste silvática en la Argentina. Caracteres del brote de Mendoza en 1937. *Rev Inst Bacteriol Malebran.* 1939; 8:431-454.

48. Mazza S. Comprobaciones de *Triatoma platensis, Eutriatoma oswaldoi, Panstrongylus seai* y *Psammolestes coreodes* en la Provincia de Santiago del Estero, todos ellos sin infestación y de Eutriatoma sordida con infestación por *S. cruzi*. Otros datos sobre infestación esquizotripanósica natural silvestre de *Triatoma infestans*. *Prensa Med Argent.* 1943; 30, 1-23.

49. Bejarano JFR. Estado selvático de *T. infestans* y otros aspectos a tener en cuenta para la eliminación de la enfermedad de Chagas. 2[das] Jornadas entomoepidemiológicas argentinas. 1967; 3: 171-196.

50. Viana MJ, Carpintero DJ. Aporte al conocimiento de los triatominos en la Argentina. Primera comunicación. *Rev Museo Arg Cienc Nat Bernardino Rivadavia.* 1977; 5: 161-174.

51. Cichero JA, Gimenez AL, Martinez A. Estudio de los vectores de la enfermedad de Chagas en ambientes silvestres, peridomésticos y domésticos. *Chagas.* 1984; 1: 33-37.

52. Ceballos LA, Piccinali RV, Berkunsky I, Kitron U, Gürtler RE. First finding of melanic sylvatic *Triatoma infestans* (Hemiptera: Reduviidae) colonies in the Argentine Chaco. *J Med Entomol.* 2009; 46(5): 1195–1202.

53. Torrico RA. Hallazgo de *Eratyrus mucronatus*, infestación natural de "vinchucas" de cerro y *Eutriatoma sordida* en Cochabamba. *An Lab Central Cochabamba.* 1946; 1: 19-23.

54. Noireau F, Cortez MG, Monteiro FA, Jansen AM, Torrico F. Can wild *Triatoma infestans* foci in Bolivia jeopardize Chagas disease control efforts? *Trends Parasitol.* 2005; 21(1): 7-10.

55. Buitrago R, Waleckx E, Bosseno MF, Zoveda F, Vidaurre P, Salas S, Mamani E, Noireau F, Brenière SF. First report of widespread wild populations of *Triatoma infestans* (Reduviidae, Triatominae) in the valleys of La Paz, Bolivia. *Am J Trop Med Hyg.* 2010; 82(4): 574-579.

56. Breniére SF, Salas R, Buitrago R, Brémond P, Sosa V, Bosseno M-F, Waleckx E, Depickère S, Barnabé C. Wild populations of *Triatoma infestans* are highly connected to intra-peridomestic conspecific populations in the Bolivian Andes. *PLoS one.* 2013; 8(11): e80786.

57. Noireau F, Bastrenta B, Catalá S, Dujardin JP, Panzera F, Torres M, Perez R, Galvao C, Jurberg J. Sylvatic population of *Triatoma infestans* from the Bolivian Chaco: from field collection to characterization. *Mem Inst Oswaldo Cruz.* 2000a; 95(Suppl i): 119-122.

58. Noireau F, Flores R, Gutierrez T, Abad-Franch F, Flores E, Vargas F. Natural ecotopes of *Triatoma infestans* dark morph and other wild triatomines in the Bolivian Chaco. *Trans R Soc Trop Med Hyg.* 2000b; 94: 23-27.

59. Velasquez CJ, González G. Aspectos de la enfermedad de Chagas en Paraguay. *Rev Goiana Med.* 1959; 5: 357-373.

60. Rolón M, Vega MC, Román F, Gómez A, Rojas de Arias A. First report of colonies of sylvatic *Triatoma infestans* (Hemiptera: Reduviidae) in the Paraguayan Chaco, using a trained dog. *PLoS Negl Trop Dis.* 2011; 5(5): e1026.

61. Barretto MP, Siqueira AF, Correa EM. Estudos sobre reservatórios e vetores silvestres o *Trypanosoma cruzi*. 1. Encontro do *Triatoma infestans* em ecótopos silvestres. *Rev Inst Med Trop Sao Paulo.* 1963; 5: 289-293.

62. Barretto MP, Ferriolli F. Estudo sobre reservatórios e vetores silvestres do *Trypanosoma cruzi* iv. Infecçao natural do *Triatoma infestans*, encontrado em ecótopos silvestres, por tripanossomo 1964, semelhante ao *T. cruzi*. *Rev Inst Med Trop Sao Paulo.* 1964; 6(5): 219-224.

63. Barretto MP. Estudos sobre reservatórios e vetores silvestres do *Trypanosoma cruzi*. XVII. Contribuiçao para o estudo dos focos naturais da tripanossomose americana, com especial referencia à regiao nordeste do Estado de Sao Paulo, Brasil. *Rev Soc Bras Med Trop.* 1967; 1(2): 23-35.

64. Zeledón R, Rabinovich JE. Chagas disease: an ecological appraisal with special emphasis on its insect vectors. *Ann Rev Entomol.* 1981; 26: 101-133.

65. Araújo RF, Mendonça VJ, Da Rosa JA, De Matos JFM, Lima SCR, De Araújo Figueiredo MA. Description of a newly discovered *Triatoma infestans* (Hemiptera: Reduviidae) foci in Ibipeba, State of Bahia, Brazil. *Rev Soc Bras Med Trop* 2014; 47(4): 513-516.

66. Ronderos RA, Schnack JA, Mauri RA. Resultados preliminares respecto de la ecología de *Triatoma infestans* (Klug) y especies congenéricas con referencia especial a poblaciones peridomiciliarias. *Medicina* (Buenos Aires). 1980; 40(Suppl 1): 187-196.

67. Noireau F, Flores R, Gutiérrez T, Bermúdez H, Garcia L, Dujardin JP. La realidad de los focos selváticos de *Triatoma infestans* en Bolivia. In: Cassab AJ, Noireau F, Guillén G. (Ed.). *Chagas: la enfermedad en Bolivia: conocimientos científicos al inicio del Programa de Control (1998-2002).* Ministerio de Salud y Previsión Social, oms/ops, ird & ibba eds, La Paz. 1999a. p. 151-155.

68. Noireau F, Flores R, Vargas F. Trapping sylvatic Triatominae (Reduviidae) in hollow trees. *Trans R Soc Trop Med Hyg.* 1999b; 93: 13–14.

69. González J, Bertoglia M, Peña N, Aguilera C, Cabezas R. 2003. Comunicación científica sobre la detección de una colonia de *Triatoma infestans* en un ejemplar de Eucalipto (*Eucaliptus globulus*) en la comuna de Tierra Amarilla, Región de Atacama.

70. Bacigalupo A, Segura JA, García A, Hidalgo J, Galuppo S, Cattan PE. Primer hallazgo de vectores de la enfermedad de Chagas asociados a matorrales silvestres en la Región Metropolitana, Chile. *Rev Med Chil.* 2006; 134: 1230-1236.

71. Bacigalupo A, Torres-Pérez F, Segovia V, García A, Correa JP, Moreno L, Arroyo P, Cattan PE. Sylvatic foci of the Chagas disease vector *Triatoma infestans* in Chile: description of a new focus and challenges for control programs. *Mem Inst Oswaldo Cruz.* 2010; 105(5): 633-641.

72. Bertoglia M. Focos silvestres de *Triatoma infestans* en la región de Atacama. Reunión nacional de Vectores, Vigilancia de febriles y vectores emergentes. [Internet]. Oct 2014 [cited 2015 Nov 29]; [about 30 pp]. Available from: http://web.minsal.cl/sites/default/files/files/FOCOS%20SILVESTRES%20DE%20T%20%20INFESTANS%20OCT%202014%2C%20final.pdf

73. Bacigalupo A, Correa JP, García A, Cattan PE. Focos silvestres de *Triatoma infestans* en Latinoamérica: análisis y perspectivas para Chile. *Parasitol Latinoam.* 2015; 64(3): 27-35.

74. Schofield CJ. Triatominae: biología y control. West Sussex: *Eurocommunica Publications.* 1994. 78 p.

75. Vazquez-Prokopec GM, Ceballos LA, Cecere MC, Gürtler RE. Seasonal variations of microclimatic conditions in domestic and peridomestic habitats of *Triatoma infestans* in rural northwest Argentina. *Acta Trop.* 2002; 84: 229-238.

76. Tapia-Garay V, Figueroa DP, Maldonado A, Frías-Lasserre D, Gonzalez CR, Parra A, Canals L, Apt W, Alvarado S, Cáceres D, Canals M. Assessing the risk zones of Chagas' disease in Chile, in a world marked by global climatic change. *Mem Inst Oswaldo Cruz.* 2018; 113(1): 24-29.

77. Panzera F, Dujardin JP, Nicolini P, Caraccio MN, Rose V, Téllez T, Bermúdez H, Bargues MD, Mas-Coma S, O'Connor JE, Pérez R. Genomic changes of Chagas disease vector, South America. Emerg Infect Dis. 2004; 10(3): 438-446.

78. De la Vega GJ, Medone P, Ceccarelli S, Rabinovich J, Schilman PE. Geographical distribution, climatic variability and thermo-tolerance of Chagas disease vectors. *Ecography.* 2015; 38: 851-860.

79. Torres-Pérez F, Acuna-Retamar M, Cook JA, Bacigalupo A, García A, Cattan PE. Statistical phylogeography of Chagas disease vector *Triatoma infestans*: Testing biogeographic hypotheses of dispersal. *Inf Genet Evol.* 2011; 11: 167-174.

80. Bargues MD, Klisiowicz DR, Panzera F, Noireau F, Marcilla A, Perez R, Rojas MG, O'Connor JE, González-Candelas F, Galvao C, Jurberg J, Carcavallo RU, Dujardin JP, Mas-Coma S. Origin and phylogeography of the Chagas disease main vector *Triatoma infestans* based on nuclear rDNA sequences and genome size. *Inf Genet Evol.* 2006; 6: 46-62.

81. Piccinali RV, Marcel PL, Noireau F, Kitron U, Gürtler RE, Dotson EM. Molecular population genetics and phylogeography of the Chagas disease vector *Triatoma infestans* in South America. *J Med Entomol.* 2009; 46(4): 796-809.

82. Quisberth S, Waleckx E, Monje M, Chang B, Noireau F, Brenière SF. "Andean" and "non-Andean" ITS-2 and mtCytB haplotypes of *Triatoma infestans* are observed in the Gran Chaco (Bolivia): Population genetics and the origin of reinfestation. *Inf Genet Evol.* 2011; 11: 1006-1014.

83. Cortez MR, Monteiro FA, Noireau F. New insights on the spread of *Triatoma infestans* from Bolivia – Implications for Chagas disease emergence in the Southern Cone. *Inf Genet Evol.* 2010; 10: 350-353.

84. Waleckx E, Salas R, Huamán N, Buitrago R, Bosseno M-F, Aliaga C, Barnabé C, Rodriguez R, Zoveda F, Monje M, Baune M, Quisberth S, Villena E, Kengne P, Noireau F, Brenière SF. New insights on the Chagas disease main vector *Triatoma infestans* (Reduviidae, Triatominae) brought by the genetic analysis of Bolivian sylvatic populations. *Inf Genet Evol.* 2011; 11: 1045-1057.

85. Schofield CJ, Jannin J, Salvatella R. The future of Chagas disease control. *Trends Parasitol.* 2006; 22(12): 583-588.

86. Schenone H, Rojas A. Algunos datos y observaciones pragmáticas en relación con la epidemiología de la enfermedad de Chagas. *Bol Chil Parasitol.* 1989; 44: 66-86.

87. Diaz S, Villavicencio B, Correia N, Costa J, Haag, KL. Triatomine bugs, their microbiota and *Trypanosoma cruzi*: asymmetric responses of bacteria to an infected blood meal. *Parasit Vectors.* 2016; 9: 636.

88. Lauricella MA, Stariolo RL, Riarte AR, Segura EL, Gürtler RE. Distribution and pathogenicity of *Trypanosoma cruzi* isolated from peridomestic populations of *Triatoma infestans* and Triatoma guasayana from rural Western Argentina. *Mem Inst Oswaldo Cruz.* 2005; 100(2): 123-129.

89. Levy MZ, Bowman NM, Kawai V, Waller LA, Cornejo JG, Cordova E, Gilman RH, Bern C. Periurban *Trypanosoma cruzi*-infected *Triatoma infestans*, Arequipa, Perú. *Emerg Infect Dis.* 2006; 12(9): 1345-1352.

90. Lardeux F, Aliaga C, Depickère S. Bias due to methods of parasite detection when estimating prevalence of infection of *Triatoma infestans* by *Trypanosoma cruzi*. *J Vector Ecol.* 2016; 41(2): 285-291.

91. Brenière SF, Aliaga C, Waleckx E, Buitrago R, Salas R, Barnabé C, Tibayrenc M, Noireau F. Genetic characterization of *Trypanosoma cruzi* DTUs in wild *Triatoma infestans* from Bolivia: Predominance of TcI. *PLoS Negl Trop Dis.* 2012; 6(5): e1650.

92. Bacigalupo A, Segovia V, García A, Botto-Mahan C, Ortiz S, Solari A, Acuna-Retamar M, Torres-Pérez F, Cattan PE. Differential pattern of infection of sylvatic nymphs and domiciliary adults of *Triatoma infestans* with *Trypanosoma cruzi* genotypes in Chile. *Am J Trop Med Hyg.* 2012; 87(3): 473-480.

93. Instituto de Salud Pública de Chile. Vigilancia de enfermedad de Chagas 2014-2017: Componente vectorial. *Boletín ISPCH* 2018; 8(3): 1-16.

94. Ortiz S, Zulantay I, Apt W, Saavedra M, Solari A. Transferability of *Trypanosoma cruzi* from mixed human host infection to *Triatoma infestans* and from insects to axenic culture. *Parasitol* Int. 2015; 64: 33-36.

95. Coronado X, Zulantay I, Albrecht H, Rozas M, Apt W, Ortiz S, Rodríguez J, Sánchez G, Solari A. Variation in *Trypanosoma cruzi* clonal composition detected in blood patients and xenodiagnosis triatomines: implications in the molecular epidemiology of Chile. *Am J Trop Med Hyg.* 2006; 74(6): 1008-1012.

96. Nirschl RA, Soares Junior JM, Pirani EM, Franciscon JU, Ramírez LE. Susceptibilidade do *Triatoma infestans* a diferentes cepas de *Trypanosoma cruzi* isoladas de pacientes chagásicos do Triangulo Mineiro. *Rev Soc Bras Med Trop.* 1994; 27(4): 235-239.

97. De Lana M, Da Silveira Pinto A, Barnabé C, Quesney V, Noel S, Tibayrenc M. *Trypanosoma cruzi*: compared vectorial transmissibility of three major clonal genotypes by *Triatoma infestans*. *Exp Parasitol.* 1998; 90: 20-25.

98. Da Silveira Pinto A, De Lana M, Britto C, Bastrenta B, Tibayrenc M. Experimental *Trypanosoma cruzi* biclonal infection in *Triatoma infestans*: detection of distinct clonal genotypes using kinetoplast DNA probes. *Int J Parasitol.* 2000; 30: 843-848.

99. Asin S, Catalá S. Development of *Trypanosoma cruzi* in *Triatoma infestans*: influence of temperature and blood consumption. *J Parasitol.* 1995; 81(1): 1-7.

CAPÍTULO XI

Biología de las vinchucas silvestres: *Mepraia spinolai*, *Mepraia gajardoi* y *Mepraia parapatrica*

CAREZZA BOTTO-MAHAN, JUANA P. CORREA Y NICOL QUIROGA

Introducción

Las vinchucas son insectos hemípteros que se caracterizan por alimentarse de sangre de vertebrados. Se asocian estrechamente con seres humanos, animales domésticos y silvestres, y son vectores biológicos del protozoo flagelado *Trypanosoma cruzi* (*T. cruzi*), agente causante de la enfermedad de Chagas en humanos (1). Este protozoo se transmite desde las vinchucas a los mamíferos principalmente mediante el depósito de las heces de una vinchuca infectada, que contiene formas infectantes del parásito, sobre el sitio de la picadura o las mucosas del animal al momento de alimentarse de este. Las vinchucas, a su vez, se infectan al ingerir sangre de un mamífero infectado, en la cual también se presentan formas infectantes del parásito. A nivel mundial, existen más de 130 especies de vinchucas que se diferencian entre ellas morfológica y genéticamente, pudiendo vivir en diversos tipos de climas y habitar el ambiente silvestre o doméstico (2). Más de la mitad de las especies de vinchucas descritas están infectadas naturalmente con *T. cruzi*, o se han logrado infectar en forma experimental (3). El estudio de las vinchucas silvestres se hace cada vez más relevante debido a la importancia epidemiológica que pueden tener en la transmisión de este protozoo en los ambientes naturales, especialmente si consideramos el avance de la urbanización y agricultura en sectores donde estos insectos habitan, y el potencial aumento de su distribución por el cambio climático producido por efectos antrópicos.

Las vinchucas presentan un cuerpo alargado y aplanado cuando no se han alimentado por mucho tiempo; su aparato bucal llamado estilete es capaz de penetrar la piel de las presas para ingerir sangre. Exhiben patrones cuticulares y de coloración distintivos en sus cuerpos según la especie que se esté estudiando (4). Su ciclo de vida es bastante extenso (aproximadamente 300 días) comparado con otros insectos, e incluye huevo, cinco estadios juveniles (o ninfas) y el adulto. La duración del ciclo de vida depende principalmente de la temperatura ambiental, humedad relativa, vertebrado del cual se alimente e intervalos de alimentación (5). La temperatura óptima para la sobrevivencia y reproducción de las vinchucas es 27°-28°C, y estas en general no sobreviven a temperaturas superiores a 37°C, o inferiores a 10°C (4). Las vinchucas de hábitos silvestres habitan en zonas pedregosas, pircas, canteras, madrigueras de animales, nidos de aves y en algunas especies de plantas. Estos insectos se alimentan principalmente de mamíferos nativos, sin embargo, dado que son consideradas oportunistas, su dieta también incluye mamíferos exóticos, aves y ocasionalmente reptiles (6). Las vinchucas se pueden capturar mediante búsqueda activa por personas entrenadas, trampas de levadura, trampas de hielo seco y trampas de luz (3,7-9). Los tres primeros métodos se basan en que las vinchucas son capaces de detectar pequeñas variaciones del dióxido de carbono (CO_2) ambiental para encontrar a sus potenciales presas, y en todos estos métodos se produce liberación de CO_2.

En Chile se han descrito tres especies de vinchucas silvestres *Mepraia spinolai*, *Mepraia gajardoi* y *Mepraia parapatrica* (10-12), todas son principalmente diurnas y presentan hembras con alas no desarrolladas (micrópteras). Estas tres especies de vinchucas se diferencian levemente en su coloración, hemiélitros (alas), características del aparato genital, aspectos cromosómicos y genéticos (12-15).

Mepraia spinolai (Porter 1934)

Esta vinchuca corresponde a la primera especie silvestre endémica descrita para Chile (10). Actualmente su distribución abarca desde la Región de Atacama hasta la Región de O'Higgins (12) (Figura 1). Se puede encontrar principalmente en zonas áridas, semiáridas y mediterráneas de los valles del interior de nuestro país, asociándose a canteras, grietas en rocas, nidos de aves, madrigueras de mamíferos silvestres, chaguales y pircas (9,16,17) (Figura 2).

Los machos y hembras adultos de esta vinchuca difieren principalmente en la longitud de sus alas, pues los machos pueden presentar alas no desarrolladas (micrópteros, alas del largo del tórax), alas cortas (braquípteros, alas más cortas o del mismo largo del abdomen) o alas largas (macrópteros, alas más largas que el abdomen) y las hembras son únicamente micrópteras (4,15). La proporción de hembras a machos adultos capturados en condiciones naturales es 2:1, y la razón según morfotipo alar en machos es 40:2:1 (micrópteros: braquípteros: macrópteros) (C. Botto-Mahan, datos no publicados). Sin embargo esta baja representación de morfotipos alados en el ambiente silvestre puede ser explicada por la alta representación de machos macrópteros –capaces de volar (18)– invadiendo el domicilio y peridomicilio (19). Recientemente se ha descrito que *M. spinolai* genera señales vibroacústicas por medio de un mecanismo llamado estridulación; estas señales son de baja frecuencia e inaudibles para los humanos y ocurren en respuesta a la manipulación (20). La estridulación se ha descrito en varias especies de vinchucas, y tendría un papel en la defensa contra depredadores y como respuesta de las hembras al intento de copula de los machos (20).

Los estadios ninfales son muy similares entre sí y se diferencian principalmente en tamaño; las únicas ninfas que presentan primordios alares son aquellas que serán machos macrópteros o braquípteros en la adultez (4). Los adultos son de color negro con manchas rojizas, que a veces se fusionan en un borde rojizo en el abdomen, y las ninfas son de color café-rojizo (Figura 3). En condiciones naturales las ninfas se ven de color gris o café claro, pues se camuflan al utilizar su tercer par de patas para cubrir su cuerpo con arena o tierra del lugar que habitan, lo cual las hace muy difícil de detectar para personas no expertas (21) (Figura 4). *Mepraia spinolai* es diurna, es decir, está más activa durante el día, entre las 10:00-18:00 h, prefiriendo una temperatura de 25°C (22).

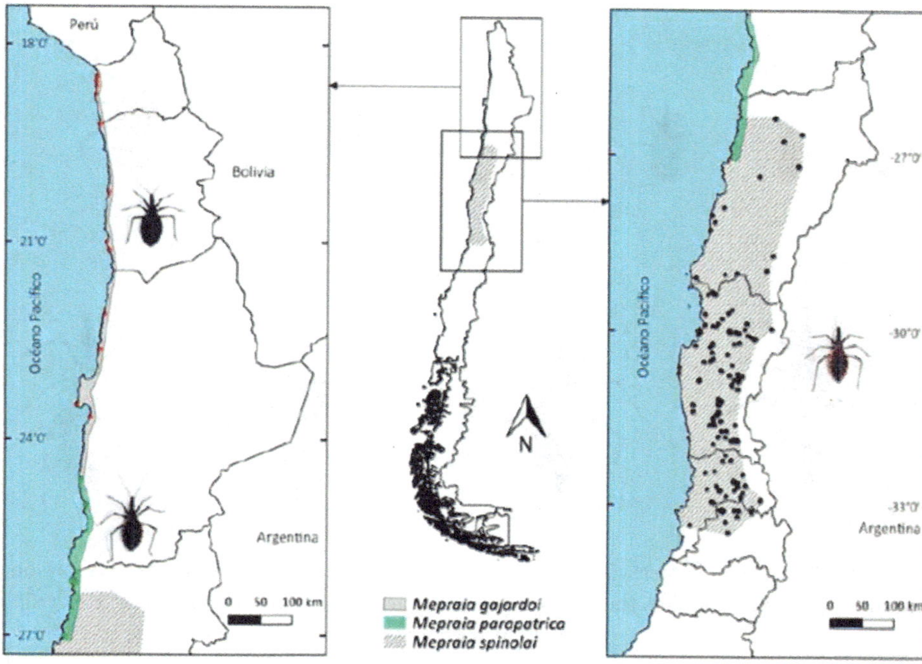

Figura 1. Mapa del rango de distribución de las tres especies de vinchucas silvestres en Chile: *Mepraia gajardoi, M. parapatrica* y *M. spinolai*. Los círculos cerrados de color rojo, verde y negro corresponden a datos de presencias publicadas para *M. gajardoi* (60), *M. parapatrica* (9,11,*) y *M. spinolai* (60), respectivamente.

**Datos adicionales de presencia fueron registrados por Nicol Quiroga.*

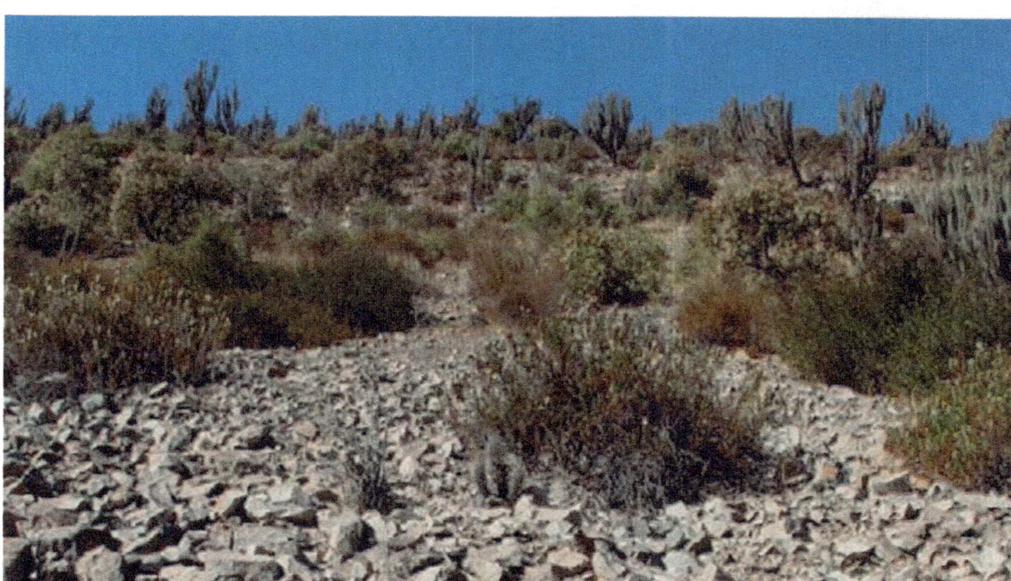

Figura 2. Hábitat donde *Mepraia spinolai* puede ser encontrada. Reserva Nacional Las Chinchillas, Región de Coquimbo (Foto cortesía de Rodrigo Medel).

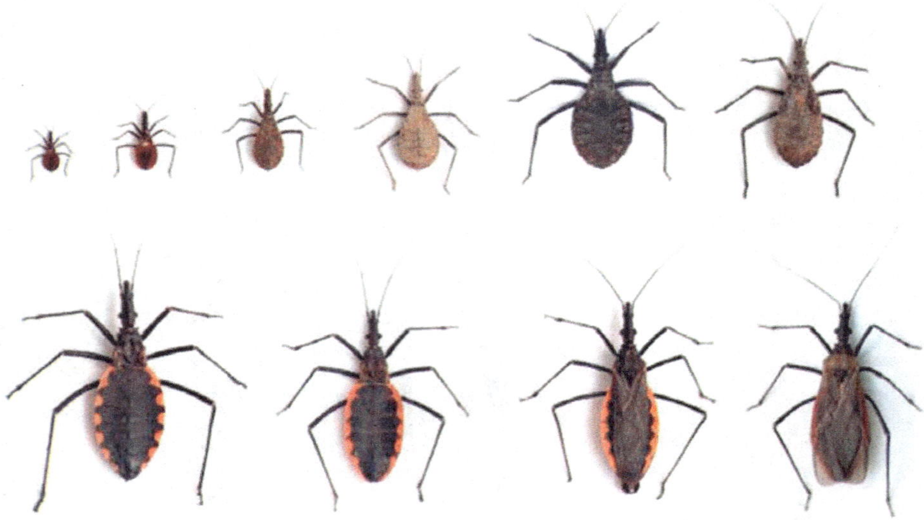

Figura 3. Desarrollo de *Mepraia spinolai*: estadíos ninfales (I, II, III, IV, V-hembra y V-macho con primordios alares) y adultos (hembra micróptera; machos micróptero, braquíptero y macróptero) (Fotógrafo: Vicente Valdés).

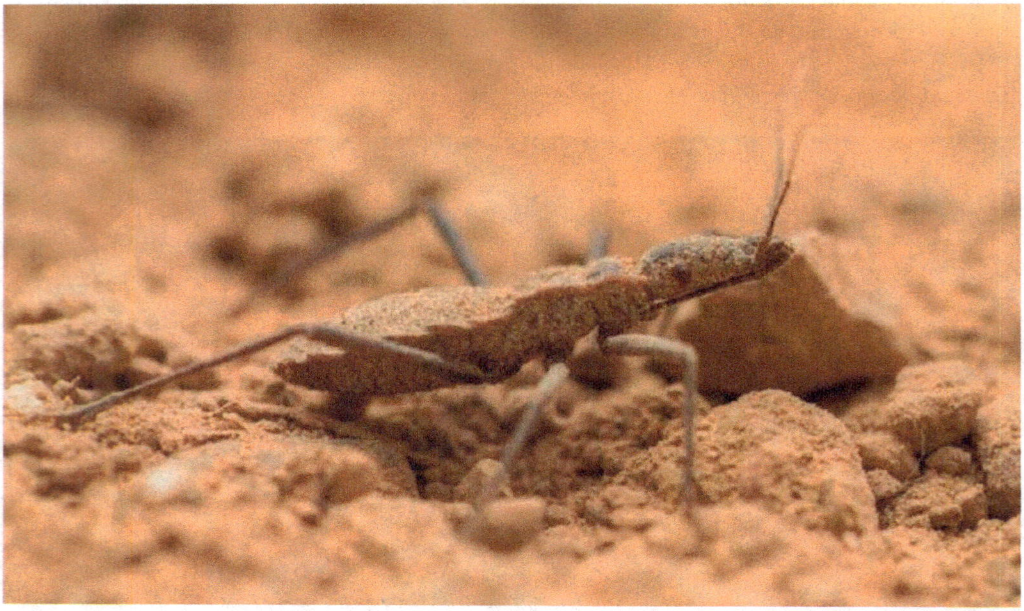

Figura 4. Ninfa IV de *Mepraia spinolai* camuflada (Fotógrafo: Vicente Valdés).

Cuando *M. spinolai* es criada en el laboratorio bajo condiciones óptimas para su desarrollo, su ciclo de vida dura entre 299 y 492 días. Los huevos demoran entre 30-40 días en eclosionar y las ninfas entre 15-262 días en mudar de un estadio a otro, dependiendo del estadio que se esté estudiando (23-25). Se ha detectado que *M. spinolai* infectadas con *T. cruzi* necesitan un mayor tiempo para alcanzar la madurez cuando se comparan con vinchucas no infectadas (25). Esto último se podría deber a que el protozoo y las vinchucas compiten por nutrientes presentes en la sangre ingerida por el insecto (1,26). Se ha sugerido que una consecuencia de esta demora en el desarrollo es que el protozoo aumentaría su transmisión a mamíferos, debido a que insectos infectados requerirían alimentarse un mayor número de veces para alcanzar la adultez (27) y, por lo tanto, transmitir el protozoo por medio de heces infectadas en un mayor número de oportunidades.

Se han realizado estudios para investigar la conducta de alimentación y defecación de *M. spinolai*, conductas que tienen un papel fundamental en la transmisión del protozoo. Las vinchucas adultas de esta especie demoran en promedio 10 min en realizar una picada luego que se exponen a una presa, y 24 min entre el inicio de la picada y la defecación (28). Sin embargo se ha detectado que tanto la conducta de detección de presas, de picada y de defecación se modifican en presencia del protozoo. Las vinchucas infectadas requieren menos tiempo para detectar presas que las vinchucas no infectadas (29). Esto se puede deber a que el protozoo presente en las vinchucas infectadas consume parte de los nutrientes presentes en el intestino del insecto (1,26), lo cual provocaría que estas vinchucas estén más alerta frente a estímulos provenientes de vertebrados de los cuales alimentarse. También se ha encontrado que las vinchucas infectadas pican más veces a sus presas antes de empezar a alimentarse (29) (Figura 5). Al igual que la explicación anterior, esta conducta presente en vinchucas infectadas se puede deber a los mayores niveles de ayuno producto de la competencia por nutrientes entre protozoo y vinchuca, provocando una menor eficiencia al momento de encontrar un vaso sanguíneo apropiado para picar y alimentarse. Las vinchucas infectadas presentan menores pesos y tamaños corporales (largo del cuerpo y ancho del abdomen), por lo cual consumen menor cantidad de sangre al momento de picar a una presa (29,30). Respecto a la conducta de defecación, las vinchucas infectadas defecan más rápido en comparación a las vinchucas no infectadas (29), implicando que tienen mayor probabilidad de transmitir el protozoo al alimentarse de un mamífero. En resumen, *M. spinolai* infectadas detectan más rápido a sus presas vertebradas, los pican más veces produciendo un mayor número de perforaciones en la piel, y defecan en menos tiempo que las vinchucas no infectadas. Lo anterior aumentaría la probabilidad de transmisión del protozoo desde *M. spinolai* hacia el mamífero (25,29).

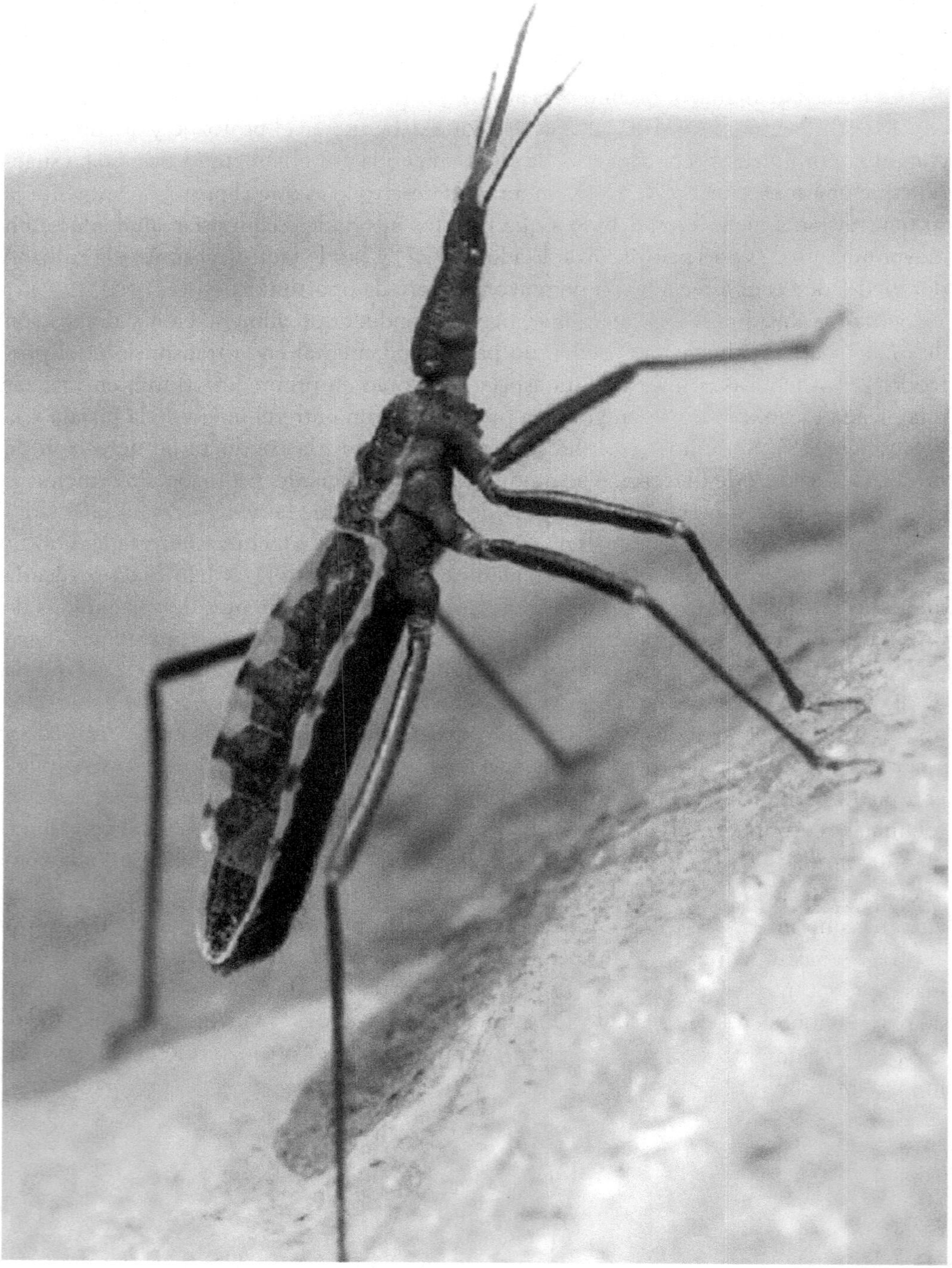

Figura 5. Macho micróptero de *Mepraia spinolai* con estilete extendido (Fotógrafo: Vicente Valdés).

Un aspecto importante es conocer la fuente de alimentación de una especie de vinchuca para estimar su importancia en términos epidemiológicos. Estudios realizados en *M. spinolai* para detectar la composición de su dieta indicarían que incluye hospederos tales como cabras, conejos, gallinas, gatos, marsupiales, perros, roedores silvestres e introducidos, y humanos (16,31-35). Los roedores silvestres más importantes en su dieta son el lauchón orejudo de Darwin (*Phyllotis darwini*) y el ratón cola de pincel (*Octodon degus*) (33-35), ambos roedores habitan en el rango de distribución de esta especie de vinchuca.

Mepraia spinolai es el vector de mayor relevancia en el ciclo de transmisión silvestre de *T. cruzi* en Chile, cuyo impacto en la Enfermedad de Chagas se estima entre un 0,20 y 5,8% (28,36,37). El nivel de infección de poblaciones silvestres del vector, utilizando métodos moleculares, alcanzaría en promedio a un 46,2% en zonas semiáridas de la Región de Coquimbo (38). Sin embargo los niveles de infección varían espacial (19,39-42), estacional (42,43), e interanualmente(42,44), y su detección varía de acuerdo con el nivel de ayuno de los insectos examinados (45). Los genotipos de *T. cruzi* circulantes en este vector son TCI, TCII, TCV y TCVI, los que pueden estar presentes en forma única o en mezcla y fluctúan en su composición bajo condiciones de laboratorio (40,46,47). Se ha descrito que el desplazamiento de *M. spinolai* es mayor en verano comparado con invierno, sugiriendo que la probabilidad de transmisión de *T. cruzi* hacia mamíferos silvestres y seres humanos sería mayor en los meses de calor, cuando poblaciones de esta vinchuca usan áreas más grandes (48).

La evidencia que indica que *M. spinolai* presenta altos niveles de infección con *T. cruzi* (hasta 76% (40)) y que se detecta sangre de humanos, mamíferos silvestres y domésticos en su dieta, apuntaría a que este vector es el responsable de la transmisión silvestre del parásito en las zonas semiáridas mediterráneas de Chile, donde se han detectado altos niveles de infección en algunos mamíferos silvestres y domésticos (42,44,49-52).

Mepraia gajardoi (Frías *et al.* 1998)

Esta vinchuca fue la segunda especie silvestre descrita en Chile. Su caracterización se hizo con base en vinchucas capturadas en el desierto costero del norte de Chile. En la Región de Arica y Parinacota se han descrito poblaciones en Caleta Vitor, Morro de Arica, Playa Corazones, Caleta Camarones; en la Región de Tarapacá en Punta de Lobos, Río Seco, San Marcos; y en la Región de Antofagasta en Piedras Negras, Bandurrias, Cachinales y Médano (11,14,53) (Figura 1). Los machos adultos solo presentan alas braquípteras y las hembras son solamente de alas micrópteras. Su color general es negro con pequeños puntos café-rojizos en el borde del abdomen, siendo las ninfas de color negro brillante (11) (Figura 6). En una población en el límite sur de su distribución (Médano, Región de Antofagasta) se han detectado machos con alas vestigiales, es decir, alas que sobrepasan el tórax y alcanzan los primeros segmentos abdominales (54). Un primer estudio realizando cruzamientos experimentales entre *M. gajardoi* y *M. spinolai* concluyó que existía aislamiento reproductivo entre estas especies de vinchucas, considerando la baja fertilidad en estos cruzamientos (11). Sin embargo, en un estudio experimental posterior se detectó que si eran capaces de dejar descendencia fértil (55).

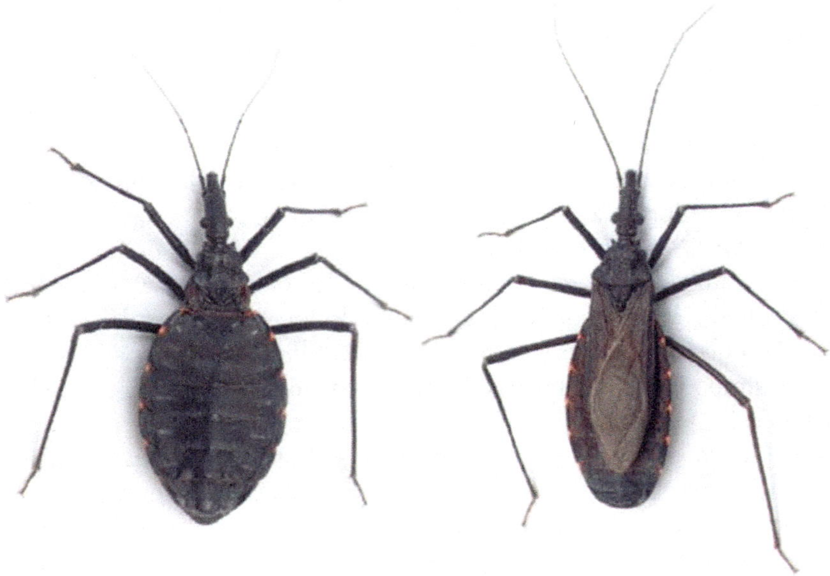

Figura 6. Adultos de *Mepraia gajardoi*: hembra micróptera (izquierda) y macho braquíptero (derecha) (Fotógrafo: Vicente Valdés).

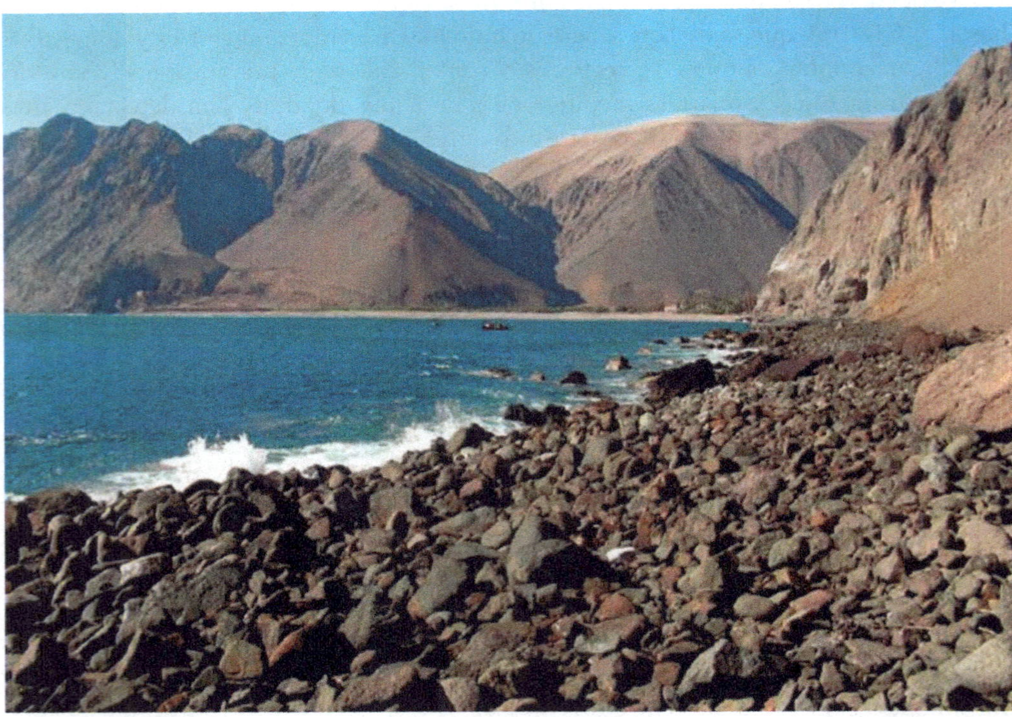

Figura 7. Hábitat donde *Mepraia gajardoi* puede ser encontrada. Caleta Vitor, Región de Arica y Parinacota (Foto cortesía de Ricardo Campos-Soto).

Esta vinchuca ha sido capturada en nidos de aves marinas, cuevas de reptiles y roedores silvestres, pero también en corrales de animales domésticos, cerros rocosos o grietas en piedras (Figura 7). Habita en sectores costeros áridos en que las precipitaciones anuales no superan los 2 mm y donde se encuentran asentamientos humanos permanentes o temporales (11,45,53,56,57). Esta especie está infectada naturalmente por *T. cruzi*, con prevalencias que varían según sector y estadio de desarrollo, fluctuando entre 5,8% y 27,0% (45,46,53,56,58,59). En individuos capturados de poblaciones silvestres los niveles de infección por *T. cruzi* detectados en heces fueron menores cuando se evaluaron en condiciones de ayuno en relación a posalimentación en laboratorio (20% vs 67%); esto podría indicar que los niveles de infección evaluados en ejemplares en ayuno estarían subestimados (45) (Figura 8). Los genotipos de *T. cruzi* que presenta esta vinchuca son TCI, TCII, TCV y TCVI, sin embargo el genotipo más frecuente varía según la población estudiada (47,53,59). Los niveles de infección por *T. cruzi* en *M. gajardoi* son bajos y menores a los descritos para *M. spinolai*, por lo que se ha propuesto que esta especie podría estar alimentándose de hospederos terminales o refractarios a la infección por *T. cruzi* (aves), los que suelen abundar en los sitios donde *M. gajardoi* se ha capturado (53,59,60). A pesar que esta especie ha sido descrita como de hábitos diurnos, también podría estar activa de noche en consideración al reporte del Monumento Nacional Morro de Arica y a un ejemplar detectado por ellos en este lugar (60).

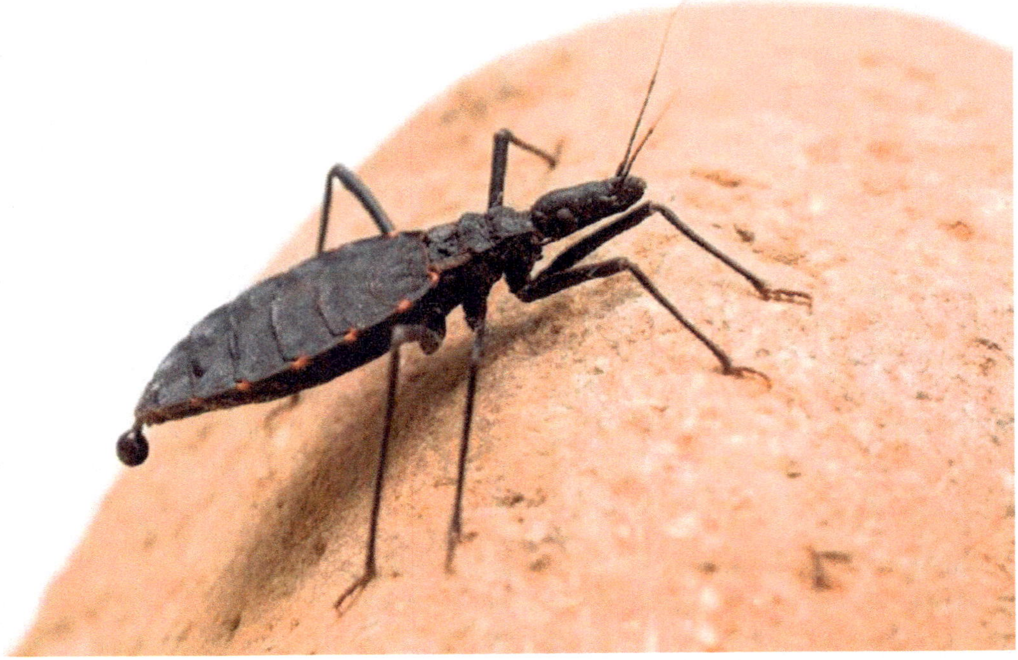

Figura 8. Hembra adulta de *Mepraia gajardoi* defecando (Fotógrafo: Vicente Valdés).

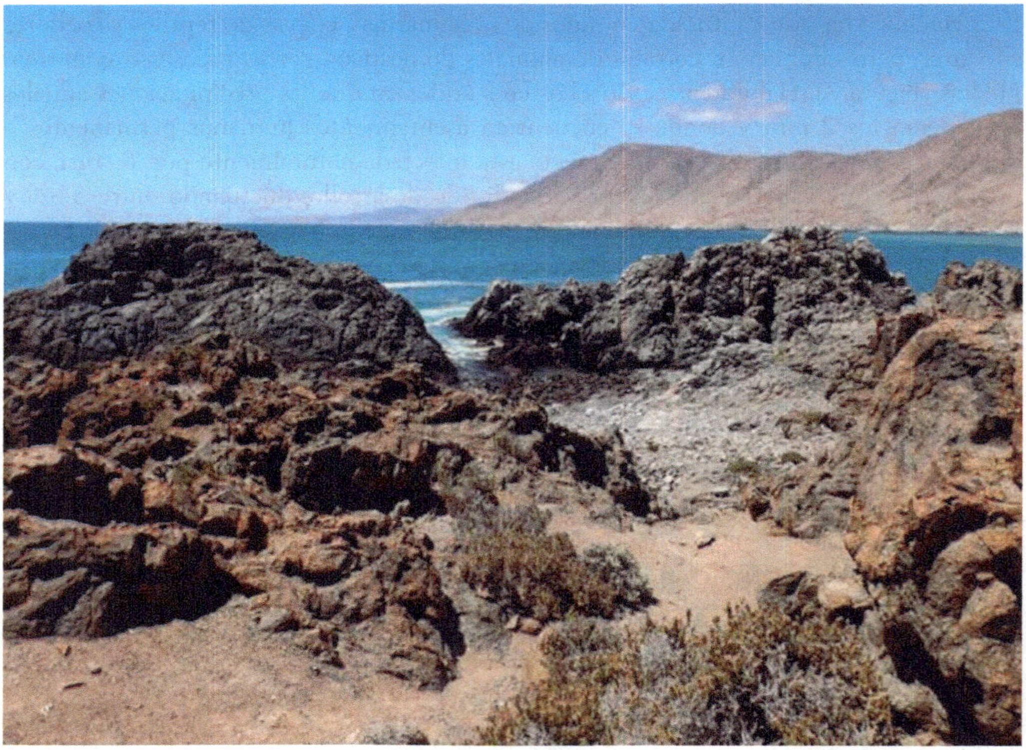

Figura 9. Hábitat donde *Mepraia parapatrica* puede ser encontrada. Parque Nacional Pan de Azúcar, Región de Atacama (Foto cortesía de Raúl Araya-Donoso).

Mepraia parapatrica

Esta es la especie silvestre de más reciente descripción en Chile (12). Se distribuye en la zona costera de las Regiones de Antofagasta y Atacama, en el área comprendida entre el límite norte de distribución de *M. spinolai* y el límite sur de distribución de *M. gajardoi*, correspondiente al desierto litoral (14) (Figura 1). Esta pequeña área costera posee características climáticas y ecológicas que dan cuenta de una mayor biodiversidad que la zona más al norte donde habita *M. gajardoi* (14) (Figura 9). En la Región de Atacama se han detectado poblaciones en el Parque Nacional Pan de Azúcar (Isla Pan de Azúcar, Caleta Pan de Azúcar y Cerro El Soldado), y Caleta Zenteno; en la Región de Antofagasta se han detectado en Caleta Paposo, Cachinales, Médano, Caleta Loreto y Playa Chica (12,14,62). Los machos adultos de esta especie presentan alas braquípteras o macrópteras y las hembras adultas son micrópteras (Figura 10), siendo los machos braquípteros más frecuentes que los macrópteros (15). El color general del cuerpo es negro con pequeños puntos rojos en el borde del abdomen y algunas partes del cuerpo café o café oscuro (12). Esta vinchuca se ha encontrado en ambientes peridomésticos asociada a mamíferos (corral de cabras), y en ambientes silvestres asociada a reptiles (lagartijas) o aves marinas (gaviota dominicana y pingüino de Humboldt), de los cuales se alimentaría. Esta última fuente de alimentación podría traducirse en diferencias en su eficiencia para transmitir *T. cruzi* a hospederos susceptibles (12), debido a que se ha descrito que las aves son refractarias a la infección por este protozoo (61). Sagua *et al.* (63) describieron que ejemplares de *M. parapatrica* capturados en la Isla Pan de Azúcar, descritos inicialmente como *M. spinolai*, se alimentarían principalmente de aves marinas (78%; gaviota dominicana, gaviota garuma, pingüino de Humboldt y pelícanos), y en menor proporción de mamíferos marinos (14%; lobo marino común) y reptiles (7%; culebra de cola corta del norte). En ese estudio no se logró detectar infección natural por *T. cruzi* en esos ejemplares, lo que podría deberse a sus hábitos alimentarios. Sin embargo, un estudio reciente reportó que esta especie está naturalmente infectada con *T. cruzi*, tanto en individuos capturados de poblaciones en la isla como en el continente, alcanzando niveles de infección de 36% y 64%, respectivamente (64). Los ejemplares caracterizados por Sagua *et al.* (63) están dentro del rango de distribución de *M. parapatrica*, coincidiendo además con sus preferencias de hospedero. Jurberg *et al.* (13) mencionan a estos individuos pertenecientes a *M. gajardoi*, mientras Frías-Lassarre (12) los considera *M. parapatrica*.

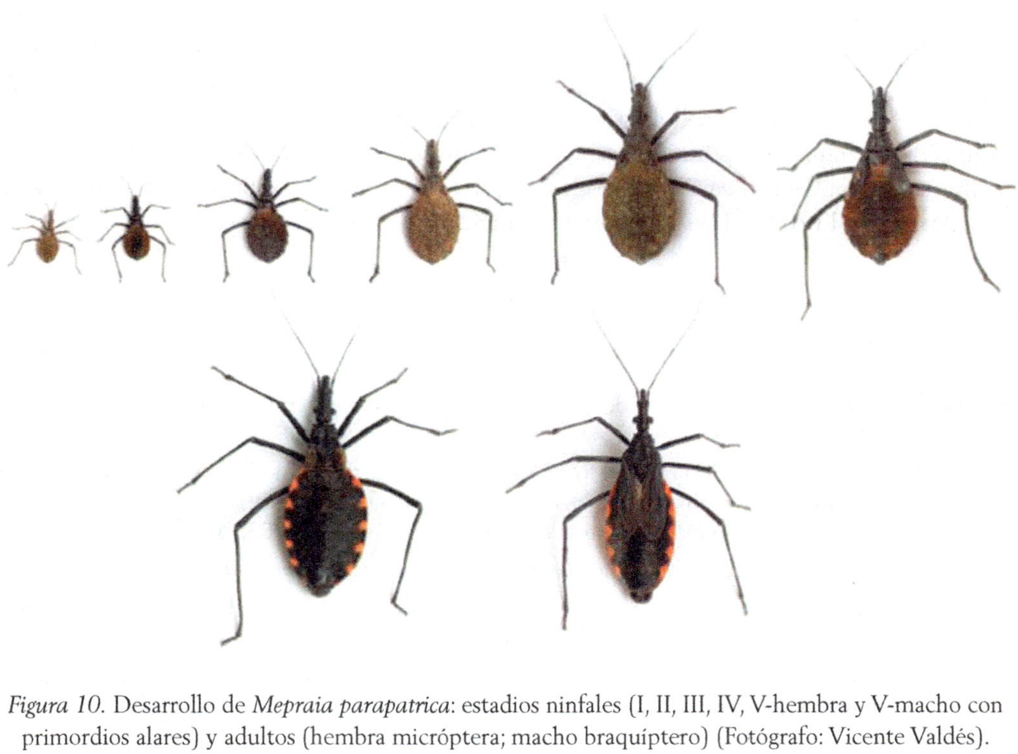

Figura 10. Desarrollo de *Mepraia parapatrica*: estadios ninfales (I, II, III, IV, V-hembra y V-macho con primordios alares) y adultos (hembra micróptera; macho braquíptero) (Fotógrafo: Vicente Valdés).

Conclusiones

En las últimas dos décadas se ha incorporado el componente ecológico en el estudio de enfermedades infecciosas transmitidas por vectores. Esto sin lugar a dudas representa un avance en la manera en que se estudian y abordan las enfermedades infecciosas que afectan principalmente al ser humano, fauna doméstica y fauna silvestre, especialmente si consideramos la ocurrencia de brotes epidémicos inesperados (65,66). En Chile los esfuerzos por incorporar a los vectores silvestres de la enfermedad de Chagas en los programas de investigación han aumentado, y esto ha permitido recabar información en aspectos básicos de estos, tales como rasgos de historia de vida, distribución, preferencias alimentarias, ecoepidemiología, entre otros. En los próximos años se debiera focalizar en el estudio de las especies *Mepraia* más asociadas a las zonas costeras, con el fin de establecer su importancia en la transmisión silvestre de *T. cruzi*.

Agradecimientos

Agradecemos a todos los estudiantes y asistentes de investigación que han participado en actividades de campo y laboratorio; el apoyo de CONAF, MINSAL (Oficina de Zoonosis y Vectores) y SEREMI de Salud de las regiones I a VI. Mención especial para Vicente Valdés (https://www.flickr.com/photos/biodiversidad_chilena), Raúl Araya-Donoso, Ricardo Campos-Soto y Rodrigo Medel, quienes aportaron con fotografías (ver autoría en las leyendas de las figuras). Las autoras son actualmente financiadas por la Comisión Nacional de Investigación Científica y Tecnológica – CONICYT a través de los Proyectos de Investigación FONDECYT 1170367 (CBM y JPC) y 11181182 (JPC).

Referencias

1. Kollien AH, Schaub GA. The development of *Trypanosoma cruzi* in Triatominae. *Parasitol Today*. 2000; 16: 381-387.
2. Galvão C, Carcavallo R, Da Silva Rocha D, Jurberg J. A checklist of the current valid species of the subfamily Triatominae Jeannel,1919 (Hemiptera, Reduviidae) and their geographical distribution, with nomenclatural and taxonomic notes. *Zootaxa*. 2003; 202: 1-36.
3. Schofield CJ. Triatominae. Biología y control. West Sussex: *Eurocommunica Publications*. 1994.
4. Lent H, Wygodzinsky P. Revision of the triatominae (Hemiptera, Reduviidae), and their significance as vectors of Chagas' disease. *Bull Am Museum Nat Hist*. 1979; 163: 123-520.
5. Nattero J, Rodríguez C, Crocco L. Influence of the quality and quantity of blood ingested on reproductive parameters and life-span in *Triatoma infestans* (Klug). *Acta Trop.* 2011; 97: 183-187.
6. Botto-Mahan C, Correa JP, Bacigalupo A, Campos-Soto R, Cattan PE, Solari A. Ecology of the endemic sylvatic triatomines of Chile. *Parasitol Latinoam*. 2015; 64: 12-19.
7. Lorenzo MG, Reisenman CE, Lazzari CR. *Triatoma infestans* can be captured under natural climatic conditions using yeast-baited traps. *Acta Trop.* 1998; 70: 277-284.

8. Botto-Mahan C, Canals M, Cattan PE. Field test of carbon dioxide and conspecifics as baits for *Mepraia spinolai*, wild vector of Chagas disease. *Acta Trop.* 2002; 82: 377-380.
9. Bacigalupo A, Segura JA, García A, Hidalgo J, Galuppo S, Cattan PE. Primer hallazgo de vectores de la enfermedad de Chagas asociados a matorrales silvestres en la Región Metropolitana, Chile. *Rev Méd Chile.* 2006; 134: 1230-1236.
10. Porter CE. Una Triatoma nueva chilena. *Rev Chil Hist Nat.* 1934; 37:192-193.
11. Frías DA, Henry AA, González CR. *Mepraia gajardoi*: a new species of Triatominae (Hemiptera: Reduviidae) from Chile and its comparison with *Mepraia spinolai*. *Rev Chil Hist Nat.* 1998; 71: 177-188.
12. Frías-Lasserre D. A New species and karyotype variation in the bordering distribution of *Mepraia spinolai* (Porter) and *Mepraia gajardoi* Frías *et al.* (Hemiptera: Reduviidae: Triatominae) in Chile and its parapatric model of speciation. *Neot Entomol.* 2010; 39: 572-583.
13. Jurberg J, Lent H, Carcavallo R, Silva D, Galvão C, Frías D. Estudo morfológico da genitalia externa masculina de *Mepraia gajardoi* Frias, Henry and González 1998 (Hemiptera: Reduviidae) com comentarios sobre suas relaçoes filogenéticas. *Entomol Vect.* 2002; 9: 559-577.
14. Campos R, Torres-Pérez F, Botto-Mahan C, Coronado X, Solari A. High phylogeographic structure in sylvatic vectors of Chagas disease of the genus *Mepraia* (Hemiptera: Reduviidae). *Infect Genet Evol.* 2013; 19: 280-286.
15. Frías-Lasserre D, González CR, Reyes C, Lecaros Alvarado A. The interspecific hemelytra differences among *Mepraia* species males (Hemiptera, Reduviidae:Triatominae) in Chile. *J Med Entomol.* 2018; 55: 1478-1485.
16. Canals M, Cruzat L, Molina MC, Ferreira A, Cattan PE. Blood host sources of *Mepraia spinolai* (Heteroptera: Reduviidae), wild vector of Chagas disease in Chile. *J Med Entomol.* 2001; 38: 303-307.
17. Bacigalupo A, Torres-Pérez F, Segovia V, García A, Correa JP, Moreno L, *et al.* Sylvatic foci of the Chagas disease vector *Triatoma infestans* in Chile: description of a new focus and challenges for control programs. *Mem Inst Oswaldo Cruz.* 2010; 105: 633-641.
18. Berazay-Puente B, Gajardo-Canto D, Trejo-Cancino A, Sánchez-Collin P, Arroyo P, Valenzuela L, Castañeda-Zúñiga E, Correa JP, Cattan PE, Bacigalupo A. *Mepraia spinolai* flies! dispersal adults captured using black light traps. *Parasitol Latinoam.* 2017; 66: 399.
19. Frías-Lasserre D, González CR, Reyes-Valenzuela C, Blanco de Carvalho D, Oliveira J, Canals M, Aristeu Da Rosa J. Wing polymorphism and *Trypanosoma cruzi* infection in wild, peridomestic, and domestic collections of *Mepraia spinolai* (Hemiptera: Reduviidae) from Chile. *J Med Entomol.* 2017; 54: 1061-1066.
20. Quiroga N, Muñoz MI, Pérez S, Penna M, Botto-Mahan C. Stridulation in the wild kissing bug *Mepraia spinolai*: description of the stridulatory organ and vibratory disturbance signal. *Bioacoustics.* 2019; 29: 00-00.
21. Ramírez PA, González A, Botto-Mahan C. Masking behavior by *Mepraia spinolai* (Hemiptera: Reduviidae): Anti-predator defense and life history trade-offs. *J Insect Behav.* 2013; 26: 592-602.
22. Canals M, Solis R, Valderas J, Ehrenfeld M, Cattan PE. Preliminary studies on temperature selection and activity cycles of *Triatoma infestans* and *T. spinolai* (Heteroptera: Reduviidae), Chilean vectors of Chagas' disease. *J Medical Entomol.* 1997; 34: 11-17.
23. Lent H, Jurberg J. Algumas informacoes sobre T. spinolai, com um estudo sobre as genitalias externas. *Rev Bras Biol.* 1967; 27: 273-288.
24. Canals M, Cattan PE, Ehrenfeld M. Sobrevivencia de *T. spinolai* en ambiente habitacional. *Parasitol. al Día.* 1994; 18: 82-87.

25. Botto-Mahan C. *Trypanosoma cruzi* induces life-history trait changes in the wild kissing bug *Mepraia spinolai*: implications for parasite transmission. *Vector-borne Zoonotic Dis.* 2009; 9: 505-510.

26. Schaub GA. The effects of trypanosomatids on insects. *Adv Parasitol.* 1992; 31: 255-319.

27. Schaub GA. Pathogenicity of Trypanosomatids on insects. *Parasitol Today.* 1994; 10: 463-468.

28. Canals M, Solís R, Tapia C, Ehrenfeld M, Cattan PE. Comparison of some behavioral and physiological feeding parameters of *Triatoma infestans* Klug, 1834 and *Mepraia spinolai* Porter, 1934, vectors of Chagas disease in Chile. *Mem Inst Oswaldo Cruz.* 1999; 94: 687-692.

29. Botto-Mahan C, Cattan PE, Medel R. Chagas disease parasite induces behavioural changes in the kissing bug *Mepraia spinolai*. Acta Trop. 2006; 98: 219-223.

30. Botto-Mahan C, Campos V, Medel R. Sex-dependent infection causes non-additive effects on of kissing bug fecundity. *Ecol Evol.* 2017; 7: 3552-3557.

31. Knierim F, Castro M, Villarroel F, Schenone H. Estudio preliminar sobre la fuente de alimentación de *Triatoma infestans* y *Triatoma spinolai* mediante la reacción de doble difusión en gel. *Bol Chil Parasitol.* 1976; 31:34-36.

32. Apt W, Reyes H. Aspectos epidemiológicos de la enfermedad de Chagas I. Distribución geográfica, índices de infección en vectores y humanos. *Parasitol al Día.* 1986; 10: 94-101.

33. Chacón F, Bacigalupo A, Quiroga JF, Ferreira A, Cattan PE, Ramírez-Toloza G. Feeding profile of *Mepraia spinolai*, a sylvatic vector af Chagas disease in Chile. *Acta Trop.* 2016; 162:171-173.

34. Canals M, Ehrenfeld M, Cattan PE. Situación de *Mepraia spinolai*, vector silvestre de la enfermedad de Chagas en Chile, en relación con otros vectores desde la perspectiva de sus fuentes de alimentación. *Rev Med Chile.* 2000; 128: 1108-1112.

35. Rengifo AV. Preferencias alimentarias específicas de *Mepraia spinolai* por vertebrados frecuentes en su hábitat. Tesis de Pregrado. Facultad de Ciencias Veterinarias y Pecuarias, Universidad de Chile; 2000.

36. Canals M, Cattan PE, Ehrenfeld M. Algunas estimaciones numéricas de la importancia epidemiológica de los vectores de la enfermedad de Chagas en Chile. *Parasitol al Día.* 1993; 17: 79-86.

37. Canals M, Bustamante RO, Ehrenfeld M, Cattan PE. Assessing the impact of insect vectors on animal populations. *Acta Biotheor.* 1999; 46: 337-345.

38. Botto-Mahan C, Ortiz S, Rozas M, Cattan PE, Solari A. dna evidence of *Trypanosoma cruzi* in the Chilean wild vector *Mepraia spinolai* (Hemiptera: Reduviidae). *Mem Inst Oswaldo Cruz.* 2005; 100: 237-239.

39. Oda E, Solari A, Botto-Mahan C. Effects of mammal host diversity and density in the infection level of a sylvatic kissing bug. *Med Vet Entomol.* 2014; 28: 384-390.

40. Coronado X, Rozas M, Botto-Mahan C, Ortiz S, Cattan PE, Solari A. Molecular epidemiology of Chagas disease in the wild transmission cycle: the evaluation in the sylvatic vector *Mepraia spinolai* vector from an endemic area of Chile. *Am J Trop Med Hyg.* 2009; 81: 656-659.

41. Órdenes HV, Ehrenfeld M, Cattan P, Canals M. Infección Tripano-triatomina de *Triatoma spinolai* en una zona de riesgo epidemiológico. *Rev Med Chile.* 1996; 124: 1053-1057.

42. Ihle-Soto C, Costoya E, Correa JP, Bacigalupo A, Cornejo-Villar B, Estadella V, Solari A, Ortiz S, Hernández HJ, Botto-Mahan C, Gorla DE, Cattan PE. Spatio-temporal characterization of *Trypanosoma cruzi* infection and discrete typing units infecting hosts and vectors from non-domestic foci of Central Chile. *PLoS Negl Trop Dis.* 2019; 13: e7170

43. McCabe A, Yáñez F, Pinto R, López A, Ortiz S, Muñoz-San Martin C, Botto-Mahan C, Solari A. Survivorship of wild caught *Mepraia spinolai* nymphs: the effect of seasonality and *Trypanosoma cruzi* infection after feeding and fasting in the laboratory. *Infect Genet Evol.* 2019; 71: 197-204.

44. Correa JP, Bacigalupo A, Fontúrbel F, Oda E, Cattan PE, Solari A, Botto-Mahan C. Spatial distribution of an infectious disease in a native small mammal community. *Sci Nat.* 2015; 102: 51.

45. Egaña C, Vergara F, Campos R, Ortiz S, Botto-Mahan C, Solari A. *Trypanosoma cruzi* infection in *Mepraia gajardoi* and *Mepraia spinolai*: the effect of feeding nymphs from the field. *Am J Trop Med Hyg.* 2014; 91: 534-536.

46. Campos-Soto R, Ortiz S, Córdova I, Bruneau N, Botto-Mahan C, Solari A. Interactions between *Trypanosoma cruzi* the Chagas disease parasite and naturally infected wild *Mepraia* vectors of Chile. *Vector-borne Zoonotic Dis.* 2016; 16: 165-171.

47. Egaña C, Pinto R, Vergara F, Ortiz S, Campos R, Solari A. Fluctuations in *Trypanosoma cruzi* discrete typing unit composition in two naturally infected triatomines: *Mepraia gajardoi* and *M. spinolai* after laboratory feeding. *Acta Trop.* 2016; 160: 9-14.

48. Botto-Mahan C, Cattan PE, Canals M, Acuña M. Seasonal variation in the home range and host availability of the blood-sucking insect *Mepraia spinolai* in wild environment. *Acta Trop.* 2005; 95: 160-163.

49. Botto-Mahan C, Acuna-Retamar M, Campos R, Cattan P, Solari A. European rabbits (*Oryctolagus cuniculus*) are naturally infected with different *Trypanosoma cruzi* genotypes. *Am J Trop Med Hyg.* 2009; 80: 944-946.

50. Botto-Mahan C, Campos R, Acuna-Retamar M, Coronado X, Cattan P, Solari A. Temporal variation of *Trypanosoma cruzi* infection in native mammals in Chile. *Vector-borne Zoonotic Dis.* 2010; 10: 317-319.

51. Jiménez C, Fontúrbel F, Oda E, Ramírez P, Botto-Mahan C. Parasitic infection alters rodent movement in a semiarid ecosystem. *Mammal Biol.* 2015; 80: 255-259.

52. Rozas M, Botto-Mahan C, Coronado X, Ortiz S, Cattan P, Solari A. Coexistence of *Trypanosoma cruzi* genotypes in wild and periodomestic mammals in Chile. *Am J Trop Med Hyg.* 2007; 77: 647-653.

53. Botto-Mahan C, Sepúlveda M, Vidal M, Acuna-Retamar M, Ortiz S, Solari A. *Trypanosoma cruzi* infection in the sylvatic kissing bug *Mepraia gajardoi* from the Chilean Southern Pacific Ocean coast. *Acta Trop.* 2008; 105: 166-169.

54. Campos R, Botto-Mahan C, Coronado X, Jaramillo N, Panzera F, Solari A. Wing shape differentiation of Mepraia species (Hemiptera: Reduviidae). *Infect Genet Evol.* 2011; 11: 329-333.

55. Campos-Soto R, Panzera F, Pita S, Lages C, Solari A, Botto-Mahan C. Experimental crosses between *Mepraia gajardoi* and *M. spinolai* and hybrid chromosome analyses reveal the occurrence of several isolation mechanisms. *Infect Genet Evol.* 2016; 45: 205-212.

56. González CR, Reyes C, Canals A, Parra A, Muñoz X, Rodríguez K. An entomological and seroepidemiological study of the vectorial-transmission risk of Chagas disease in the coast of northern Chile. *Med Vet Entomol.* 2015; 29: 387-392.

57. Garrido R, Peña-Gómez F, Bacigalupo A, Bustamante RO, Cattan PE, Gorla D, Botto-Mahan C. Potential impact of climate change on geographical distribution of two wild vectors of Chagas disease in Chile, *Mepraia spinolai* and *Mepraia gajardoi* (Hemiptera: Reduviidae). (En revisión).

58. Carvajal A, Orellana J, Wigant W, Bórquez C, Lobato I. Prevalencia de triatominos infectados con *Trypanosoma cruzi* en el litoral de la ciudad de Arica. *Parasitol Latinoam.* 2007; 62: 118-121.

59. Toledo A, Vergara F, Campos R, Botto-Mahan C, Ortiz S, Coronado X, Solari A. *Trypanosoma cruzi* genotypes in *Mepraia gajardoi* from wild ecotopes in northern Chile. *Am J Trop Med Hyg.* 2013; 88: 285-288.

60. Faúndez EI, Carvajal MA. Notas sobre *Mepraia gajardoi* Frías, Henry & González, 1998 (Heteroptera: Reduviidae: Triatominae). *Bol SEA.* 2012; 50: 495-497.

61. Teixeira ARL, Nascimento RJ, Sturm NR. Evolution and pathology in Chagas disease: a review. *Mem Inst Oswaldo Cruz.* 2006; 101: 463-491.

62. Da Rosa JA, De Oliveira J, Frías Laserre DA. New records of Mepraia (Hemiptera, Reduviidae, Triatominae) in Chile. *J Vector Ecol.* 2019; 44: 195-198.

63. Sagua H, Araya J, Gonzalez J, Neira I. *Mepraia spinolai* in the Southeastern Pacific Ocean coast (Chile) – first insular record and feeding pattern on the Pan de Azúcar Island. *Mem Inst Oswaldo Cruz.* 2000; 95: 167-170.

64. Rives-Blanchard N, Torres-Pérez F, Ortiz S, Solari A, Campos-Soto R. *Trypanosoma cruzi* over the ocean: Insular zones of Chile with presence of infected vector *Mepraia* species. *Acta Trop.* 2017; 172: 229-231.

65. Shikanai-Yasuda MA, Barbosa Carvalho N. Oral transmission of Chagas disease. *Emerg Infect Dis.* 2012; 54: 845-852.

66. Ramírez JD, Montilla M, Cucunuba ZM, Florêz AC, Zambrano P, Guhl F. Molecular epidemiology of human oral Chagas disease outbreaks in Colombia. *PLoS Negl Trop Dis.* 2013b; 7: e2041.

Capítulo XII

El reservorio animal

Gemma Rojo, Esteban Yefi-Quinteros, Antonella Bacigalupo

Introducción

El agente etiológico de la Enfermedad de Chagas, *Trypanosoma cruzi*, afectó inicialmente (9 mil años atrás), solo a animales silvestres, extendiéndose luego al ciclo doméstico de transmisión (1). En la actualidad este parásito infecta a más de 150 especies de mamíferos de nueve órdenes diferentes (2). Por esta razón se considera que los mamíferos son la principal fuente de infección para los vectores triatominos y, por ende, para el ser humano. Es así como cobran importancia numerosas especies silvestres que han sido descritas como reservorios silvestres en la mantención de esta parasitosis.

Historia evolutiva

La hipótesis de monofilia sugiere que un parásito ancestral originó a los trypanosomas que afectan a los mamíferos de África, América y Australia. Por consiguiente, este ancestro se habría desarrollado antes de la división de los continentes, durante la era mesozoica, hace aproximadamente 230 millones de años (3). *Trypanosoma cruzi* se habría originado antes de la separación del supercontinente del sur (Gondwana) durante la era cenozoica, y las primeras formas evolutivas habrían estado asociadas con marsupiales de la familia Didelphidae (zarigüeyas) en el momento en que se separó Sudamérica de Gondwana hace unos 40 millones de años. Tanto marsupiales como xenartros (armadillos, osos hormigueros), mamíferos de gran antigüedad, fueron los primeros hospederos en América del Sur para este protozoo. Cabe destacar que en estos animales no se han detectado graves patologías, posiblemente porque han tenido una larga asociación con *T. cruzi*, durante la cual habrían coevolucionado, permitiendo atenuar los niveles de virulencia (4).

Dado que en ese periodo no habrían aparecido aún los insectos triatominos, se cree que el parásito se transmitía por la depredación de mamíferos infectados y/o por el producto de las glándulas anales de zarigüeyas infectadas (por ingestión y/o contacto con mucosas y/o piel lesionada), ya que estas glándulas pueden mantener el ciclo de multiplicación extracelular de *T. cruzi* y eliminar formas metacíclicas infectantes (5).

Posteriormente *T. cruzi* se habría adaptado a los nuevos hospederos que llegaron a América del Sur, inicialmente roedores y primates y, más tarde, murciélagos y carnívoros. Esta gran diversidad de mamíferos que albergaron a *T. cruzi* ejerció diferentes presiones selectivas, que dieron lugar a la enorme variedad de subpoblaciones de parásitos observadas en la actualidad, con diferentes y complejos patrones biológicos y moleculares (6).

La historia propone la coevolución de *T. cruzi* con sus hospederos mamíferos basados en la relativamente reciente adquisición de hábitos hematófagos de los vectores triatominos (2). Aunque el origen de su antepasados Reduviidae data de hace unos 230 millones de años, la gran mayoría de sus subfamilias constan de insectos depredadores y, hasta ahora, solo se ha encontrado una especie fósil supuestamente hematófaga (7). Por lo tanto, el ciclo digenético que se conoce hoy, que implica vectores triatominos y hospederos mamíferos, parece haber comenzado solo después de la adquisición de hábitos hematófagos de Triatominae, que se supone habría ocurrido unos 5 millones de años atrás, luego de la adaptación de *T. cruzi* al intestino de estos vectores (3,8).

Estudios posteriores mostraron que varias especies de mamíferos podían ser identificados como fuente de infección para los vectores de un determinado lugar geográfico. Los investigadores comenzaron a entender que estas especies de mamíferos diferían en su importancia como fuente de infección para el vector triatomino, y que las mismas especies de mamíferos pueden jugar diferentes papeles en el mantenimiento del ciclo biológico del parásito en diferentes momentos y regiones (9). Bajo este enfoque, ahora consideramos como "reservorio" no solo a una especie de mamífero infectado en una localidad determinada, sino a un sistema que incluye a una o más especies de mamíferos que son responsables de mantener el parásito en la naturaleza. En cada ecosistema las especies de mamíferos pueden jugar diferentes papeles en el mantenimiento del parásito, lo que significa que el sistema de reservorio varía y se debe considerar como único dentro de una cierta escala espacio-temporal (10).

Ciclo de vida

Trypanosoma cruzi posee un ciclo de vida indirecto. Los triatominos transmiten el parásito solo si están infectados, lo que ocurre cuando se alimentan de la sangre de un hospedero mamífero infectado, pues dicha sangre contiene la forma tripomastigote infectante del parásito. En el tracto digestivo de los triatominos, los parásitos se diferencian en epimastigotes (forma replicativa) y luego a tripomastigotes metacíclicos en el intestino posterior. La infección de los mamíferos se produce cuando entran en contacto con las formas metacíclicas infectantes del parásito, que se eliminan con las deyecciones (heces y orina) de los triatominos después de su alimentación. Este contacto se produce a través de la mucosa o de una microlesión preexistente, o como resultado de la picadura del insecto (10,11). La vía oral (es decir, la ingestión de formas infectantes del parásito), se produce cuando las deyecciones de los insectos infectados entran en contacto con la boca del animal mientras este se rasca una picadura; cuando come alimentos contaminados con el parásito, o bien cuando se alimenta de insectos o de otros mamíferos infectados (10).

Biodiversidad y Enfermedad de Chagas

La disminución de la riqueza y abundancia de especies puede provocar un fuerte aumento de la prevalencia de enfermedades generadas por agentes infecciosos (ejemplo *T. cruzi*) que pueden ser perjudiciales para las poblaciones animales y para el ser humano (12).

No existiría una influencia directa de la diversidad de hospederos sobre la prevalencia de la enfermedad de Chagas, sino que existe una relación entre la composición comunitaria de hospederos reservorios y el ciclo de transmisión del parásito, la que se ve reflejada en la prevalencia del parásito en sus poblaciones (13). Esto concuerda con otros estudios, en los que se ha propuesto una relación entre la composición del ensamble de hospederos y la prevalencia de enfermedades infecciosas en vectores (14), siendo crucial en esta relación la cantidad proporcional de alimento que obtenga el vector de cada especie de hospedero y la competencia como reservorio de cada una de estas especies. La diversidad también ha sido asociada con anterioridad al ciclo de transmisión de enfermedades infecciosas, encontrándose generalmente un efecto de dilución: el número de hospederos infectados y competentes para *T. cruzi* es bajo en comparación con otras posibles fuentes de alimentos para triatominos, producto de la disminución de la probabilidad de contacto entre el vector y las especies de hospederos reservorios (12,13,15).

Reservorios

Cualquier parásito se caracteriza por utilizar el organismo del hospedero como hábitat temporal o permanente. Dentro de este, los diferentes tejidos representan nichos utilizables. Es así como a mayor diversidad de tejidos que un parásito pueda colonizar, mayor será su adaptabilidad al hospedero y su valencia ecológica. *Trypanosoma cruzi* es un ejemplo de extrema adaptabilidad parasitaria, dada su capacidad de infectar y multiplicarse en casi todos los tejidos de sus diversos hospederos. La plasticidad biológica de este protozoo es tan sofisticada, que aún presenta aspectos de su biología y epidemiología desconocidos (16).

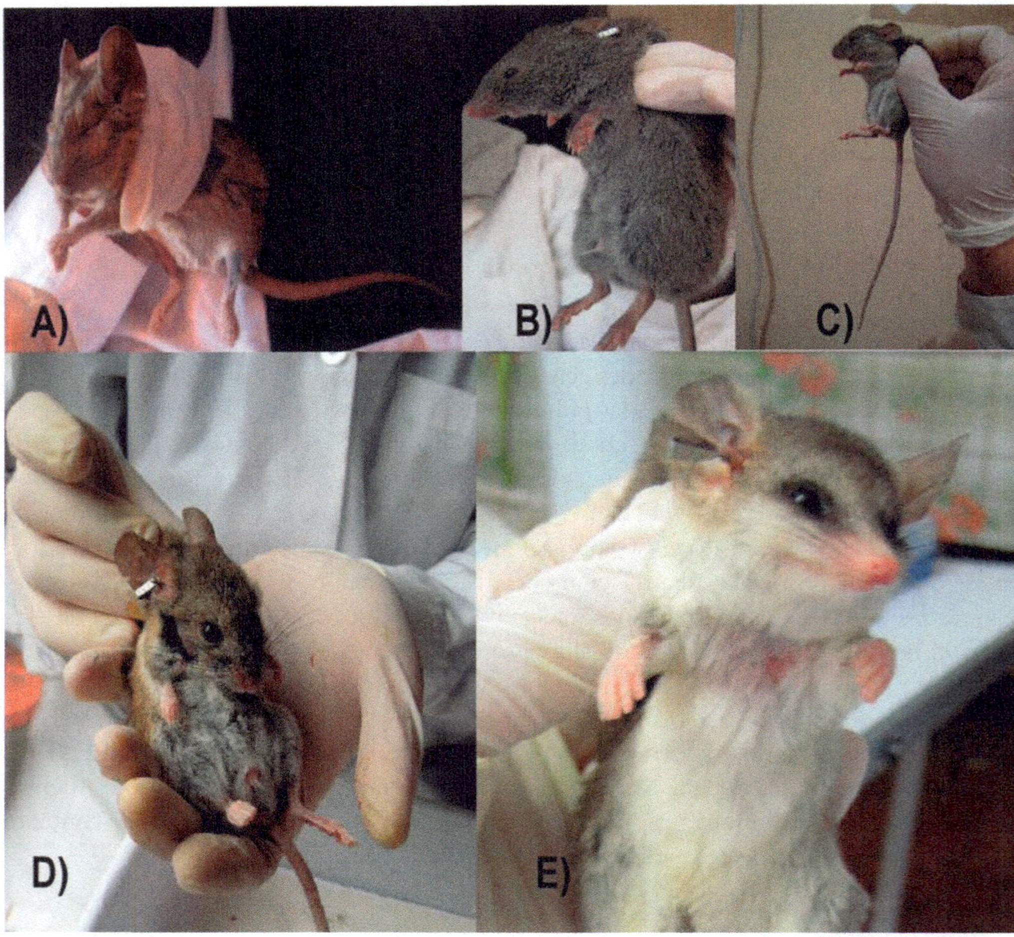

Figura 1. a) *Abrocoma benetti*, b) *Abrothix longipilis*, c) *Oligorizomys longicaudatus*, d) *Phyllotis darwini*, e) *Thylamis elegans*

La mayoría de los estudios no coinciden en la definición de reservorio. Algunos lo definen desde una mirada antropocéntrica y/o finalista del fenómeno parasitario. De esta forma, con pequeñas modificaciones, se dice que reservorio es "la especie animal que en la naturaleza sirve como fuente de infección de un determinado parásito del hombre". A partir del aumento del reconocimiento de la importancia de la producción agropecuaria, también fueron incluidos, en la definición de reservorio, los animales domésticos y/o sinantrópicos. Adicionalmente, con frecuencia, se decía que un reservorio interactúa con el parásito sin sufrir daños, basado en un largo proceso coevolutivo. Esto se explicaba a través de que parásitos muy virulentos y/o patogénicos dan muerte a hospederos muy sensibles (10). Esta proposición cada vez resulta más insuficiente, ya que la virulencia en sí puede conferir una mayor transmisibilidad al parásito, aun a costa de una especie de hospedero.

A lo largo de 3.500 millones de años los seres vivos se han multiplicado y evolucionado, y junto con ello también han evolucionado las interacciones parásito-hospedero. El proceso coevolutivo de un sistema parásito-hospedero incluye la selección y fijación de modificaciones morfofisiológicas, de patrones biológicos, comportamentales y moleculares en la población de parásitos y de hospederos, a lo largo del cual algunos componentes del sistema son eliminados (17).

Las parasitosis son un buen ejemplo del carácter dinámico de las interacciones entre especies. La tendencia actual es definir reservorio cada vez más a partir de un enfoque multidisciplinar, lo que resulta en la siguiente definición: "Reservorio es la especie o complejo de especies que garantizan, en determinado paisaje, el mantenimiento por largo tiempo de un parásito". Considerar la condición de reservorio como temporal y espacial es absolutamente fundamental en los estudios de los ciclos de transmisión, de epidemiología y, consecuentemente, en la definición de medidas de vigilancia epidemiológica de una determinada parasitosis (10). Determinar, en un área blanco, cuál es el papel que cada uno de los elementos de una determinada red parasitaria desempeña, solo es posible a través de un abordaje sistemático. Esto es especialmente importante cuando se trata de un parásito multihospedero como *T. cruzi*. La cantidad de hospederos (mamíferos e insectos) de este parásito da como resultado su gran dispersión por diferentes estrategias, ya que, más allá de la transmisión vectorial clásicamente descrita, la vía oral (probablemente la más importante entre animales silvestres) y la vía directa (por glándulas odoríferas de algunas especies de marsupiales) garantizan su mantenimiento y significativa distribución en la naturaleza (16).

Importancia de los reservorios naturales

En lo relativo a las especies de hospederos, *T. cruzi* posee una enorme plasticidad (18). De este modo, como zoonosis de animales silvestres, *T. cruzi* se encuentra en los más diversos hábitats, donde cada tipo de ecotopo contribuye para formar modalidades distintas de focos naturales de la parasitosis (19). En cada bioma de Latinoamérica, y en cada hábitat en particular, podemos encontrar diferentes especies de mamíferos sustentando diferentes ciclos de transmisión que pueden estar aislados o conectados. Ese carácter es particular y único para cada localidad. De esta forma, la enfermedad de Chagas posee un carácter zoonótico complejo. Dentro de ese panorama, cuando se discute la cuestión de potenciales reservorios para *T. cruzi*, es necesario considerar que el simple hecho de que un individuo se encuentre naturalmente infectado, no quiere decir que necesariamente deba constituir un riesgo a la salud de su población, de otras especies simpátricas o del hombre. El papel que cada especie de hospedero desempeña en la dispersión y/o mantenimiento del parásito también puede ser extremamente inconstante, debido a la complejidad de los procesos e interrelaciones ecológicas y la presión ejercida por el hombre al modificar cada vez más los ambientes (10,20).

Los mamíferos silvestres y sinantrópicos infectados juegan un papel crucial en el mantenimiento del ciclo de *T. cruzi*. En un entorno dado, varias especies de mamíferos frecuentan diferentes estratos de bosques, que favorecen el intercambio entre ellos. Las zarigüeyas, por ejemplo, son predominantemente arbóreas, pero se pueden encontrar fácilmente en el suelo. Varios carnívoros, como coatíes y comadrejas, son las especies de mamíferos terrestres que pueden utilizar los troncos de árboles como refugios. Esto significa que un mamífero infectado por la ingestión de un insecto triatomino infectado en el suelo puede ser más tarde una fuente de infección para otras especies en un refugio de un árbol hueco. De hecho, la multiplicidad de hospederos vertebrados y de posibilidades de transmisión del parásito son probablemente los principales factores responsables de la difusión extremadamente bien lograda del parásito en América. Es difícil encontrar un fragmento en América del Sur donde los triatominos y sus potenciales hospederos mamíferos convivan absolutamente libres de la infección por *T. cruzi* (21).

En Chile también se describe una asociación estrecha entre vectores y sus hospederos vertebrados. En nuestro país se reportaron las bromeliáceas terrestres (*Puya* sp.) como hábitat para los vectores *Triatoma infestans* y *Mepraia spinolai* (22). En Argentina se realizó una observación bastante similar para otros triatominos, reportada por el grupo de Vezzani (23). A su vez, se ha demostrado que el roedor Chinchilla lanigera construye madrigueras frecuentemente bajo *Puya* sp., siendo la chinchilla un reservorio de *T. cruzi* (24).

Otro estudio realizado en la Reserva Nacional Las Chinchillas, Región de Coquimbo, sector hiperendémico de Chile, permite visualizar la estrecha relación entre los triatominos y sus hospederos. Dicho análisis incluyó 4 especies de micromamíferos: 3 roedores silvestres (*Phyllotis darwini* –ratón orejudo de Darwin–, *Octodon degus* –degú–, y *Abrothrix sp.*) y un marsupial (*Thylamys elegans* –yaca–). La investigación relacionó el fenómeno climático de "El Niño", caracterizado por abundantes lluvias, con un aumento de mamíferos y por tanto más hospederos disponibles para los vectores de *T. cruzi*. Es decir, los vectores infectados tendrían más oportunidades de infectar a mamíferos recién nacidos e indefensos, lo que generaría un alza en los niveles de infección en la población total (25).

Descripción de reservorios mamíferos silvestres y domésticos de la Enfermedad de Chagas

Didelphimorphia

El género *Didelphis* es el más difundido en América, ya que se extiende desde el sureste de Canadá hasta el sur de Argentina, y es reconocido por muchos autores como el reservorio mamífero más importante del parásito (26,27).

Su amplia distribución se debe principalmente a su gran capacidad de adaptación a diferentes nichos ecológicos, sobre todo a los ambientes con un alto grado de la intervención humana. Estos animales pueden colonizar los techos de las casas u otros refugios domésticos y áreas peridomésticas, donde sobreviven alimentándose de la basura alimenticia humana. Debido a que *Didelphis sp.* actualmente son reconocidos como mamíferos sinantrópicos (que habitan en ambientes domiciliarios y peridomiciliarios, adaptándose a condiciones resultantes de la actividad humana), su presencia es un fuerte indicador de perturbación ambiental por la acción humana (28,29). *Didelphis sp.*, son nómades, solitarios (especialmente los machos), excelentes escaladores y su principal refugio son los agujeros y el follaje de los árboles. Su importancia como reservorio varía en el tiempo y el espacio, como se observa en las tasas de infección de *D. aurita* (zarigüeya brasileña), que oscilan entre 11% y 90% entre los animales recolectados en diferentes localidades en el estado de Río de Janeiro, Brasil (30). Además sus hábitos omnívoros favorecen la adquisición de la infección por vía oral por medio de la depredación de triatominos o pequeños mamíferos infectados.

Cuando son infectados por *T. cruzi*, estos marsupiales presentan algunas características que los hacen únicos en comparación con otros hospederos del parásito: la capacidad de actuar como hospederos y como vectores biológicos del parásito. En *Didelphis sp.* infectados, algunos tripomastigotes del torrente sanguíneo alcanzan el lumen de la glándula odorífera, donde se diferencian en epimastigotes, los que a su vez se multiplican por división binaria. A continuación se diferencian a tripomastigotes metacíclicos, que son las formas infectantes que se liberan con la secreción de esta glándula (31). Este ciclo de multiplicación del parásito es similar al observado en el tracto digestivo de los insectos triatominos y se produce en forma paralela al ciclo multiplicativo intracelular que es impulsado por las formas amastigotes en los tejidos del marsupial. La competencia vectorial de estas glándulas y, por tanto, su importancia epidemiológica sigue siendo desconocida, independientemente de la elevada tasa de metaciclogénesis, que alcanza al 50% (10).

Rodentia

Los primeros hallazgos de roedores caviomorfos en América del Sur son del Eoceno o del inicio del Oligoceno, cuando este continente se separó de América del Norte por un canal marítimo y de África por el océano Atlántico. Los más antiguos roedores sudamericanos deben haber migrado a bordo de troncos e islas flotantes, pero todavía se discute si se originaron directamente de un ancestro asiático en América del Norte, o a través de una ruta de colonización por Australia y Antártica, o –en la hipótesis más aceptada actualmente– son oriundos de ancestros africanos, en una época en la cual los dos continentes no estaban tan apartados y las corrientes marítimas favorecían la migración (32).

Con relación a la llegada de los Sciurognathi, la hipótesis más aceptada está relacionada con la diversificación de los roedores múridos y cricétidos en África y en el Viejo Mundo y con la llegada a América en una época más reciente que la descrita para la llegada de los caviomorfos, probablemente oriundos directamente de África, o por una ruta de migración que incluía un establecimiento inicial en América del Norte (principalmente los cricétidos). Después de su llegada, la diversificación de los roedores cricétidos en América del Sur debe haber sido el resultado de una rápida evolución (32).

En Sudamérica los roedores se adaptaron bien y se diversificaron en un número considerable. Éstos colonizaron los más diversos tipos de hábitat, desde las florestas tropicales a los desiertos, de las planicies de elevadas altitudes a las planicies inundadas, y posteriormente del ambiente silvestre al ambiente urbano. Se encuentran desde especies fosoriales hasta especies de hábitos semiacuáticos y arborícolas (33).

Actualmente los roedores están muy bien establecidos e incluyen casi la mitad de las especies de mamíferos existentes. Sus más diversos microhábitats son, muchas veces, compartidos con vectores de *T. cruzi*, volviéndolos un importante grupo a ser estudiado en la evaluación de su probable papel como reservorios del parásito (33).

La infección de roedores silvestres por *T. cruzi* ha sido poco estudiada. Se ha realizado principalmente en roedores que frecuentan áreas domiciliares, en las cuales se concentran los esfuerzos de captura. Un ejemplo de esto es que al hacer una búsqueda entre los pequeños roedores infectados en la literatura, encontramos muchas descripciones de *Rattus rattus*, la rata negra, debido a sus hábitos de distribución próximo a las áreas de influencia humana, detectándose una frecuencia de infección del 83,6% en localidades rurales de la Región de Coquimbo, Chile (34). La existencia de fuentes de alimento en el peridomicilio tiene como consecuencia posible el establecimiento y mantención de colonias de vectores cercanas a las viviendas. *Rattus rattus* es un importante eslabón en el ciclo de infección en zonas endémicas de la enfermedad de Chagas, al ser un reservorio con alta frecuencia de infección en Latinoamérica, y con alta densidad poblacional (35).

En varios estudios realizados en Brasil, Ecuador y Venezuela, la especie *Mus musculus* (laucha común) raramente fue encontrada naturalmente infectada por *T. cruzi* (36); sin embargo, un estudio en México la sindicó como el reservorio más importante en el ambiente doméstico (37); en Chile también se ha reportado infectada (34). *Sigmodon sp.* (rata algodonera), género de roedor mucho menos mencionado en los trabajos, es otro ejemplo de un roedor con baja o ninguna infección por *T. cruzi* en los estudios realizados en Estados Unidos, Costa Rica, Brasil y Venezuela (36).

Roedores del género *Proechimys* (casiraguas), descritos como importantes reservorios del ciclo de transmisión de diferentes especies de *Leishmania*, también presentan pocos relatos de infección por *T. cruzi*, con prevalencias que no llegan al 2% en Brasil y Colombia (38).

En Chile, en cambio, investigaciones por técnicas moleculares (PCR), detectaron la presencia del parásito en muestras de sangre de *O. degus*, *P. darwini* y *Abrothrix olivaceus* (ratón oliváceo), con tasas que variaron entre 40 y 70% (39). Otro estudio en este país aportó identificando la presencia del parásito en *Abrocoma bennetti* (ratón chinchilla), *Oligoryzomys longicaudatus* (ratón de cola larga) y *Abrothrix longipilis* (ratón lanudo común) (40).

Otros trabajos en América reportaron alguna referencia puntual a la infección en otras especies, como por ejemplo: *Holochilus brasiliensis* (rata nutria), *Nectomys squamipes* (rata de agua brasileña), *Akodon sp.* (ratones de hierba), *Cavia sp.* (cuyes), *Echymis chrysurus* (rata arbórea cariblanca), *E. dasytrix* (ratón espinoso), *Octodontomys sp.* (bori), *Oryzomys capito* (ratón arrocero), *Cerradomys scotti* (rata arrocera de Lindbergh), *Bolomys lasiurus* (ratón bolo de pelo largo), *Calomys expulsus* (laucha de la Caatinga), *Oligoryzomys stramineus* (ratón del bosque), *Tylomys mirae* (rata de escalada), *Rhipidomys macrurus* (ratón de árbol), *Galea spixii* (preá), *Kerodon rupestris* (mocó), *Oecomys mamorae* (ratón de árbol) y *Clyomys laticeps* (rata espinosa de cabeza amplia) (10).

Tratándose de epidemiología de la enfermedad humana, los roedores sinantrópicos tienen una mayor importancia en el mantenimiento de los ciclos de transmisión, por servir de conexión entre los ambientes domésticos y silvestres. Entre estos destacamos los roedores de los géneros *Rattus y Thrichomys*. Este último, sin ninguna duda, el más citado y empíricamente comprobado reservorio del parásito (10). Más allá de los estudios de su infección natural, varios trabajos experimentales refuerzan la importancia de este género en el mantenimiento y amplificación del *T. cruzi* en sus respectivos ecotopos naturales. La infección de *Thrichomys laurentius* (punaré) varió entre 2% y 44% por hemocultivo y

3% al 76% por serología, en diferentes localidades que forman el Parque Nacional Serra da Capivara, en el estado de Piauí, Brasil (10,41).

La importancia de los roedores como reservorios silvestres radica en que son blanco de depredación natural. De esta manera posibilitan una vía alternativa de dispersión (vía oral) y aunque sean silvestres, muchas especies frecuentemente se aproximan a los domicilios humanos, favoreciendo la formación de un gradiente continuo de transmisión entre los ambientes silvestres y domésticos (10,41).

La principal forma de transmisión de *T. cruzi* en roedores en Chile sería la vía vectorial, donde *M. spinolai* es el vector silvestre más relevante (42), infectando de manera natural a roedores en el ciclo silvestre. Se ha demostrado además la eficacia de la vía oral para producir la infección por *T. cruzi* (43), donde las conductas de carnivorismo e insectivorismo, más el hábito de lamerse de los mamíferos, pueden favorecer la infección por el protozoo en mamíferos silvestres. Esto sugiere que la vía oral es una forma frecuente de circulación del parásito en el ciclo silvestre.

Primates

Un calitrícido fue el primer hospedero de *T. cruzi* identificado por Carlos Chagas en Lassance. Posteriormente, *Callithrix jacchus* (tití común) fue la primera especie experimentalmente inoculada en los laboratorios del Instituto Oswaldo Cruz. Desde entonces los primates, tanto neotropicales como eurásicos, fueron utilizados como modelos experimentales en diversos trabajos de inoculación en cautiverio, tratando de verificar si ellos presentaban una enfermedad clínica y si esta enfermedad presentaba características semejantes a la patogenia de la enfermedad chagásica humana (44), tales como megaesófago, megacolon y cardiopatías.

La infección natural por *T. cruzi* se ha descrito en primates endémicos de diferentes regiones fitogeográficas de América, incluidas en las familias *Cebidae* y *Callitrichidae*, tales como: *Alouatta seniculus* (mono aullador rojo), *Alouatta pigra* (mono aullador negro guatemalteco), *Alouatta palliata* (mono aullador negro), *Aotus nigriceps* (mico nocturno de cabeza negra), *Ateles fusciceps* (mono araña de cabeza negra), *Callicebus torquatus* (tití de collar), *Myco chrysoleuca* (tití dorado y blanco), *C. jacchus*, *Cebuella pygmaea* (tití pigmeo), *Cebus apella* (mono maicero), *C. capucinus* (mono carablanca), *C. albifrons* (capuchino de cara blanca), *Callicebus moloch* (sahuí moloso), *Chiropotes satanas* (sakí barbudo negro), *Lagothrix lagotricha* (churuco o mono lanudo gris), *Leontopithecus rosalia* (tamarino león dorado), *L. chrysomelas* (tamarino león de cabeza dorada), *L. chrysopygus* (tití león negro), *Pithecia pithecia* (sakí cariblanco), *Saimiri boliviensis* (mono ardilla boliviano), *S. sciureus* (mono ardilla común), *Saguinus bicolor* (tamarino calvo), *S. mystax* (tití bebeleche), *S. nigricollis* (tití cuellinegro), *S. oedipus* (tití cabeza blanca), entre otras (10, 45).

Los primates americanos ocupan diferentes nichos ecológicos; poseen una diversidad de hábitos comportamentales y alimenticios que incluyen desde la depredación de insectos y pequeños mamíferos hasta hábitos vegetarianos, lo que permite que la infección por *T. cruzi* pueda ser adquirida por diferentes estrategias de transmisión (44).

Estudios serológicos realizados en monos aulladores (*Alouatta pigra* y *A. palliata*) de los estados mexicanos de Campeche y Tabasco mostraron una prevalencia global de anticuerpos de 17,5% para *T. cruzi* (45).

La mayoría de los trabajos que evalúan la prevalencia de la infección por *T. cruzi* en primates de vida libre fueron estudios transversales de poblaciones capturadas en la naturaleza. En estos trabajos, en general, la prevalencia fue baja, variando del 4% al 20%, tanto en especies de *Cebidae* como *Callitrichidae*. Una excepción a estas bajas prevalencias fueron dos de las cuatro especies de tities leones dorados, calitrícidos que habitan diferentes latitudes de la Mata Atlántica en Río de Janeiro y Bahía. En estas poblaciones los niveles de infección oscilan entre 0% y 71%, variando conforme varios factores: sexo, edad y especie, coinfección con otros parásitos, vegetación asociada y lugar de origen de la población analizada (46).

También se han realizado estudios en tities leones, donde se mostró que en el grupo infectado con *T. cruzi* la prevalencia de infección concomitante con helmintos era mayor; por tanto, podría haber un efecto de mayor transmisibilidad de estos parásitos al presentarse infecciones simultáneas (46).

En lo que respecta a la presentación clínica de la enfermedad, en los tities leones y en las otras especies de primates infectados como *Cebus sp.*, *Callithrix sp.* y *Saimiri sp.*, es semejante a la caracterizada en el hombre. Fue encontrada una alteración sistémica asociada a la infección por *T. cruzi*: mayor promedio de proteína total sérica en los animales infectados, alteración compatible con la hipergammaglobulinemia provocada por la infección por *T. cruzi*. La prevalencia de alteraciones electrocardiográficas fue mayor en animales seropositivos a *T. cruzi* (45%) que en los seronegativos (4%). Las anormalidades electrocardiográficas caracterizadas en primates positivos a *T. cruzi* fueron: bajo voltaje de onda T, bajo voltaje de onda R y alto voltaje de onda V3S (todas en DII) (47).

Artiodactyla

El posible rol de este orden en la transmisión de *T. cruzi*, ha sido escasamente estudiado.

En el trabajo de Lorca y colaboradores (48) se describe la infección por *T. cruzi* en poblaciones de camélidos sudamericanos (*Lama* spp. y *Vicugna* spp.). Por otra parte, el jabalí (*Sus scrofa*) como especie introducida ha sido descrito como un importante reservorio en la mantención del parásito en la naturaleza. Esto también ha sido mencionado para el cerdo doméstico (*Sus scrofa domesticus*) que habita ambientes silvestres en Brasil (49).

Respecto a la familia Bovidae, se ha caracterizado la frecuencia de infección principalmente en la especie *Capra hircus* (cabra) como reservorio peridoméstico del parásito, debido a que los corrales que se utilizan para el manejo de los caprinos pueden servir de ecotopo artificial para triatominos, suministrando refugio para estos (50). En Chile se ha reportado una frecuencia de infección del 7% por *T. cruzi* en cabras desde la Región de Arica y Parinacota hasta la Región de Coquimbo, detectando anticuerpos con la técnica de hemoaglutinación indirecta (51). Con la técnica de PCR convencional, Rozas *et al.* (52), detectaron la presencia del protozoo en el 50% de las muestras de cabras provenientes de los alrededores de la Reserva Nacional Las Chinchillas, Región de Coquimbo.

Y recientemente se reportó *T. cruzi* en 53,2% de las cabras analizadas en la misma región con la técnica de qPCR, lo que indica que el parásito persiste en esta especie, considerándola como un reservorio competente del protozoo (53).

La especie *Ovis aries* (oveja) ha sido poco estudiada como reservorio peridoméstico del protozoo. En Chile, la frecuencia de infección detectada a través de la técnica de hemoaglutinación indirecta, arrojó una prevalencia del 4,9% en ovinos provenientes de la Región de Arica y Parinacota hasta la Región de Coquimbo, Chile (51). En el altiplano chileno se reportó la presencia de anticuerpos contra *T. cruzi* en muestras de sangre de tres ovejas, usando la misma técnica (54). Mediante la técnica de PCR convencional se reportó una infección del 3,9% en *O. aries* de la Península del Yucatán, determinando que esta especie mantiene el genotipo TcVI entre hábitats domésticos y silvestres (55).

Más escasos aún son los reportes en la literatura de la infección por *T. cruzi* en la especie *Bos taurus* (vaca). De 220 vacunos muestreados en la provincia del Limarí, Chile, se determinó la presencia de anticuerpos con la técnica de hemoaglutinación indirecta en el 13,4% de ellos, por lo que serían reservorios peridomiciliarios para *T. cruzi* (56).

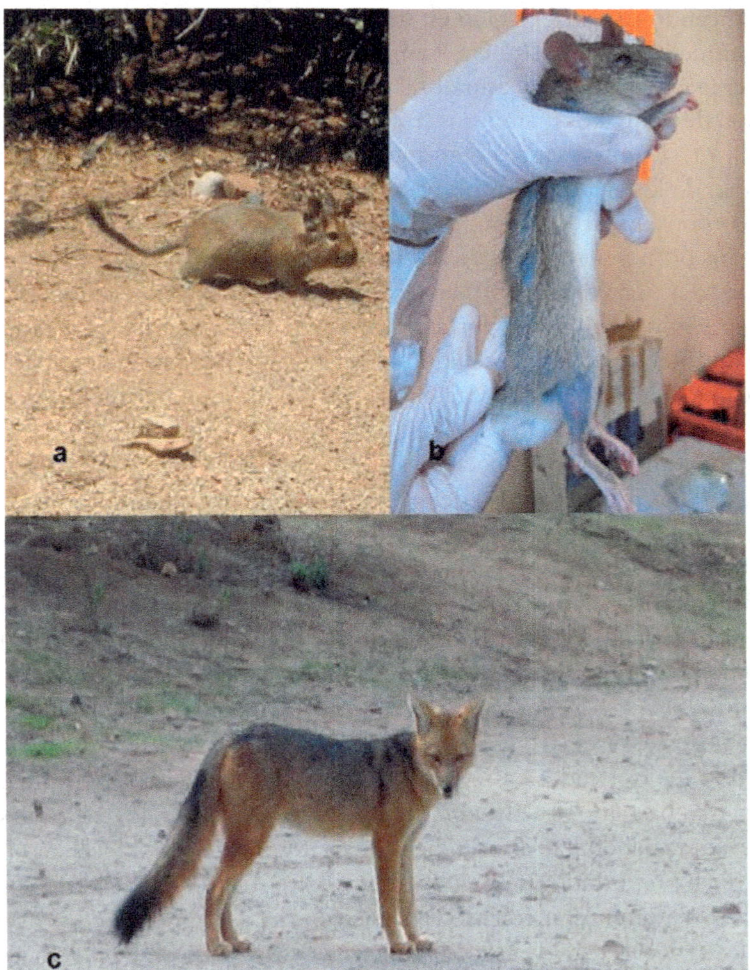

Figura 2. – a) *Octodon degus*, b) *Rattus rattus* c) Zorro.

Carnivora

Múltiples especies del Orden Carnivora están naturalmente infectadas y, considerando la eficacia de la vía de infección oral por *T. cruzi*, los carnívoros pueden ocupar una posición única como bioacumuladores de parásitos y, quizás, diversos genotipos de *T. cruzi* (44). La ruta de infección oral (predador-presa) acontece por la ingestión de tripomastigotes del torrente sanguíneo, los cuales son capaces de infectar las células del hospedero (57), además de la ingesta de triatominos infectados y/o de sus heces. Se ha demostrado que las especies de mamíferos que se incluyen en la dieta del Orden Carnivora está asociada con la infección de estos por *T. cruzi*, respaldando la hipótesis que la ruta de infección oral predador-presa es un importante mecanismo de mantención y dispersión de *T. cruzi* en el ciclo silvestre (44).

Los coatíes (*Nasua spp.*), mamíferos esencialmente terrestres, están ampliamente distribuidos en América Latina, con una tasa de infección en Brasil que varía del 10% al 50%. Algunos aislados de *T. cruzi* provenientes de estos animales pertenecen a los linajes TCI, TCII y Z3, indicando su participación en diferentes ciclos enzoóticos, siendo importantes en el mantenimiento del parásito en el ambiente natural. La comadreja (*Mustela nivalis*) también alberga a *T. cruzi* en la naturaleza. Estos depredadores se pueden infectar a través de la ingestión de pequeños mamíferos (roedores y marsupiales) parasitados, además de la vía vectorial (44). Es interesante notar que el coatí y la comadreja habitan tanto el suelo como las copas de los árboles, contribuyendo con la dispersión de diferentes cepas en los diferentes ecotopos que frecuentan (58).

En Chile los primeros reportes de reservorios silvestres de este Orden corresponden a estudios realizados por Withing (59) en las especies *Lycalopex culpaeus* y *Lycalopex griseus* –zorro culpeo y zorro chilla– , reportando una frecuencia de infección de 7% en ambas especies, de un total de 15 y 29 individuos, respectivamente, proveniente de Freirina, Región de Atacama, Chile. Neghme y Schenone (60) reportaron una infección del 5% por el parásito en *L. culpaeus* (N=77).

Las especies domésticas pertenecientes a este orden han sido ampliamente reportadas infectadas por *T. cruzi*. Tal es el caso del perro (*Canis lupus familiaris*) y el gato doméstico (*Felis catus*), donde, por su cercanía con el hombre, se ha estudiado cuál es su rol en el ciclo de la tripanosomiasis americana. Estas especies domésticas han sido consideradas como los principales reservorios en el ciclo doméstico y peridoméstico del parásito, al mantenerlo por un tiempo más prolongado que otras especies animales de vida más corta, sirviendo como fuentes de alimento para triatominos en áreas peridomésticas inmersas en ambientes muy diversos, lo que contribuye a la mantención y potencial incremento de las poblaciones de vectores (61). La tripanosomiasis americana en perros se ha informado desde el sur de Estados Unidos hasta Argentina y Chile (62). Las tasas de infección natural por *T. cruzi* varían bastante de acuerdo con la situación epidemiológica local, siendo generalmente elevadas cuando hay altos índices de triatominos en una localidad (63).

En Chile se ha reportado que tanto el gato doméstico como el perro son fuentes de alimentos para triatominos, mediante la detección del antígeno sérico proveniente de la sangre de estas especies en el vector *M. spinolai* (64).

Los animales pertenecientes a los Órdenes Cingulata (armadillos) y Pilosa (osos hormigueros y perezosos), anteriormente designados como Edentata o Xenartrha, forman parte de la fauna nativa de América del Sur, surgiendo hace aproximadamente 65 millones de años. Como el surgimiento del *T. cruzi* antecede a la fauna de mamíferos (unos 150 millones de años), podemos inferir que los animales recién mencionados, en sus respectivos hábitats terrestres y arbóreos, han tenido una larga coevolución con los diferentes linajes de *T. cruzi*. Esa antigua asociación pudo haber generado mecanismos de protección y perpetuación para ambos: parásito y hospedero (65).

Desde los estudios de Carlos Chagas, el armadillo de nueve bandas (*Dasypus novemcinctus*) fue reconocido como uno de los reservorios naturales de la enfermedad de Chagas. En las guaridas subterráneas de este armadillo se ha encontrado al triatomino *Panstrongylus geniculatus*, vector de *T. cruzi*. En Brasil, el parasitismo por *T. cruzi* fue registrado también en el armadillo pequeño (*Cabasous unicinctus*) y en el armadillo de seis bandas (*Euphractus sexcinctus*), este último en el Pantanal de Mato Grosso do Sul (10).

En algunas situaciones los edentados pueden constituir potenciales hospederos y reservorios de la infección de *T. cruzi* para el hombre. En áreas periurbanas y rurales es común encontrar al armadillo de seis bandas invadiendo gallineros en búsqueda de huevos y/o animales. Su aproximación al ambiente peridomiciliario puede servir como fuente de infección para vectores. Junto con los perezosos, osos hormigueros, pacas y puercoespines, los armadillos forman parte de la dieta de pueblos indígenas y personas que habitan áreas de baja condición económica, y tanto la manipulación del caparazón como la ingestión de carne mal cocida de animales infectados podrían constituir fuentes de infección (66,67).

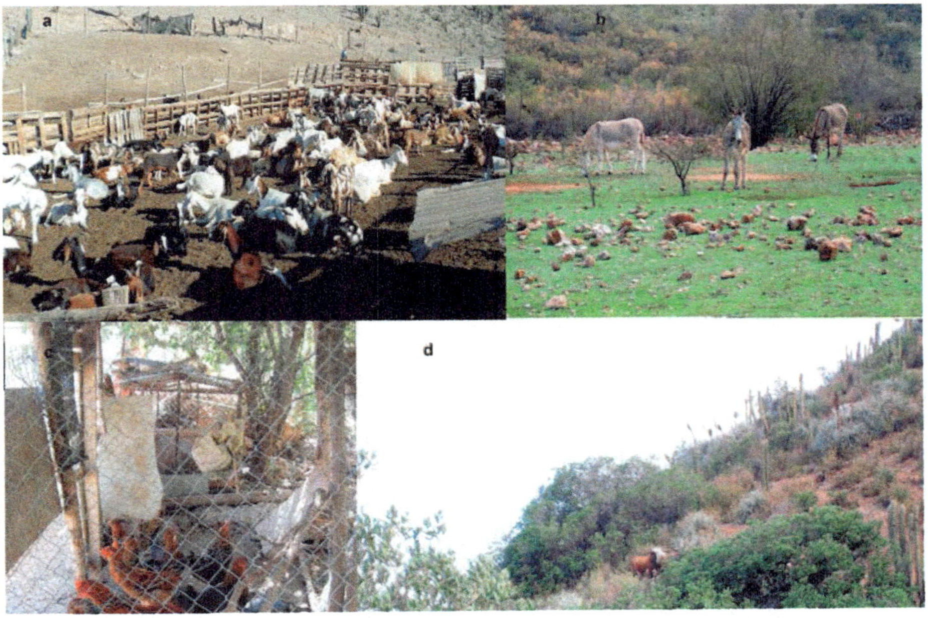

Figura 3. – Algunos animales del ambiente periantrópico que favorecen la diseminación de la enfermedad de Chagas a) Cabras, b) Burros, c) Gallinas (refractarias a la enfermedad de Chagas), d) Vacas.

Chiroptera

En lo que respecta a los murciélagos, varias especies de este orden son hospederos de *T. cruzi*. La infección ocurre de varias maneras, pero la transmisión oral, a través de la ingestión de triatominos infectados, es la más importante. Los murciélagos carnívoros predan ratones infectados y aquellos hematófagos –que se alimentan de sangre– , se infectan con la sangre que contiene formas infectantes del parásito (10). Cuando nos referimos a murciélagos infectados con un tripanosomátido, es importante no confundirlo con *Trypanosoma vespertilionis*, frecuentemente encontrado en quirópteros. Los individuos de este orden deben ser considerados en los estudios epidemiológicos de la enfermedad de Chagas, debido a que muchas especies se adaptan al domicilio humano. Además suelen ser abundantes, y las tasas de infección que presentan son bastante elevadas (en Brasil algunos alcanzan el 80%) (68), especialmente en *Molossus molossus* (murciélago mastín común), una especie bastante común encontrada en muchos hábitats, típicamente asociada a las habitaciones humanas y ciudades, más que a los ambientes naturales (10). En el Pantanal de Mato Grosso do Sul, aislados de *Artibeus jamaicensis* (murciélago frugívoro de Jamaica) fueron caracterizados como TCII/TCIII, mientras que los aislados de *Phyllostomus hastatus* (murciélagos de nariz lanceolada) fueron caracterizados como pertenecientes principalmente a TCII, más algunos TCI y TCIII (68).

De esta forma, al igual que los armadillos, los murciélagos también participan de diferentes ciclos de transmisión, pero a diferencia de los armadillos, ocupan otros ecotopos, como huecos de árboles, hojas de bananeras, revestimientos de habitaciones humanas y construcciones rurales (69).

Lagomorpha

El conejo europeo (*Oryctolagus cuniculus*) fue introducido en América y actualmente es muy abundante en algunas zonas de Chile. El conejo silvestre también ha sido descrito como una especie que se encuentra naturalmente infectada con *T. cruzi* en zonas hiperendémicas de Chile, como demostraron Botto-Mahan *et al.* (70), detectando una frecuencia de infección del 19% (N=58) con la técnica de PCR convencional y del 37,9% (N=58) detectado por PCR semianidado, lo que sugiere que el conejo europeo estaría participando del ciclo silvestre de la enfermedad en este país.

Orden Perissodactyla

Son escasos los reportes en la literatura que demuestran la infección natural por *T. cruzi*. Bryan *et al.*(71), describieron la presencia de nidos de amastigotes en un equino con déficit neurológico en Texas, Estados Unidos; esto sugiere que los equinos pueden ser reservorios de *T. cruzi*.

En Chile, Ríos *et al.*(56), a través de la técnica de hemoaglutinación indirecta, detectaron anticuerpos contra *T. cruzi* en 18 burros (17,8%) (*Equus africanus asinus*) y en 16 caballos (*Equus caballus*), provenientes de la provincia de Limarí, Región de Coquimbo.

Otros vertebrados

Aves, reptiles y anfibios son refractarios a la infección por *T. cruzi*. Esto significa que estos animales son capaces de destruir las formas de tripomastigote del protozoo debido a un efecto lítico mediado por el complemento de su sangre. Aunque no son reservorios del parásito, juegan un rol en la epidemiología de la enfermedad, al constituir fuentes de alimento para los insectos triatominos, especialmente en el caso de las aves domésticas, como *Gallus gallus*(10) –la gallina común– , especie que se utiliza para el mantenimiento de colonias de triatominos en laboratorio.

En la Tabla 1 se resume un registro parcial de diferentes especies de mamíferos naturalmente infectados con *T. cruzi*, sus nombres comunes y las fuentes bibliográficas que lo citan.

Agradecimientos

La Comisión Nacional de Investigación Científica y Tecnológica-CONICYT financia a los autores a través de los Proyectos de Investigación CONICYT-FONDECYT Posdoctorado 3180707 (GR), CONICYT-FONDECYT Regular 1180940 (AB, EYQ) y Beca de Doctorado en el Extranjero Becas Chile, Convocatoria 2019 (AB).

Tabla 1. Resumen de Reservorios de la Enfermedad de Chagas en Chile.

Orden	Especie	N. común	Procedencia (Regiones de Chile)	Método diagnóstico	Frecuenciade infección %	Referencia
Artyodactila	*Bos taurus*	Vaca	R. de Coquimbo	RHAI***	13,4	56.
Artyodactila	*Capra hircus*	Cabra	Desde R. de Arica y Parinacota hasta R. del Libertador Bernardo O'Higgins	PCR*, RHAI*** y qPCR****	7 – 53,6	51, 52, 53.
Artyodactila	*Ovis aries*	Oveja	Desde R. de Arica y Parinacota hasta R. del Libertador Bernardo O'Higgins	RHAI***	4,9	51, 54.
Carnívora	*Canis lupus familiaris*	Perro	Desde R. de Arica y Parinacota hasta R. del Libertador Bernardo O'Higgins	PCR*, RHAI*** y Xenodiagnóstico	1,87 – 28,6	60, 72, 73, 74, 75, 76, 77.
Carnívora	*Lycalopex culpaeus*	Zorro culpeo	Desde R. de Arica y Parinacota hasta R. del Libertador Bernardo O'Higgins	Xenodiagnóstico	1,2	59.
Carnívora	*Lycalopex griseus*	Zorro chilla	Desde R. de Arica y Parinacota hasta R. del Libertador Bernardo O'Higgins	Xenodiagnóstico	3,7	60.
Didelphimorphia	*Thylamys elegans*	Yaca	R. de Coquimbo, de Valparaíso y Metropolitana de Santiago, Chile.	PCR* y Southern Blot	28,6 – 75	25, 40, 78.
Lagomorpha	*Oryctolagus cuniculus*	Conejo europeo	R. de Coquimbo	PCR* y PCR semi-anidado	19 – 37,9	70.
Perissodactyla	*Equus africanus assinus*	Burro	R. de Coquimbo	RAI**	17,8	56.
Perissodactyla	*Equus caballus*	Caballo	R. de Coquimbo	RAI**	15,8	56.
Rodentia	*Abrocoma bennetti*	Ratón Chinchilla	R. de Coquimbo	PCR* y RAI**	22,2 – 42,9	40, 79, 80.
Rodentia	*Chinchilla lanigera*	Chinchilla	R. de Coquimbo	PCR*, RAI** y RHAI***	10-40%	79, 81.
Rodentia	*Oligoryzomys longicaudatus*	Ratón Cola larga	R. de Coquimbo, de Valparaíso y Metropolitana de Santiago	PCR*	17,8	40.

Continuación Tabla1.

Orden	Especie	N. común	Procedencia (Regiones de Chile)	Método diagnóstico	Frecuenciade infección %	Referencia
Rodentia	*Abrothrix longipilis*	Ratón Lanudo	R. de Coquimbo	PCR*, RAI** y Xenodiagóstico	9,5 – 50	40, 81.
Rodentia	*Abrothrix olivaceus*	Ratón Oliváceo	R. de Coquimbo	PCR* y Southern Blot	39 – 62,5	40, 52, 80.
Rodentia	*Abrothrix spp.*		R. de Coquimbo	PCR*	45,9	25.
Rodentia	*Akodon longipilis*	Ratón Lanudo	R. de Coquimbo	RHAI***	100	81.
Rodentia	*Mus musculus*	Laucha común	R. de Coquimbo	qPCR****	83,3	34, 82.
Rodentia	*Phyllotis darwini*	Ratón orejudo de Darwin	R. de Coquimbo, de Valparaíso y Metropolitana de Santiago	PCR*, RAI** y qPCR****	8 – 100	25, 34, 40, 52, 78, 79, 81, 82, 83, 84.
Rodentia	*Rattus rattus*	Rata negra	R. de Coquimbo	PCR* y qPCR****	4,2 – 90,5	34, 40, 82, 83, 84.
Rodentia	*Rattus norvegicus*	Rata noruega	R. de Valparaíso y Metropolitana de Santiago	PCR*	71,4	40.
Rodentia	*Octodon degus*	Degu	Desde R. de Arica y Parinacota hasta R. del Libertador Bernardo O'Higgins	PCR*, RAI**, RHAI***, qPCR****, Southern blot y Xenodiagnóstico	2,1 – 70,4	25, 52, 78, 79, 81, 82, 83, 84, 85, 86, 87.
Rodentia	*Octodon spp.*	Degu	R. de Coquimbo, de Valparaíso y Metropolitana de Santiago	PCR*	25	40.

PCR*= Prueba de reacción en cadena de la polimerasa.
RAI**= Reacción de aglutinación indirecta.
RHAI***= Reacción de hemoaglutinación indirecta.
qPCR****= Prueba de reacción en cadena de la polimerasa cuantitativa.

Referencias

1. Orellana-Halkyer N, Arriaza-Torres B. Enfermedad de Chagas en poblaciones prehistóricas del norte de Chile. *Rev Chil Hist Nat* 2010; 83(4): 531-541.
2. Schofield CJ, Galvão C. Classification, evolution, and species groups within the Triatominae. *Acta Trop* 2009; 110: 88-100.
3. Schofield CJ. *Trypanosoma cruzi* – The vector parasite paradox. *Mem Inst Oswaldo Cruz* 2000; 95: 535-544.
4. Stevens JR, Noyes HA, Schofield CJ, Gibson W. The molecular evolution of Trypanosomatidae. *Adv Parasitol* 2000; 48: 1-53.
5. Deane M, Lenzi H, Jansen A. *Trypanosoma cruzi*: vertebrate and invertebrate cycles in the same mammal host, the opossum *Didelphis marsupialis*. *Mem Inst Oswaldo Cruz* 1984; 79: 513-515.
6. Anonymous. Recommendations from a satellite meeting. *Mem Inst Oswaldo Cruz* 1999; 94: 429-432.
7. Poinar Jr GO. Triatoma dominicana sp. n. (Hemiptera: Reduviidae: Triatominae) and *Trypanosoma antiquus* sp. n. (Stercoraria: Trypanosomatidae): the first fossil evidence of a triatomine trypanosomatid vector association. *Vector Borne Zoonotic Dis* 2005; 5: 72-81.
8. Carcavallo RU, Jurberg J, Lent H. Filogenia dos triatomıneos. In: Carcavallo RU, Galındez-Giron I, Jurberg J, Lent H. (Eds.). *Atlas dos Vetores da Doenca de Chagas nas Americas,* vol iii. Fiocruz, Rio de Janeiro. 1999; 925-980.
9. Flynn JJ, Wyss AR. *Recent advances in South American mammalian paleontology.* Tree 1998; 13: 449-454.
10. Jansen AM, Rodrigues AL. Domestic and wild mammalian reservoirs. In: Telleria J, Tibayrenc M, eds. American Trypanosomiasis, Chagas disease – one hundred years of research. *Elsevier publications.* Burlington, usa. 2010; 249-76.
11. Rojo G, Sandoval-Rodríguez A, López A, Ortiz S, Correa JP, Saavedra M, Botto-Mahan C, Cattan PE, Solari A. Within-host temporal fluctuations of *Trypanosoma cruzi* discrete typing units: the case of the wild reservoir rodent *Octodon degus. Parasit Vectors* 2017; 10: 380.
12. Ostfeld RS, Keesing F, Eviner VT. Infectious disease ecology. Effects of ecosystems on disease and of disease on ecosystems. Princeton: Princeton University. 2008; 506 pp.
13. Oda E. Efecto de la composición de reservorios en el ciclo silvestre del parásito *Trypanosoma cruzi*. Tesis Ingeniero en Biotecnología Molecular. Santiago, Chile. Universidad de Chile. Facultad de Ciencias. 2012; 32 pp.
14. Hamer G, Chaves L, Anderson T, Kitron U, Brawn J, Ruiz M, Loss S, Walker E, Goldberg T. Fine-scale variation in vector host use and force of infection drive localized patterns of West Nile Virus transmission. *PLoS One* 2011; 6(8): e23767.
15. Keesing F, Belden L, Daszak P, Dobson A, DrewHarvell C, Holt R, Hudson P, Jolles A, Jones K, Mitchell C, Myers S, Bogich T, Ostfeld T. Impacts of biodiversity on the emergence and transmission of infectious diseases. *Nature* 2010; 468: 647–652.
16. Noireau N, Diosque, P, Jansen A. *Trypanosoma cruzi*: adaptation to its vectors and its hosts. *Vet Res* 2009; 40(2): 1-26.
17. Coura J, Dias J. Epidemiology, control and surveillance of Chagas disease: 100 years after its discovery. *Mem Inst Oswaldo Cruz* 2009; 104(1):31-40.
18. Sosa-Jurado F, Zumaquero-Ríos J, Reyes P, Cruz-García A, Guzmán-Bracho C, Monteón V. Factores bióticos y abióticos que determinan la seroprevalencia de anticuerpos contra *Trypanosoma cruzi* en el municipio de Palmar de Bravo, Puebla, México. *Salud Pública Mex* 2004; 46(1): 39-48.

19. Lana M, Marques E. Biology of *Trypanosoma cruzi* and Biological Diversity. In: Telleria J.; Tibayrenc M. American Trypanosomiasis Chagas disease: One hundred years of research. *Elsevier publications*. Burlington, usa. 2010; 338-519.

20. Herrera L. Una revisión sobre reservorios de Trypanosoma (Schizotrypanum) cruzi (Chagas, 1909), agente etiológico de la Enfermedad de Chagas. *Bol Mal Salud* 2010; 50(1): 3-15.

21. Roque A.; Xavier S, Da Rocha MG, Duarte A., D'andrea P, Jansen AM. *Trypanosoma cruzi* transmission cycle among wild and domestic mammals in three areas of orally transmitted Chagas disease outbreaks. *Am J Trop Med Hyg* 2008; 79: 742-749.

22. Bacigalupo A, Segura JA, García A, Hidalgo J, Galuppo S, Cattan PE. Primer hallazgo de vectores de la enfermedad de Chagas asociados a matorrales silvestres en la Región Metropolitana, Chile. *Rev Med Chil* 2006; 10(134): 1230-1236.

23. Vezzani D, Schweigmann N, Pietrokovsky S, Wisnivesky-Colli C. Characterization of Triatoma guasayana biotopes in a hardwood forest of Santiago del Estero, Argentina. *Mem Inst Oswaldo Cruz* 2001; 96: 459-66.

24. Durán J, Videla M, Apt W. Enfermedad de Chagas en una comunidad de pequeños mamíferos simpátricos de la Reserva Nacional de Las Chinchillas. *Parasitol Día* 1989; 13: 15-20.

25. Botto-Mahan C, Campos R, Acuna-Retamar M, Coronado X, Cattan PE, Solari A. Temporal variation of *Trypanosoma cruzi* infection in native mammals from Chile. *Vector Borne Zoonotic Dis* 2010; 10: 317-319.

26. who. World Health Organization. Control of Chagas disease. *Tech Rep Series* 811 1991:1-95.

27. Yeo M, Acosta N, Llewellyn M, Sánchez H, Adamson S, Miles GA, López E; González N, Patterson JS, Gaunt MW, Rojas de Arias A, Miles MA. Origins of Chagas disease: *Didelphis* species are natural hosts of *Trypanosoma cruzi* i and armadillos hosts of *Trypanosoma cruzi* ii, including hybrids. *Int J Parasitol* 2005; 35: 225-233.

28. Jansen AM, Madeira FB, Deane MP. *Trypanosoma cruzi* infection in the opossum *Didelphis marsupialis*: absence of neonatal transmission and protection by maternal antibodies in experimental infections. *Mem Inst Oswaldo Cruz* 1994; 89: 41-45.

29. Olifiers N, Gentile R, Fiszon JT. Relation between small mammal species composition and anthropic variables in the Brazilian Atlantic Forest. *Braz. J Biol* 2005; 65: 495-501.

30. Fernandes O, Mangia RH, Lisboa CV, Pinho AP, Morel CM, Zingales B, Campbell DA, Jansen AM. The complexity of the sylvatic cycle of *Trypanosoma cruzi* in Rio de Janeiro State revealed by non-transcribed spacer of the mini exon gene. *Parasitology* 1999; 118: 161-166.

31. Deane MP, Lenzi HL, Jansen AM. *Trypanosoma cruzi*: vertebrate and invertebrate cycles in the same mammal host, the opossum *Didelphis marsupialis. Mem Inst Oswaldo Cruz* 1984; 79: 513-515.

32. Hoffstetter R. Historia biogeográfica de los mamíferos terrestres sudamericanos: problemas y enseñanzas. *Acta Geol Hisp Concept Method Paleontol* 1981; 16: 71-88

33. Orozco M, Piccinali RV, Mora MS., Enriquez GF, Cardinal V, Gürtler RE. The role of sigmodontine rodents as sylvatic hosts of *Trypanosoma cruzi* in the Argentinean Chaco. *Infect Genet Evol* 2014; 22: 12-22

34. Yefi-Quinteros E, Muñoz-San Martín C, Bacigalupo, A, Correa JP, Cattan PE. *Trypanosoma cruzi* load in synanthropic rodents from rural areas in Chile. *Parasit Vectors* 2018; 11: 171.

35. Pinto CM, Ocaña-Mayorga S, Lascano MS, Grijalva MJ. Infection by trypanosomes in marsupial and rodents associated with human dwellings in Ecuador. *J Parasitol* 2006; 92(6): 1251-1255.

36. Bern C, Kjos S, Yabsley M, Montgomery S. *Trypanosoma cruzi* and Chagas' Disease in the United States. *Clin Microbiol Rev* 2011; 24(4): 655-681.

37. Ramsey JM, Gutierrez-Cabrera AE, Salgado-Ramírez L, Peterson AT, Sánchez-Cordero V, Ibarra-Cerdeña CN. Ecological connectivity of *Trypanosona cruzi* reservoirs and Triatoma pallidipennis host in an anthropogenic landscape with endemic *Chagas disease. PLoS One* 2012; 7(9): e46013.

38. Pinto PLS. Transmission and characterization of *Trypanosoma cruzi* isolates from sylvatic mammals captured in the state of São Paulo, Brazil. *Rev Inst Med Trop Sao Paulo* 2001; 43(1): 1-44.

39. Canals M, Cruzat L, Molina MC, Ferreira A, Cattan PE. Blood host sources of *Mepraia spinolai* (Heteroptera: Reduviidae), wild vector of Chagas' disease in Chile. *J Med Entomol* 2001; 38: 303-307.

40. Ihle-Soto C, Costoya E, Correa JP, Bacigalupo A, Cornejo-Villar B, Estadella V, Solari A, Ortiz S, Hernández HJ, Botto-Mahan C, Gorla DE, Cattan PE. Spatio-temporal characterization of *Trypanosoma cruzi* infection and discrete typing units infecting hosts and vectors from non-domestic foci of Chile. *PLoS Negl Trop Dis* 13(2): e0007170.

41. Monsalve S, Mattar S, González M. Zoonosis transmitidas por animales silvestres y su impacto en las enfermedades emergentes y reemergentes. *Rev Mvz Córdoba* 2009; 14(2): 1762-1773.

42. Jiménez C, Fontúrbel FE, Oda E, Ramírez PA, Botto-Mahan C. Parasitic infection alters rodent movement in a semiarid ecosystem. Mamm Biol 2015; 80(2015): 255-259.

43. Schenone H, Gonzalez H, Rojas A. Infección experimental de ratas con *Trypanosoma cruzi* por vía oral. *Bol Chil Parasitol* 1982; 37: 2-9.

44. Rocha FL, Roque ALR, De Lima JS, Cheida CC, Lemos FG, De Acevedo FC, Arrais RC, Bilac D, Herrera HM, Mourao G, Jansen AM. *Trypanosoma cruzi* infection in Neotropical wild carnivores (Mammalia: Carnivora): At the top of the *T. cruzi* transmission chain. *PLoS One* 2013; 8(7): e67463.

45. Rovirosa-Hernández MJ, Cortes-Ortiz L, García-Orduña F, Guzmán-Gómez D, López-Monteon A, Caba M, Ramos-Ligonio A. Seroprevalence of *Trypanosoma cruzi* and *Leishmania mexicana* in free ranging howler monkeys in Southeastern México. *J Med Primatol* 2013; 75(2):161-169.

46. Monteiro RV, Dietz JM, Raboy B, Beck B, De Vleeschouwer K, Martins A, Jansen AM. Parasite community interactions: *Trypanosoma cruzi* and intestinal helminths infecting wild golden lion tamarins *Leontopithecus rosalia* and golden-headed lion tamarins *L. chrysomelas* (Callitrichidae, L., 1766). *Parasitol Res* 2007; 101(6): 1689-1698.

47. Monteiro RV, Baldez J, Dietz J, Baker A, Lisboa CV, Jansen AM. Clinical, biochemical, and electrocardiographic aspects of *Trypanosoma cruzi* infection in free ranging golden lion tamarins (*Leontopithecus rosalia*). *J Med Primatol* 2006; 35: 48-55.

48. Lorca M, Campano S, Meyer-Kayser E. Infección por *Trypanosoma cruzi* en camélidos sudamericanos. *Parasitol Día* 1991; 15(1/2): 52-54.

49. Herrera HM, Abreu UG, Keuroghlian A, Freitas TP, Jansen AM. The role played by sympatric collared peccary (*Tayassu tajacu*), white lipped peccary (*Tayassu pecari*), and feral pig (*Sus scrofa*) as maintenance hosts for *Trypanosoma evansi* and *Trypanosoma cruzi* in a sylvatic area of Brazil. *Parasitol Res* 2008; 103: 619-624.

50. Gürtler R., Cecere M, Fernández M, Vásquez-Prokopec G, Ceballos L. Key source habitats and potential dispersal of *Triatoma infestans* populations in Northwestern Argentina: Implications for vector control. *PLoS Negl Trop Dis* 2014; 8(10): 1-15.

51. Schenone H, Contreras MC, Borgoño JM, Maturana R, Salinas P, Sandoval L, Rojas A, Tello P, Villaroel F. Overview of the epidemiology of Chagas' disease in Chile. *Bol Chil Parasitol* 1991; 46(1/2): 19-30.

52. Rozas M, Botto-Mahan C, Coronado X, Ortiz S, Cattan PE, Solari A. Coexistence of *Trypanosoma cruzi* genotypes in wild and periodomestic mammals in Chile. *Am J Trop Med Hyg* 2007; 77(4):647-653.

53. Valenzuela D. Prevalencia de *Trypanosoma cruzi* en caprinos asociados a viviendas rurales de la Región de Coquimbo Chile. Memoria de Título, Médico Veterinario. Universidad de Chile. Facultad de Ciencias Veterinarias y Pecuarias. Santiago. Chile. 2017; 34 pp.

54. Villaroel F, Schenone H, Contreras MC, Rojas A, Hernández E. Chagas disease in the Chilean altiplane. Epidemiological, parasitological and clinical aspects. *Bol Chil Parasitol* 1991; 46(3-4): 61-69.

55. López-Cancino SA, Tun-Ku E, De la Cruz-Felix HK, Ibarra-Cerdeña CN, Izeta-Alberdi A, Pech-May A, Mazariegos-Hidalgo CJ, Valdez-Tah A, Ramsey JM. Landscape ecology of *Trypanosoma cruzi* in the southern Yucatan Peninsula. *Acta Trop* 2015; 151: 58-72.

56. Ríos A, Alcaíno H, Apt W. Enfermedad de Chagas en caninos, bovinos y équidos sinantrópicos de la Provincia del Limarí, Chile. *Parasitol Día* 1986; 10(2): 40-45.

57. Roellig DM, Ellis AE, Yabsley MJ. Oral transmission of *Trypanosoma cruzi* with opposing evidence for the theory of carnivory. *J Parasitol* 2009; 95: 360–364.

58. Alves FM, Olifiers N, Bianchi R de C, Duarte AC, Cotias PM, D'Andrea PS, Gompper ME, Mourão G de M, Herrera HM, Jansen AM. Modulating variables of *Trypanosoma cruzi* and *Trypanosoma evansi* transmission in free-ranging Coati (*Nasua nasua*) from the Brazilian Pantanal region. *Vector Borne Zoonotic Dis* 2001; 11(7): 835-841.

59. Withing C. Contribución al estudio de las reservas de parásitos de la enfermedad de Chagas en Chile. Primeros hallazgos en Chile de mamíferos silvestres infestados por *Trypanosoma cruzi*. *Rev Chil Hig Med Prev* 1946; 8: 69-100.

60. Neghme A, Schenone H. Enfermedad de Chagas en Chile: veinte años de investigación. Ann *Cong Int Doença de Chagas*. 1962; 3: 1069-1105.

61. Gürtler RE, Cardinal MV. Reservoir host competence and the role of domestic and commensal hosts in the transmission of *Trypanosoma cruzi*. *Acta Trop* 2015; 151: 32-50.

62. Jiménez-Coello M, Poot-Cob M, Ortega-Pacheco A, Guzmán-Marín E, Ramos-Ligonio A, Sauri-Arceo C; Acosta-Viana K. American trypanosomiasis in dogs from an urban and rural area of Yucatán, México. *Vector Borne Zoonotic Dis* 2008; 8(6): 755-761.

63. Eloy L, Lucheis S. Canine trypanosomiasis: Etiology of infection and implications for public health. *J Venom Anim Toxins incl Trop Dis* 2009; 15(4): 589-611.

64. Chacon F, Bacigalupo A, Quiroga JF, Ferreira A, Cattan PE, Ramirez-Toloza, G. Feeding profile of *Mepraia spinolai*, a sylvatic vector of Chagas disease in Chile. *Acta Trop* 2016; 162 (2016): 171-173.

65. Yaeger RG. The prevalence of *Trypanosoma cruzi* infection in armadillos collected at a site near New Orleans, Louisiana. *Am J Trop Med Hyg* 1988; 38: 323-326.

66. Acosta N, López E. Reservorios mamíferos del *Trypanosoma cruzi* en Paraguay. *Mem Inst Investig Cienc Salud* 2013; 9(2): 90-96.

67. Toso A, Vial F, Galanti N. Transmisión de la enfermedad de Chagas por vía oral. *Rev Med Chil* 2011; 139: 258-266.

68. Lisboa CV, Pinho AP, Herrera HM, Gerhardt M, Cupolillo E, Jansen AM. (2008). *Trypanosoma cruzi* (Kinetoplastida, Trypanosomatidae) genotypes in neotropical bats in Brazil. *Vet Parasitol* 2008; 156(3-4): 314-318.

69. Barnabe C, Brisse S, Tibayrenc M. Phylogenetic diversity of bat trypanosomes of subgenus *Schizotrypanum* based on multilocus enzyme electrophoresis, random amplified polymorphic dna, and cytochrome b nucleotide sequence analyses. *Infect Genet Evol* 2003; 3: 201–208.

70. Botto-Mahan C, Acuña-Retamar M, Campos R, Cattan PE, Solari A. European rabbits (Oryctolagus cuniculus) are naturally infected with different *Trypanosoma cruzi* genotypes. *Am J Trop Med Hyg* 2009; 80(6): 944-946.

71. Bryan LK, Hamer SA, Shaw S, Curtis-Robles R, Auckland LD, Hodo CL, Chaffin K, Rech RR. Chagas disease in a Texan horse with neurologic deficits. *Vet Parasitol* 2016; 216(2016): 13-17.

72. Schenone H. Estado de los estudios epidemiológicos sobre la enfermedad de Chagas en Chile. *Bol Ofic Sanit Panamer* 1971; 70(3): 250-255.

73. Correa v, Briceño J, Zúñiga J, Aranda JC, Valdés J, Contreras MC, Schenone H, Villarroel F, Rojas A. Infección por *Trypanosoma cruzi* en animales domésticos de sectores rurales de la IV Región, Chile. *Bol Chil Parasitol* 1982; 37: 27-28.

74. Flores B, Hernández G, Lepe A, Contreras MC, Sandoval L, Villarroel F, Rojas A, González O, Schenone H. Epidemiología de la enfermedad de Chagas en Chile. Sectores rurales. Infestación triatomídea domiciliaria en infección por *Trypanosoma cruzi* del vector y de mamíferos domésticos de la V Región. *Bol Chil Parasitol* 1984; 39: 62-65.

75. Villarroel F, Rojas A, Contreras MC, Schenone H. Epidemiología de la enfermedad de Chagas en Chile. Sectores rurales. Infestación triatomídea domiciliaria en infección por *Trypanosoma cruzi* de los vectores y mamíferos domésticos de la Región Metropolitana, 1982-1984. *Bol Chil Parasitol* 1984; 39: 65-68.

76. Venegas L, Rojas A, Villarroel F, Contreras MC, Sandoval L, Schenone H. Epidemiología de la enfermedad de Chagas en Chile. Sectores rurales. Infestación triatomidea domiciliaria en infección por *Trypanosoma cruzi* del vector y mamíferos domésticos de la VI Región del Libertador General Bernardo O'Higgins, 1983. *Bol Chil Parasitol* 1984; 39: 69-72.

77. Urrutia S. Prevalencia de *Trypanosoma cruzi* mediante técnica molecular (pcr) en caninos del sector de La Cuesta Dormida en la Quinta Región, Chile. Memoria de título, Médico Veterinaria. Universidad Santo Tomás. Facultad de Recursos Naturales. Concepción, Chile. 2015; 51 pp.

78. Rozas M, Botto-Mahan C, Coronado X, Ortiz S, Cattan PE, Solari A. Short report: *Trypanosoma cruzi* infection in wild mammals from a chagasic area of Chile. *Am J Trop Med Hyg* 2005; 73(3) 517-519.

79. Durán J, Videla M, Apt W. Enfermedad de Chagas en una comunidad de pequeños mamíferos simpátricos de la Reserva Nacional de Las Chinchillas. *Parasitol Día* 1989; 13: 15-20.

80. Oda E, Solari A, Botto-Mahan C. Effects of mammal host diversity and density on the infection level of *Trypanosoma cruzi* in sylvatic kissing bug. *Med Vet Entomol* 2014; 28: 384-390.

81. Jiménez J, Lorca M. Trypanosomiasis americana en vertebrados silvestres y su relación con el vector *Triatoma spinolai*. *Arch Med Vet* 1990; xxii (2).

82. Yefi-Quinteros E, Muñoz-San Martín C, Bacigalupo A, Correa JP, Cattan PE. Quantification of *Trypanosoma cruzi*'s parasitemia in rural areas: rodents as sentinels. In: XXXII Annual Meeting of the Brazilian Society of Protozoology; XLIII Annual Meeting on Basic Research in Chagas Disease. Caxambu, Brazil. 2016.

83. Galuppo S, Bacigalupo A, García A, Ortiz S, Coronado X, Cattan PE, Solari A. Predominance of *Trypanosoma cruzi* genotypes in two reservoirs infected by sylvatic *Triatoma infestans* of an endemic area of Chile. *Acta Trop* 2009; 111(1): 90-93.

84. Yefi-Quinteros E, Muñoz-San Martín C, Bacigalupo A, Urrutia S, Salgado R, Correa JP, Cattan PE. Infección por *Trypanosoma cruzi* en roedores sinantrópicos de una localidad endémica de Chile. En: VI Reunión Nacional Integrada Prevención y Control de la enfermedad de Chagas; VII Simposio Internacional sobre enfermedad de Chagas. Facultad de Medicina, Universidad de Chile. Santiago, Chile. 2016.

85. Campos, R. Detección de *Trypanosoma cruzi* en *Oryctolagus cuniculus* y *Octodon degus* mediante PCR y Xenodiagnóstico utilizando dos especies de vectores. Memoria de título, Médico Veterinario. Universidad de Chile. Facultad de Ciencias Veterinarias y Pecuarias. Santiago, Chile. 2007; 38 pp.

86. Botto-Mahan C, Bacigalupo A, Correa JP, Oda E, Solari A. Field assessment of *Trypanosoma cruzi* infection and host survival in the native rodent *Octodon degus*. *Acta Trop* 2012; 122(2012): 164-167.

87. Botto-Mahan C, Rojo G, Sandoval-Rodríguez A, Peña F, Ortiz S, Solari A. Temporal variation in *Trypanosoma cruzi* lineages from the native rodent *Octodon degus* in semiarid Chile. *Acta Trop* 2015; 151(2015): 178-181.

Capítulo XIII

Control vectorial de la enfermedad de Chagas

Alonso Parra

Generalidades de control vectorial

Las enfermedades vectoriales tienen gran importancia en salud pública debido a su magnitud, dispersión, impactos sanitarios y efectos negativos en diversos ámbitos, que afectan la calidad de vida y posibilidad de desarrollo de las comunidades en sus áreas endémicas. Cabe tener en cuenta que representan alrededor de un 17% de la carga mundial estimada entre las enfermedades infecciosas (1). En América la enfermedad de Chagas es la patología de transmisión vectorial más importante (2) por población expuesta, carga de enfermedad, distribución y expansión, incluso más allá del área donde sus vectores son endémicos (3).

Una de las principales formas de enfrentar estas enfermedades es el control vectorial, el que puede ser entendido como un conjunto de acciones interrelacionadas con el fin de minimizar la población vectorial de modo de reducir la posibilidad de transmisión y, por tanto, la presentación de nuevos casos o interrumpir brotes epidémicos.

En algunas situaciones, especialmente cuando se trata de vectores alóctonos y altamente sinantrópicos, es posible fijar como meta eliminar su presencia. Sin embargo, en la mayoría de los casos solo es posible esperar reducciones en los niveles de infestación o minimizar la posibilidad de contacto con hospederos infectantes y susceptibles (4). Independiente del nivel de éxito esperable, el control vectorial debe formar parte de una política sanitaria, que incluya también la vigilancia sanitaria, el componente asistencial, el control transfusional y de otras vías de transmisión relevantes, la promoción de la salud, así como la participación comunitaria. Esta estrategia de gestión integrada ha sido promovida por la Organización Panamericana de Salud para el enfrentamiento de la emergencia de dengue y otras enfermedades trasmitidas por *Aedes aegypti* (Fig. 5) (5), pero como modelo de gestión es aplicable para el control la enfermedad de Chagas y otras enfermedades vectoriales relevantes.

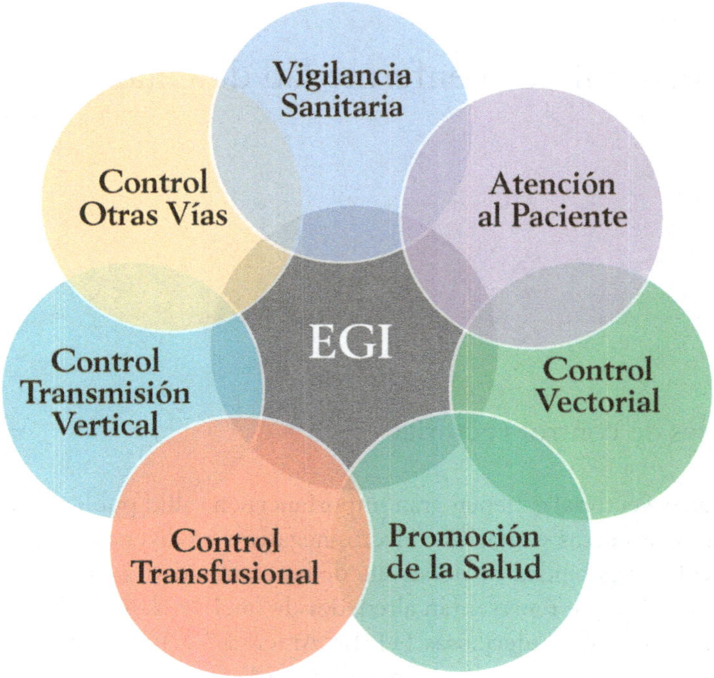

Fig. 1. Estrategia de Gestión Integrada (EGI), aplicada al control de la Enfermedad de Chagas.

Control vectorial de la enfermedad de Chagas

El control vectorial de la enfermedad de Chagas consiste en la aplicación sistemática y sostenida de una serie de actividades concatenadas con la finalidad interrumpir la transmisión activa de la enfermedad, eliminando la población de triatominos de interés epidemiológico en un área determinada o, en su defecto, reduciendo la abundancia poblacional a niveles bajo el umbral de transmisión.

Las expectativas de control dependen de una serie de factores derivados de la complejidad biológica, ambiental y social de la enfermedad. Entre estos factores cabe señalar que es originalmente una zoonosis, en la que participa una gran diversidad de triatominos, con diferente capacidad vectorial e importancia epidemiológica. Además, está asociada a complejos factores sociales, que determinan la presentación de la enfermedad en su extensa área de presentación, especialmente ruralidad, vulnerabilidad social y económica de la población afectada, condiciones de precariedad de la vivienda, dificultades de accesibilidad a las zonas de mayor endemia, entre otros.

Es así como es plausible plantear metas como eliminación o interrupción de la transmisión, eliminación de la infestación domiciliaria (6), o bien, tan solo minimizar los niveles de transmisión a rangos técnica, económica, política y socialmente aceptables (7).

Teniendo en cuenta la evidencia disponible, reforzada por los logros alcanzados por algunos países, resulta razonable plantear la eliminación o interrupción de la transmisión de *Trypanosoma cruzi* por tritaominos domiciliados alóctonos, específicamente *Triatoma infestans* en toda su área de dispersión, en el Cono Sur de América, y *Rhodnius prolixus*, en Centro América, debido a su casi total antropización y alta susceptibilidad a los métodos de control. Sin embargo, en zonas donde existen triatominos silvestres con alta capacidad de domiciliación o especies que visitan de manera persistente las viviendas, las probabilidades de interrupción de la transmisión son limitadas (4, 8) (Tabla 1).

Tabla 1. Clasificación de los vectores de la enfermedad de Chagas
según tipo y capacidad vectorial, especie, vulnerabilidad y grado máximo esperado de control.

Capacidad vectorial	Especie	Vulnerabilidad al control	Grado Máximo de control
Introducida(alóctona) Alta capacidad vectorial	*Triatoma infestans* (Cono Sur) Rhodnius prolixus (Centroamérica)	Alta	Interrupción de la transmisión vectorial de *T. cruzi* Eliminación de infestación domiciliaria
Capacidad vectorial comprobada (colonizan frecuentemente intradomicilio)	*Triatoma dimidiata*	Parcial	Interrupción de la transmisión vectorial Minimización de colonización domiciliaria
Capacidad vectorial limitada (principalmente peridomiciliar, esporádicamente colonización intradomiciliar)	*Triatoma sordida*	Parcial	Minimización de transmisión vectorial Minimización de la infestación domiciliaria
Capacidad vectorial muy reducida (intrusión ocasional intra o peridomiciliar sin capacidad de colonización)	*Mepraia sp* Otros triatominos silvestres	Limitada	Restricción de las posibilidades de ingreso a domicilios

Cabe señalar, además, que aun cuando se logre la interrupción de la transmisión en un territorio o país, siempre existe la posibilidad de registrar casos aislados y esporádicos, transmitidos por vectores silvestres.

El Control Vectorial está constituido por una serie de componentes: vigilancia vectorial, acciones de control propiamente tal, actividades de monitoreo, promoción de la salud y evaluación.

Vigilancia Integrada de Vectores

La vigilancia integrada de vectores puede ser entendida como el conjunto de actividades sistemáticas de recolección y análisis de datos, epidemiológicos y entomológicos, que permiten caracterizar los triatominos existentes en el área bajo programa, precisar su importancia epidemiológica, así como estimar la magnitud y distribución de la transmisión vectorial. La caracterización de la población de triatominos, para fines de vigilancia y control, se refiere a identificar las especies, estimar su distribución y magnitud de la infestación domiciliaria.

La vigilancia vectorial, complementada con la vigilancia epidemiológica y de laboratorio, contribuye a establecer líneas bases para la implementación de las intervenciones de control. Por otra parte, permite monitorear y evaluar su impacto, definir áreas donde existan fallas operacionales o zonas donde con eventual resistencia a insecticidas. La información entregada por la vigilancia vectorial es uno de los principales insumos para reorientar las directrices de control. Además, la integración de la vigilancia es útil para definir y enfrentar situaciones emergentes, como la creciente exposición a triatominos silvestres por el aumento de la intrusión humana en áreas donde estas especie son endémicas, la que se ha visto acentuada por el aumento de actividades recreativas, productivas o usos residenciales y otras intervenciones de áreas silvestres.

La vigilancia vectorial requiere contar con recursos humanos altamente capacitados en la búsqueda e identificación entomológica básica. Además se requiere de equipos insumos para la pesquisa, colecta y transporte de ejemplares. Adicionalmente, el personal debe disponer de capacidades para comunicar mensajes de prevención y control a la comunidad. También existen requerimientos logísticos para acceder a las áreas bajo programa, particularmente transporte para el personal, equipos e insumos. Por otra parte, se necesita infraestructura y capacidades de laboratorio para análisis entomológicos y parasitológicos complementarios.

Según las fuentes de datos y flujos de información, la vigilancia vectorial se puede clasificar en activa y pasiva o comunitaria. La vigilancia pasiva, o mejor denominada comunitaria. Considerando que las herramientas de control disponibles son probadamente efectivas sobre vectores domiciliados o con capacidad de colonizar construcciones humanas, la vigilancia vectorial, activa o pasiva, se debe focalizar en las unidades domiciliarias de las zonas endémicas. Se entiende como unidades domiciliarias a las viviendas u otras construcciones de uso humano, con sus anexos peridomiciliarios (corrales, gallineros, caniles, bodegas y similares), incluidos muros y cierres perimetrales. Adicionalmente, los estudios entomológicos que permiten identificar focos de triatominos silvestres contribuyen a orientar la búsqueda domiciliaria.

Vigilancia Activa

Se entenderá como vigilancia activa a aquella que depende directamente de las acciones ejecutadas por el personal de los programas de control, a través de inspecciones sistemáticas en las áreas endémicas o prospecciones entomológicas programadas.

Las inspecciones de las unidades domiciliarias, realizadas por personal calificado, consisten en la búsqueda minuciosa de ejemplares o indicios de su presencia, tanto al interior como exterior de las viviendas, construcciones, muros o cualquier otro elemento donde se pueden albergar triatominos. La inspección se facilita oscureciendo el interior de las construcciones; con la ayuda de linternas se realiza la búsqueda de ejemplares en cualquiera de sus estadios, exuvias o rastros de deyecciones en los muros de viviendas, bodegas, corrales, gallineros, cierres perimetrales, ente otros.

Adicionalmente se pueden utilizar productos expulsores, por ejemplo, insecticidas de baja toxicidad, con alto poder expulsivo y luego de un tiempo prudencial, se efectúa la búsqueda. Esta metodología es altamente demandante en tiempo y calidad del recurso humano; además, su sensibilidad depende del nivel de infestación, por lo que resulta de gran utilidad al inicio de los programas de control.

En el caso de unidades domiciliarias con peridomicilio complejo o en la que persisten sospechas sobre su situación de infestación, se puede aplicar trampas de triatominos, con cebos vivos o productos atractantes, como levadura. Las trampas se aplican en lugares protegidos, al atardecer y se revisan a la mañana siguiente; es necesario establecer un número suficiente de trampas dependiendo del área a investigar y repetir las aplicaciones, las veces que sea necesario para descartar la presencia de triatominos (9, 10).

Vigilancia Comunitaria

La Vigilancia Comunitaria se refiere a una estrategia de vigilancia que involucra la participación extrasectorial, donde los organismos locales y la comunidad realizan la detección y notificación de las viviendas y áreas con presencia de triatominos, con el permanente apoyo y supervisión de los programas de control. Es preferible utilizar este término en vez de pasiva, porque requiere la participación activa de la comunidad y el trabajo permanente de los responsables de la vigilancia oficial.

Esta modalidad de vigilancia cobra mayor importancia, en la medida que se van alcanzado los objetivos del control vectorial considerando la baja sensibilidad de los métodos tradicionales de prospección entomológica (11, 12). Por lo tanto deben ser permanentemente monitoreados y fortalecidos.

La vigilancia comunitaria implica la participación de actores claves que permitan canalizar las denuncias de hallazgos de triatominos efectuadas por la propia comunidad u otros organismos, públicos y privados, particularmente municipios, servicios oficiales de agricultura, vivienda, educación, universidades e investigadores, organizaciones no gubernamentales, entre otros.

Para efectuar esta vigilancia se requiere establecer una red y flujos de comunicación que permitan la recepción de las denuncias, su registro y notificación al programa oficial; a su vez debe existir retroalimentación a la red y a denunciante para coordinar la implementación de acciones de control.

La red de vigilancia comunitaria se basa en la implementación de unidades notificadoras que se encargan de promover y recibir las notificaciones de hallazgos de triatominos. Idealmente estas unidades notificadoras deberían ser institucionales: establecimientos educacionales o de salud, oficinas municipales o de otras instituciones. En su defecto, deben estar a cargo de líderes o representantes reconocidos por la comunidad.

Los responsables de las unidades de capacitación deben estar capacitados para promover las denuncias de la comunidad y tener competencias para hacer preidentificación entomológica de los ejemplares recibidos. Deben contar con equipos e insumos para la identificación, almacenamiento y transporte de muestras. Además, deben contar con capacitación para educación sanitaria y comunicación de riesgos sobre enfermedad de Chagas para la comunidad.

Deben estar definidos claramente los instrumentos de registro, así como los flujos y canales de comunicación de las notificaciones. Por su parte, los responsables de la vigilancia oficial deben responder de manera oportuna a las denuncias, mantener actualizado los registros y monitorear permanentemente el funcionamiento de la red de notificación y respuesta.

Entre las principales limitantes de esta estrategia cabe mencionar la necesidad de disponer de recursos para la habilitación, funcionamiento y monitoreo de las unidades de notificación. Además es preciso realizar acciones para motivar la participación y adhesión de la comunidad y organismos externos. Es necesario también, disponer de los recursos suficientes para atender de manera oportuna y adecuada a las notificaciones

Integración de la vigilancia vectorial con la vigilancia epidemiológica y de laboratorio

La vigilancia epidemiológica permite conocer el comportamiento de una enfermedad en una población, en un área y en un tiempo determinados. De este modo se reúne información para determinar y caracterizar las zonas endémicas.

Los estudios epidemiológicos de infección por *T. cruzi* en población residente en un área determinada, especialmente en menores de edad, contribuye a precisar las áreas donde existe transmisión vectorial activa. La ejecución de estos estudios podría ser de gran utilidad para priorizar área de control cuando no existe la capacidad para efectuar una identificación entomológica por complejidad y diversidad de las especies existentes, dificultades de acceso o por falta de recursos (4).

Los estudios de seroprevalencia de *T. cruzi* en reservorios domésticos, por ejemplo en caninos, también pueden ser utilizados para establecer donde pueda persistir transmisión vectorial activa de *T. cruzi*. Además son otra vía para monitorear el avance de las acciones de control. Por ejemplo, en la zona costeras del norte de Chile se han efectuado estudios de riesgos de transmisión de *T. cruzi* por *M. gajardoi*, si bien no se encontró personas positivas; sí se detectó infección en muestras de caninos de las mismas áreas (13), lo que demuestra el riesgo de traspaso desde el ciclo silvestre a especies domésticas y, potencialmente, a las personas.

Por su parte, la vigilancia de laboratorio es importante para la identificación específica del agente y vectores, contribuyendo a definir importancia epidemiológica de las especies. También permite monitorear fenómenos de importancia para la definición de estrategias de control, tal como la resistencia a plaguicidas.

En síntesis, la vigilancia integrada personas – vectores – laboratorio contribuye a establecer líneas bases, estratificar niveles de riesgo para priorizar las intervenciones y monitorear su impacto.

Control Vectorial

El control vectorial de la enfermedad de Chagas es uno de los ejes prioritarios de una estrategia integral de enfrentamiento de la enfermedad de Chagas, considerando que es la vía originaria de transmisión del agente a las personas. Si se desarrollan un programa de control vectorial se hace factible tener éxito en el control de otras vías de transmisión.

Como ya se mencionó, existen diferentes niveles esperables de éxito, desde la minimización hasta eliminación de esta vía de trasmisión, dependiendo de las características de domiciliación y susceptibilidad a las acciones de control, especialmente de carácter químico, de las especies de interés epidemiológico. En el caso de *Triatoma infestans*, por ejemplo, es absolutamente razonable fijarse como meta la eliminación o interrupción de la transmisión vectorial en las áreas donde es el vector de mayor importancia epidemiológica; incluso es plausible plantear la eliminación de la infestación domiciliaria de esta especie.

Las primeras iniciativas de control vectorial fueron promovidas e implementadas principalmente por instituciones académicas, estaban limitadas principalmente por los recursos técnicos y económicamente disponibles (14). Lentamente se fueron consolidando programas de control gracias a la aparición de nuevas herramientas, especialmente insecticidas con características más adecuadas para el control, el desarrollo y evidencia para respaldar las intervenciones y la participación creciente de los organismos sanitarios oficiales. Estos avances se consolidan con el apoyo de la cooperación internacional promovida por la Organización Panamericana de Salud (OPS). De este modo se establecen iniciativas sub regionales de control, siendo la primera de ellas Iniciativa de los Países del Cono Sur para la Eliminación de *T. infestans* y el Control de la Tripanosomiasis América Transfusional (INCOSUR – Chagas), constituida en el año 1991 (15).

Esta iniciativa contribuyó a entregar respaldo político y técnico a los programas, estandarizar las directrices y estrategias de control, compartir experiencias, así como monitorear y evaluar el avance de los programas, dentro y entre los países. De este modo se desarrolló una masa crítica de expertos que dieron continuidad a los programas y promovieron el desarrollo de investigaciones operativas con la academia, con el respaldo técnico de OPS, que validaron y reorientaron las estrategias de control (16) (Fig. 2).

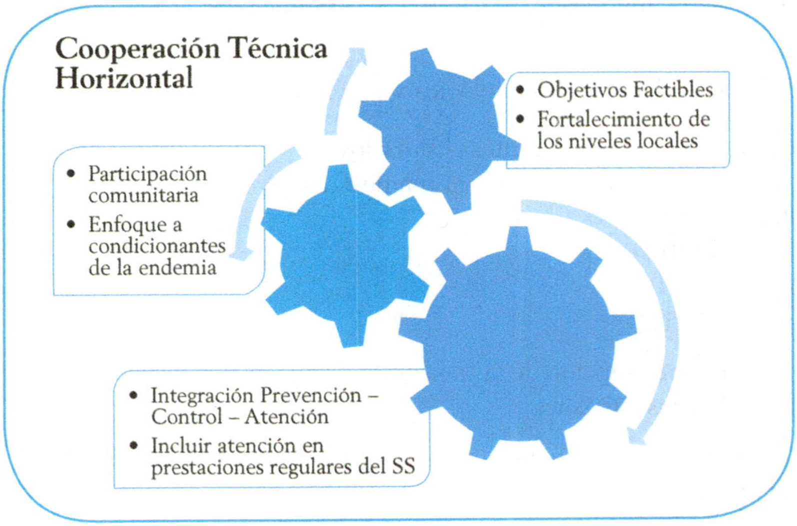

Figura 2. Directrices Técnicas de INCOSUR Chagas.

INCOSUR – Chagas ha alcanzado hitos importantes en el control vectorial de la trasmisión de *T. cruzi* por *T. infestans*, entre los que cabe destacar:

- Países con Interrupción de la Transmisión
  - Uruguay (1997)
  - Chile (1999, recertificado en 2016)
  - Brasil (2006)

- Territorios con Interrupción de la transmisión de *T. cruzi* por *T. infestans*
  - Paraguay: Región Oriental (2008), Dpto. de Alto Paraguay (2012) y Boquerón (2016)
  - Argentina (8 provincias 2001, 2004 y 2011)
  - Bolivia (Dpto. La Paz, 2011, Potosí, 2013)

- Eliminación de *T. infestans* como problema de Salud Pública
  - Uruguay (2013)
  - Estado de San Pablo, Brasil (2014)

Posteriormente, siguiendo el ejemplo de INCOSUR-Chagas, se implementaron otras iniciativas de control subregional: la Iniciativa de los Países Andinos (IPA), la iniciativa de los países de América Central (IPCA) y la Iniciativa Amazónica (AMCHA).

Los principales avances obtenidos en la IPA, son:

- Perú
  - Interrupción de la transmisión de *T. cruzi* por *T. infestans* en Tacna (2009)
  - Moquegua (2010) y resto de Macro Región Sur (2015)

- Colombia
  - Interrupción de transmisión vectorial en 10 municipios endémicos de Santander, Casanare, Arauca y Boyacá
  - Ampliación de intervenciones en otros 107 municipios.

- Ecuador
  - Avances en vigilancia epidemiológica y vectorial

En el caso de la IPCA, logros relevantes alcanzados

- Países con interrupción de la transmisión de *T. cruzi* por *R. prolixus*
  - Guatemala (2008)
  - El Salvador (2010)
  - Honduras (2010)
  - Nicaragua (2010)

- Territorios con interrupción de la transmisión de *T. cruzi* por *R. prolixus*
  - México: Chiapas y Oaxaca

- Verificación de interrupción de la transmisión de *T. cruzi* por *T. dimidiata*
  - Belice (2012)

Por su parte, en la zona Amazónica los avances son más difíciles debido a la complejidad, extensión y heterogeneidad de esta área, sin embargo se ha logrado:

- Implementación de una red de vigilancia epidemiológica.
- Implementación de acciones de prevención en Brasil, Ecuador, Colombia, Guyana, Guayana Francesa y Perú.
- Enfrentamiento de brotes de transmisión oral como enfermedad de transmisión alimentaria.

Control químico

La principal estrategia de control vectorial de la enfermedad de Chagas se basa en la aplicación sistemática de insecticidas de alta efectividad y alto periodo residual, pero con baja toxicidad para las personas y animales. Cabe señalar que esta es una situación excepcional; por regla general en el control de la mayoría de las enfermedades vectoriales las estrategias fundamentales son el mejoramiento de las condiciones ambientales y la promoción de hábitos y conductas sanitarias en la comunidad, siendo el control químico una herramienta complementaria y con fines específicos, especialmente para prevenir o interrumpir brotes epidémicos.

Inicialmente se utilizaron con resultados promisorios insecticidas organoclorados, luego se amplió el uso a organofosforados y carbamatos. Sin embargo las intervenciones de control, además de asistémicas y limitadas en recursos, tenían entre la toxicidad de los insecticidas (4). La aparición de otros grupos químicos con menos toxicidad, de más fácil manejo y con mayor versatilidad, especialmente los piretroides sintéticos y el desarrollo de nuevas formulaciones, permitió disponer de nuevas alternativas más confiables y seguras.

Previo a las acciones de control químico, utilizando la información aportada por la vigilancia integrada, se determinan las áreas bajo programa, se estratifican por riesgo para priorizar las intervenciones. Se debe tener en cuenta que las acciones de control químico, en definitiva, se realizan en las unidades domiciliarias colonizadas por otra especie objeto del programa. En el caso del control de *T. infestans* y otros triatominos altamente domiciliados, se incluye el tratamiento de viviendas en un radio cercano para asegurar la eliminación de las colonias que pudieran haber resultado negativas a la inspección, evitando de este modo focos con los cuales se puedan reinfestar las viviendas y áreas ya intervenidas.

Seleccionadas las áreas y unidades domiciliarias a tratar, se da inicio a la "fase de ataque" que consiste en la aplicación de insecticidas por medio de pautas estandarizadas (17). La técnica de aplicación, considerando las características biológicas y hábitos de los triatominos, se efectúa por medio de rociamiento completo de las superficies de muros, internos y externo, de las construcciones y anexos de la unidad domiciliaria bajo tratamiento.

Se sugiera una aplicación especial en el interior de grietas, que a nivel de terreno se denomina "técnica del emboquillamiento", que consiste en aplicar precisamente la boquilla de la máquina aspersora en las grietas de los muros y aplicar insecticida hasta prácticamente rebalsar, de manera de asegurar la penetración del insecticida en las áreas donde se refugian los triatominos.

Las unidades domiciliarias deben ser sometidas a tratamiento periódicos, hasta asegurar la eliminación de la infestación en las unidades domiciliarias positivas y las de su entorno. Los ciclos y cantidad total de rociamientos por vivienda varía dependiendo del producto utilizado y de la especie de triatomino a controlar. Existen diversos documentos técnicos referenciales desarrollados por las Iniciativas Subregionales de Control en las que se entregan recomendaciones para una adecuada aplicación del control químico y su complementación con otras metodologías de control vectoria (14).

Luego de la fase de ataque se establece una fase de monitoreo que permita asegurar la eliminación de la infestación domiciliaria en las áreas bajo control, frente a la detección de una positiva, las acciones de control químico se vuelven a aplicar. Tal como se señaló anteriormente, las inspecciones domiciliarias son efectivas al inicio del programa; sin embargo, debido a su baja sensibilidad, al reducir las índices y densidad de infestación, la denuncia de hallazgos por parte de la misma comunidad cobra mayor importancia.

Control Físico

El mejoramiento de las condiciones generales de las viviendas es una condición necesaria para prevenir la infestación y asegurar la efectividad de las acciones de control. Pude ser discutible si el control físico es el término técnico preciso, pero se entiende esta estrategia como una serie de medidas más bien mecánicas de control aplicadas en las viviendas y su entorno inmediato, tendientes a eliminar o reducir las poblaciones de triatominos, evitar su recolonización o la intrusión de ejemplares desde otros focos domiciliarios remantes o focos silvestres (4).

El control físico puede ser entendido como la sustitución completa o parcial de viviendas o anexos peridomiciliarios. Algunas intervenciones mínimas que facilitan la eliminación de triatominos son: el mejor acabado de construcciones, relleno y alisado de las paredes para eliminar grietas, el reemplazo de techos de paja o similares por otros de mejor calidad, entre otras. La iluminación de las habitaciones y el uso de pinturas claras, en general contribuye a facilitar su detección.

Además, el saneamiento básico y ordenamiento ambiental son de gran importancia, pues permite reducir o eliminar potenciales albergues, tanto para los propios triatominos, como para especies sinantrópicas que les puedan servir de alimento (roedores, murciélagos, palomas, entre otros). Como ejemplo de intervenciones básicas de este tipo es el retiro de elementos en desuso, el almacenamiento adecuado de alimentos o forrajes, productos de cosecha, disposición adecuada de leñeras, distanciamiento y mantención en condiciones adecuadas de corrales, gallineros, cuyeras, caniles y bodegas.

La eliminación de pircas o cercos de piedras, siempre y cuando sea pertinente culturalmente y factible de efectuar, al menos en las cercanías de las viviendas, es una condición relevante, pues constituyen refugio ideal para animales sinantrópicos y silvestres de los cuales se pueden alimentar las vinchucas y entregan una infinidad de refugios, tanto para triatominos silvestres como domiciliados. Estas construcciones pueden constituirse en fuentes de reinfestación o del cual puede llegar de manera fortuita o por transporte pasivo, ejemplares a las viviendas y peridomicilio.

Las limitaciones del control físico están determinadas principalmente por la disponibilidad de recursos, la percepción del riesgo y, por lo tanto, la generación de políticas públicas, que favorezcan el desarrollo general de la población en riesgo. No obstante, permiten dar sostenibilidad a los logros obtenidos. Además su ejecución contribuye al control de otras enfermedades vectoriales y zoonosis que afectan especialmente a las comunidades en riesgo (4).

Promoción de la Salud

Las actividades de promoción de la salud son estrictamente necesarias para la ejecución de un programa de control vectorial. Cabe tener en cuenta que es una estrategia transversal para el resto de los componentes de un programa integrado, como el asistencial, el control transfusional vertical y de otras vías de transmisión.

La promoción de salud permite que las personas pueden adoptar medidas de prevención y control, individuales y colectivas, minimizando el riesgo de exposición y contribuyendo a crear entornos que reduzcan o eliminen la presencia de vectores. Por otro lado favorecen la adhesión a las actividades del programa, especialmente la notificación de hallazgo y la ejecución de medidas de control químico y físico.

Para ejecutar las actividades de promoción, es necesario considerar las vías formales e informales de educación, por ejemplo promover la inclusión de contenidos sobre la enfermedad en el currículo de educación, en todos los niveles. Además se deben efectuar actividades educativas a través de la organización comunitaria existente, juntas de vecinos, sociedades agrícolas, clubes ecológicos u otros grupos de importancia local. La sensibilización de líderes locales es altamente conveniente, su participación en actividades puntuales favorece el establecimiento de lazos de confianza entre la comunidad y los equipos de control.

La pertinencia cultural, el enfoque de género y la consideración de las determinantes sociales son requisitos básicos para la planificación de las actividades de promoción y de control vectorial. También se debe considerar la disponibilidad de recursos para las acciones, incluidos la capacitación y perfeccionamiento de los equipos. En nuestro país resulta altamente efectivo el uso de medios locales de comunicación, por la aceptación y credibilidad en las comunidades, especialmente rurales.

Los mensajes y materiales de educación sanitaria y comunicación deben ser diseñados de forma clara y precisa; así mismo, deben estar orientados a la consecución de los objetivos del control vectorial; por nombrar algunos lineamientos, debería motivar la denuncia de hallazgos, dar a conocer los lugares donde efectuar las notificaciones, flujos de información y condiciones para ejecutar el control químico y físico. Mantener el contacto permanente con la comunidad y entregar respuestas adecuadas y oportunas en el programa permite fortalecer la imagen del programa en la comunidad.

Entre estas actividades deben estar incluidas las acciones de abogacía con otros sectores vinculados con el desarrollo de las comunidades bajo programa, especialmente del sector vivienda, agropecuario y educación, para que incorporen criterios de riesgo asociados a la enfermedad de Chagas en la priorización y ejecución de sus actividades.

La coordinación con las universidades y organismos formadores de los equipos de salud es fundamental para que conozcan y comprendan que el control vectorial forma parte de las acciones de prevención primaria en salud y, por lo tanto, se sensibilicen y participen activamente, por ejemplo, en la vigilancia integrada, en la comunicación del riesgo y promuevan la adhesión de la comunidad a las acciones de control.

Por su parte, los equipos de control vectorial deben complementar el trabajo de los equipos asistenciales. Por medio de sus actividades en terreno pueden participar en las actividades de vigilancia, por ejemplo comunicando casos sospechosos, participando de manera indirecta en las acciones de seguimiento de pacientes, detección de abandono de tratamiento, comunicación de eventuales casos de reacciones adversas o efectuar educación sanitaria respecto a las características de la enfermedad y formas de acceso a las atenciones de salud.

Esta lógica de trabajo integrado, que puede resultar obvia desde la perspectiva teórica y de planificación de un programa integrado, a veces no es simple en la práctica, por innumerables razones, como la alta carga de trabajo, funciones y competencias específicas de los equipos de atención y los equipos de control vectorial, diferentes dependencias, deficiencias en la formación o capacitación, falta de insumos, entre otros.

Evaluación del Control Vectorial

Es otro componente básico de todo programa de control. Incluye el monitoreo permanente de las actividades, así como evaluaciones anuales o con otra periodicidad definida, que tiene por finalidad determinar el estado de ejecución de las acciones de control y el avance en el cumplimiento de metas y objetivos. Este componente incluye evaluación desde la perspectiva económica, de los procesos, resultados y de impacto.

La evaluación económica de los programas ha demostrado ser altamente costo/efectivo considerando la carga de enfermedad, medida por ejemplo por medio de DALYs (años de vida potencialmente perdidos por discapacidad). Además, los análisis de costo beneficio también han demostrado que la inversión en los programas de control tiene un retorno económico favorable (8).

La evaluación de procesos permite monitorear que las distintas etapas y procesos del programa de control vectorial estén siendo ejecutadas de forma adecuada, de forma que se asegure la ejecución de las actividades. Dentro de los procesos relevantes que se deben considerar en las evaluaciones está la habilitación y funcionamiento de las unidades notificadoras de vigilancia comunitaria, la realización de los procesos administrativos para el funcionamiento de los equipos de terreno, por ejemplo adquisición de insumos y equipos, la disponibilidad y uso de recursos logísticos. Así mismo se debe monitorear la ejecución de las actividades de capacitación, educación comunitaria y coordinaciones con el intra y extrasector.

La evaluación de resultados, permite determinar el cumplimiento de las metas de corto plazo establecidas para el programa, por ejemplo cobertura de municipio, localidades, unidades domiciliarias con actividades de vigilancia efectiva respecto al total considerada en el programa. También es importante monitorear las denuncias de hallazgos de triatominos recibidas respecto a las efectivamente atendidas, las actividades de rociamiento químico realizadas respecto al total planificado, el porcentaje de personal capacitado respecto al planificado, la participación en actividades educativas, entre otras.

La evaluación de impacto debe hacerse considerando criterios epidemiológicos sustentados por antecedentes vectoriales (18). Una de las fuentes a considerar es la vigilancia epidemiológica oficial, para esto la enfermedad de Chagas debe estar incorporada entre las enfermedades de notificación obligatoria. La investigación de los casos debería determinar si corresponde efectivamente a una transmisión activa, regular y persistente, o bien son casos aislados y esporádicos, ligados a vectores silvestres, o si se trata de un caso agudo por otra vía de transmisión, como la alimentaria o transfusional o a una reactivación, por ejemplo en el caso de personas inmunosuprimidas.

Teniendo en cuenta que en Chile no se han registrado, históricamente, casos agudos, la notificación de uno de estos casos podría ser un error de clasificación o registro, o bien, podría ser el reflejo de los cambios epidemiológicos y demográficos existentes en el país, por ejemplo la presentación de un caso importado o un caso de transmisión vectorial por un ejemplar de una especie silvestre.

La evaluación interna y externa de los programas, con la participación de expertos de las iniciativas Subregionales de control y con el respaldo de la OPS, permite determinar el estado de avance de los países y efectuar las reorientaciones necesarias para alcanzar los objetivos y verificar los logros obtenidos.

En atención a lo anterior, los países pueden certificar la interrupción de la transmisión vectorial por medio de estudios seroepidemiológcos de infección por *T. cruzi* en menores de 5 años, residentes en las zonas bajo programa, cuando los resultados sean negativos o menor al 1%, con investigación epidemiológica de cada caso para descartar transmisión vertical o por triatominos silvestres (18, 19).

Estos antecedentes epidemiológicos deben ser acompañados de antecedentes entomológicos que den cuenta de la eliminación control de la población de *T. infestans.* Obligatoriamente debe existir una infestación domiciliar menor a 1%, con una infestación intradomiciliar al 0,1%. Adicionalmente se deben disponer de antecedentes que den cuenta de la existencia de acciones regulares de vigilancia y control vectorial (19).

Control Vectorial de la enfermedad Chagas en Chile

Previo a la implementación de acciones de control, *Triatoma infestans*, vector de importancia epidemiológica de la enfermedad de Chagas en Chile, se distribuía desde el extremo norte a la zona central del país, entre la Región de Arica Parinacota y la Región del Libertador Bernardo O'Higgins (20). Cabe señalar que no se han reportado casos humanos por transmisión por triatominos silvestres en el país, sin embargo, serían responsables de la mantención del ciclo silvestre de *Trypanosoma cruzi* en Chile (21), pero la intervención creciente de las persona en las zonas silvestres, puede constituir un riesgo para la presentación de casos esporádicos y aislados.

A fines de la década de los años 1950 y principios de los 1960 del siglo pasado comenzaron las primeras iniciativas de control, las que tuvieron resultados limitados, debido a la discontinuidad de las actividades y recursos. Cabe señalar que eran promovidas principalmente por el mundo académico, en específico investigadores de la Universidad de Chile.

Posteriormente, en la década de los años 1980, comenzaron acciones institucionales de control más estructuradas, que continuaban con limitaciones en la cobertura debido a escasez de recursos. La incorporación de Chile a INCOSUR – Chagas, en el año 1991, permitió aunar los esfuerzos de control en un programa nacional con directrices y financiamiento ininterrumpido (20).

La ejecución sistemática de las actividades del programa permitió reducir drásticamente la infestación domiciliaria por *T. infestans* a niveles residuales, permitiendo interrumpir la transmisión vectorial de la enfermedad, situación que fue certificada por una Comisión ad-hoc de la Iniciativa en el año 1999. Entre los fundamentos de la certificación cabe señalar la reducción a un 0,2% de infestación domiciliaria por *T. infestans*, con una baja densidad de ejemplares por vivienda, un bajo índice de infección natural por *T. cruzi* en el vector, así como la ausencia de casos atribuibles a transmisión vectorial en estudios serológicos de infección por *T. cruzi* en niños menores de 5 años, residentes en áreas endémicas (20).

Alcanzado el objetivo, el programa se reorientó hacia la "Eliminación de la Infestación Domiciliaria de *Triatoma infestans*".

Una situación a destacar es la constatación de colonias silvestres de *T. infestans*, en la Región Metropolitana, en el año 2003 (20). Posteriormente se ha demostrado su presencia en las regiones de Valparaíso (2009), Atacama (2014) y Coquimbo (2015).

Las colonias silvestres de *T. infestans* ha obligado a reforzar las acciones de vigilancia entomológica, particularmente la vigilancia comunitaria, con el fin de descartar la recolonización de las áreas ya controladas. Hasta el momento no se ha detectado este fenómeno, eventualmente por la respuesta oportuna a las denuncias, que incluye desinsectación y monitoreo de las viviendas afectadas; sin embargo, no se puede descartar que no haya existido tiempo suficiente para la readaptación de *T. infestans* al ambiente domiciliario.

Eliminada la transmisión vectorial de *T. cruzi* por *T. infestans*, se ha observado un aumento de la preocupación por los riesgos asociados a triatominos silvestres. Como ya se mencionó, existe un importante aumento de las actividades y emplazamientos humanos en áreas endémicas de *Mepraia* spp, por lo que se han incorporado directrices para enfrentar la exposición laboral y lineamientos de promoción de la salud y comunicación de riesgo para las personas que residen o visitan áreas donde estos triatominos son endémicos. Además se han fortaleciendo las relaciones con los investigadores para recopilar más antecedentes que permitan definir adecuadamente en el rol epidemiológico y las intervenciones que correspondan en este escenario emergente. Durante el año 2012 se efectuó un estudio en dos caletas de la Región de Tarapacá, sin constatar persona infectadas, pero se logró detectar perros positivos a *T. cruzi*. Estos resultados demuestras el riesgo potencial de transmisión por vectores silvestres en estas áreas y la importancia de los perros como especie centinela (22).

La situación actual de la infestación domiciliaria de *T. infestans* en Chile se puede resumir de la siguiente manera:

- Eliminación de la infestación domiciliaria en las Regiones de Arica Parinacota, Tarapacá y de O'Higgins
- Focos residuales, aislados y con baja densidad de infestación domiciliaria por *T. infestans* en la Región de Antofagasta y Región de Coquimbo
- Intrusión Domiciliaria proveniente de Focos Silvestres de *T. infestans*, en las Regiones de Atacama, Coquimbo, Valparaíso y Metropolitana

Una comisión de expertos internacionales y de la OPS visitó a nuestro país el año 2016, constatando que los antecedentes epidemiológicos y entomológicos entregados por el Programa Nacional dan cuenta de la mantención de la interrupción de la transmisión de *T. cruzi* por *T. infestans*. Esta condición fue recertificada oficialmente durante la XXIIa Reunión de la Comisión Intergubernamental de INCOSUR-Chagas, efectuada en Paraguay ese mismo año (23).

Consideraciones finales

Chile recertificó la condición de interrupción de la transmisión vectorial de *T. cruzi* por *T. infestans* y avanza de manera significativa en la eliminación domiciliaria de este vector. Estos avances son logros significativos para la salud pública, constituyéndose en un referente internacional en el tema.

La mantención de estos logros es uno de los principales desafíos, lo que requiere fortalecer la vigilancia vectorial, particularmente la comunitaria, y responder oportunamente ante los hallazgos para constatar y eliminar de las colonias domiciliarias residuales de *T. infestans*.

Además se debe estar alerta a las situaciones vectoriales emergentes, como la presencia de colonias silvestres de *T. infestans* y el impacto que pudieran tener en las zonas ya controladas. Por otro lado se deben desarrollar estrategias para evitar la exposición creciente a *Mepraia sp.*

La pérdida de "memoria histórica", así como la baja percepción de riesgo respecto a la enfermedad de Chagas, tanto en la comunidad, como en los equipos de salud y en las autoridades, es una limitante importante para mantener priorizado el tema.

La coordinación con los investigadores y la academia es fundamental para desarrollar investigaciones operativas que permitan disponer de herramientas innovadoras para la vigilancia en condiciones de control avanzado. Por otra parte, la interrelación de los programas con las universidades y organismos formadores es fundamental para la formación adecuada de los nuevos equipos de salud, asegurando un adecuado recambio generacional.

Otro de los desafíos importantes es consolidar la estrategia de prevención y control integrado de la enfermedad de Chagas; mantener la interrupción de la transmisión transfusional, fortalecer el componente asistencial y ampliar la cobertura del control de la transmisión vertical.

En síntesis, es necesario mantener la provisión de recursos humanos, técnicos, económicos y logísticos, en cantidad y calidad suficientes, para mantener y reforzar la generación de capacidades. El trabajo de integración técnica horizontal entre países, con el apoyo de los organismos internacionales de control, son fundamentales para ampliar los éxitos obtenidos en el control vectorial y enfrentamiento integral de la enfermedad de Chagas.

Referencias

1. OMS. 2016. Enfermedades transmitidas por vectores. Nota descriptiva N° 387. http://www.who.int/mediacentre/factsheets/fs387/es/
2. WHO. 2017. Integrating neglected tropical diseases into global health and development: fourth, WHO report on neglected tropical diseases. ISBN 978-92-4-156544-8.
3. http://apps.who.int/iris/bitstream/10665/255011/1/9789241565448-eng.pdf?ua=1
4. Klein N, Hurwitz I, Durvasula R. Globalization of Chagas disease: A growing concern in nonendemic countries. Epidemiol Res Int. 2012. Article ID 136793, doi:10.1155/2012/136793. https://www.hindawi.com/journals/eri/2012/136793/cta/
5. Silveira, Antonio Carlos. Transmisión Vectorial de *Trypanosoma cruzi* y su Control. BID/OPS/IDRC: Programa Regional para el Control de la Enfermedad de Chagas en América Latina. Iniciativa de Bienes Públicos Regionales. Montevideo: Ed. BID (2010): 19-67.
6. San Martín José Luis, Brathwaite-Dick Olivia. La Estrategia de Gestión Integrada para la Prevención y el Control del Dengue en la Región de las Américas. *Rev Panam Salud Pública.* 2007. http://www.scielosp.org/scielo.php?script=sci_arttext&pid=S1020-49892007000100011&lng=en. http://dx.doi.org/10.1590/S1020-49892007000100011
7. Salvatella Roberto, Irabedra Pilar, Castellanos Luis G. Interruption of vector transmission by native vectors and "the art of the possible". *Mem. Inst. Oswaldo Cruz.* 2014 Feb; 109 (1): 122-130. http://dx.doi.org/10.1590/0074-0276140338.
8. ABAD-FRANCH, Fernando *et al.* Certifying the interruption of Chagas disease transmission by native vectors: cui bono? *Mem. Inst. Oswaldo Cruz*, Rio de Janeiro , v. 108, n. 2, p. 251-254, Apr. 2013. http://www.scielo.br/scielo.php?script=sci_arttext&pid=S0074-02762013000200251&lng=en&nrm=iso
9. Moncayo Álvaro, Silveira Antonio Carlos. Current epidemiological trends for Chagas disease in Latin America and future challenges in epidemiology, surveillance and health policy. *Mem. Inst. Oswaldo Cruz.* 2009 July; 104(Suppl 1): 17-30. http://www.scielo.br/scielo.php?script=sci_arttext&pid=S0074-02762009000900005&lng=en. http://dx.doi.org/10.1590/S0074-02762009000900005
10. Bacigalupo Antonella, Segura José A., García Alejandro, Hidalgo Javier, Galuppo Stephania, Cattan Pedro. Primer hallazgo de vectores de la enfermedad de Chagas asociados a matorrales silvestres en la Región Metropolitana, Chile. *Rev. Méd. Chile* http://dx.doi.org/10.4067/S0034-98872006001000003.
11. Bacigalupo Antonella, Torres-Pérez Fernando, Segovia Verónica, García Alejandro, Correa Juana P, Moreno Lucila *et al.* Sylvatic foci of the Chagas disease vector *Triatoma infestans* in Chile: description of a new focus and challenges for control programs. *Mem. Inst. Oswaldo Cruz.* http://dx.doi.org/10.1590/S0074-02762010000500006.
12. Abad-Franch F, Vega MC, Rolón MS, Santos WS, Rojas de Arias A. Community Participation in Chagas Disease Vector Surveillance: Systematic Review. Gürtler RE, ed. *PLoS Neglected Tropical Diseases.* 2011; 5 (6): e1207. doi:10.1371/journal.pntd.0001207.
13. Abad-Franch F. 2011. Vigilancia epidemiológica y entomológica para el control de la enfermedad de Chagas, con énfasis en la participación de la comunidad. En: Programa regional

para el control de la enfermedad de Chagas en America Latina. Iniciativa de bienes públicos regionales.

14. González C. R., Reyes C., Canals A., Parra A., Muñoz X., Rodríguez K. 2015. An entomological and seroepidemiological study of the vectorial-transmission risk of Chagas disease in the coast of northern Chile. *Med. Vet. Entomol.* 29: 387-392. doi: 10.1111/mve.12131.

15. Salerno Rosina, Salvatella Roberto, Issa Julie, Anzola Maria Carolina. A regional fight against Chagas disease: lessons learned from a successful collaborative partnership. *Rev Panam Salud Pública*. 2015; 37(1): 38-43.

16. Organización Panamericana de la Salud. El control de la enfermedad de Chagas en los países del Cono Sur de América: Historia de una iniciativa internacional, 1991/2001. http://www1.paho.org/spanish/ad/dpc/cd/dch-historia-incosur.PDF

17. Salvatella R, Irabedra P, Sánchez D, Castellanos LG, Espinal M. South-south cooperation for Chagas disease. *Lancet*. 2013 Aug 3; 38 (9890):395-6. doi:10.1016/S0140-6736(13)61671-2. PubMed PMID: 23911378.

18. Organización Mundial de la Salud. *Manual para el Rociado Residual Intradomiciliario.* WHO/CDS/WHOPES/GCDPP/2000.3 Rev.1.

19. Organización Panamericana de la Salud. Guía para muestreo en actividades de vigilancia y control vectorial de la enfermedad de Chagas. Ed. OPS, OPS/DPC/CD/276.03, Montevideo, 2003.

20. Organización Panamericana de la Salud. Guía de Evaluación de los Procesos de Control de Triatominos y del control de la Transmisión Transfusional de *T. cruzi*. Ed. OPS, OPS/HCP/HCT/196.02, Montevideo, 2002.

21. Lorca M., Schenone H., & Valdes J. (2002). El control de la Enfermedad de Chagas en Chile. *El control de la enfermedad de Chagas en los países del Cono Sur de América: historia de una iniciativa internacional* 1991/2001 (pp. 251-268). OMS.

22. Campos-Soto R., Ortiz S., Cordova I., Bruneau N., Botto-Mahan C., Solari A. (2016). Interactions Between *Trypanosoma cruzi* the Chagas Disease Parasite and Naturally Infected Wild Mepraia Vectors of Chile. *Vector-Borne and Zoonotic Diseases,* 16(3), 165-171.

23. González C.R., Reyes C., Canals A., Parra A., Muñoz X., Rodríguez K. (2015). An entomological and seroepidemiological study of the vectorial-transmission risk of Chagas disease in the coast of northern Chile. *Medical and veterinary entomology,* 29(4), 387-392.

24. Organización Panamericana de la Salud. XXIIa Reunión de la Comisión Intergubernamental de INCOSUR-Chagas, Asunción. Paraguay. 2016.

Made in the USA
Monee, IL
18 October 2026

66035484R00122